Rudolf Heine · Lithops – lebende Steine

Dr. Rudolf Heine

Lithops - lebende Steine

Neumann Verlag Leipzig · Radebeul

Heine, Rudolf:
Lithops – lebende Steine / Rudolf Heine.
(Zeichn.: Ernst Halwaß). – 1. Aufl. –
Leipzig; Radebeul: Neumann Verlag,
1986. – 176 S.: 123 Ill. (z. T. farb.)
ISBN 3-7402-0000-6

ISBN 3-7402-0000-6

1. Auflage 1986, 1. bis 20. Tausend

VLN 151-310/36/86 · LSV 1359
Einbandgestaltung und Typographie: Petra Matzke
Zeichnungen: Ernst Halwaß
Printed in the German Democratic Republic
Gesamtherstellung: Druckerei Volksstimme Magdeburg IV-14-481
Bestell-Nr. 7990048

02600

Inhalt

Vorwort

Zu den beliebten und begehrten Sukkulenten gehören die Arten der Gattung *Lithops* N. E. Br., die »lebenden Steine«.
Die Kultur ist nicht ganz so schwierig, wie es oft angenommen wird. Hier sollen Hinweise für eine erfolgreiche Kultur gegeben werden, damit diese Edelsteine unter den Sukkulenten stärker Eingang in die Sammlungen der Liebhaber finden.
Im vorliegenden Buch werden alle bisher bekannt gewordenen Bezeichnungen für *Lithops*-Arten aufgeführt. Einige davon sind nach der derzeitigen Nomenklatur nicht mehr gültig; bei ihnen werden Hinweise für die gültige Bezeichnung gegeben. Natürlich kann diese Zusammenstellung der Benennungen noch nicht endgültig sein; sie wird Veränderungen erfahren, wenn weitere Untersuchungen, z. B. der Variationsbreite, neue Erkenntnisse bringen.
In der Heimat der *Lithops* sind durch Winderosion und Kulturmaßnahmen viele Standorte vernichtet worden und vielleicht auch Arten verschwunden. Infolge der fortschreitenden Bebauung bisher ungenutzten Landes und der intensiveren landwirtschaftlichen Nutzung konnte manche seltene Art an ihren ursprünglichen Standorten schon nicht mehr aufgefunden werden. Es ist aber eine wichtige und schöne Aufgabe, diese Naturwunder zu erhalten. Dazu können die Pflanzenliebhaber in großem Umfange beitragen.
Für die Genehmigung zur Verwendung der *Lithops*-Schlüssel von H. W. de Boer und B. K. Boom sowie von B. Fearn aus Jacobsen, Das Sukkulentenlexikon, 3. Auflage, 1983, danke ich dem VEB Gustav Fischer Verlag, Jena, und für die Verwendung des Schlüssels von B. K. Boom aus der Arbeit »Een nieuwe tabel voor het geslacht Lithops« dem Instituut voor de Veredeling van Tuinbouwgewassen, Wageningen. Ferner danke ich allen, die mich mit Literaturhinweisen und Pflanzenmaterial unterstützt haben. Besonderen Dank für die kritischen Hinweise spreche ich Herrn Dr. Volker Dornig, Wolfen, und Herrn Dr. Karl Hammer, Gatersleben, aus.

Dresden-Pillnitz, im Sommer 1985

Dr. Rudolf Heine

Was sind Lithops?

Lithops sind hochsukkulente Pflanzen. Sie gehören zur Familie der Mittagsblumengewächse, der *Mesembryanthemaceae.* Der Name Lithops setzt sich aus den beiden griechischen Wörtern »lithos = Stein« und »opsis = Aussehen« zusammen. Es sind stammlose, kahle, ein- bis wenigköpfige oder auch durch reichlichere Sprossung kleinere Rasen oder Klumpen bildende Sukkulenten. Die beiden Blätter eines Triebes sind zu kreiselförmigen oder fast zylindrischen, sehr verschieden gefärbten Körperchen verwachsen. Erwachsene, blühfähige Pflanzen sind oben durch einen mehr oder weniger tiefen Spalt in zwei ungleich große, seltener gleich große, aneinanderliegende bis klaffende Blätter geteilt, die als Loben bezeichnet werden. Bei einigen Arten ist der Spalt nicht durchgehend. Im Querschnitt können die Loben halbkreis- oder nierenförmig sein. Die Lobenendflächen sind abgeflacht oder auch mehr oder weniger stark gewölbt, glatt, buckelig, furchig oder runzelig mit mehr oder weniger transparenten, meist grauen bis olivgrünen Flecken, den Fenstern, versehen. Diese Fenster können die gesamte Fläche einnehmen, in furchigen Vertiefungen liegen oder auch nur punktförmig ausgebildet sein. Zwischen den Fenstern befinden sich verschieden gefärbte Striche, Linien, Flecke oder dendritenähnliche Zeich-

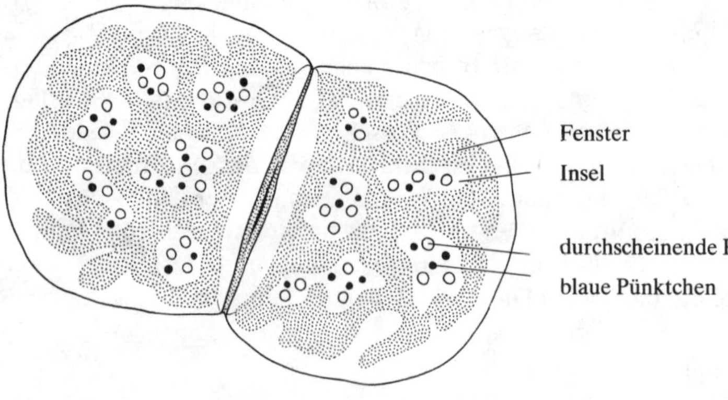

Endfläche eines Körpers

nungen. Einige Arten zeigen eine Fensterbildung, die die gesamte obere Lobenfläche einnimmt. Die Erscheinung der Fensterbildung ist nicht allein auf die *Lithops* beschränkt. Sie kommt auch bei anderen Mesembryanthemaceen vor, z. B. bei *Conophytum, Fenestraria, Frithia* und *Ophthalmophyllum* sowie bei den zur Familie der *Liliaceae* gehörenden *Haworthia maughanii* v. POELLN. und *Haworthia truncata* SCHOENL.

Während der Ruhezeit ziehen einige Arten die verwachsenen Blattpaare fast völlig in die Erde zurück, so daß sie an ihren Heimatstandorten nur sehr schwer aufzufinden sind.

In Gebirgsgegenden besitzen alte Exemplare oft eine stattliche Pfahlwurzel, da sie die in den Felsspalten angesammelte Feuchtigkeit aus größerer Tiefe holen müssen.

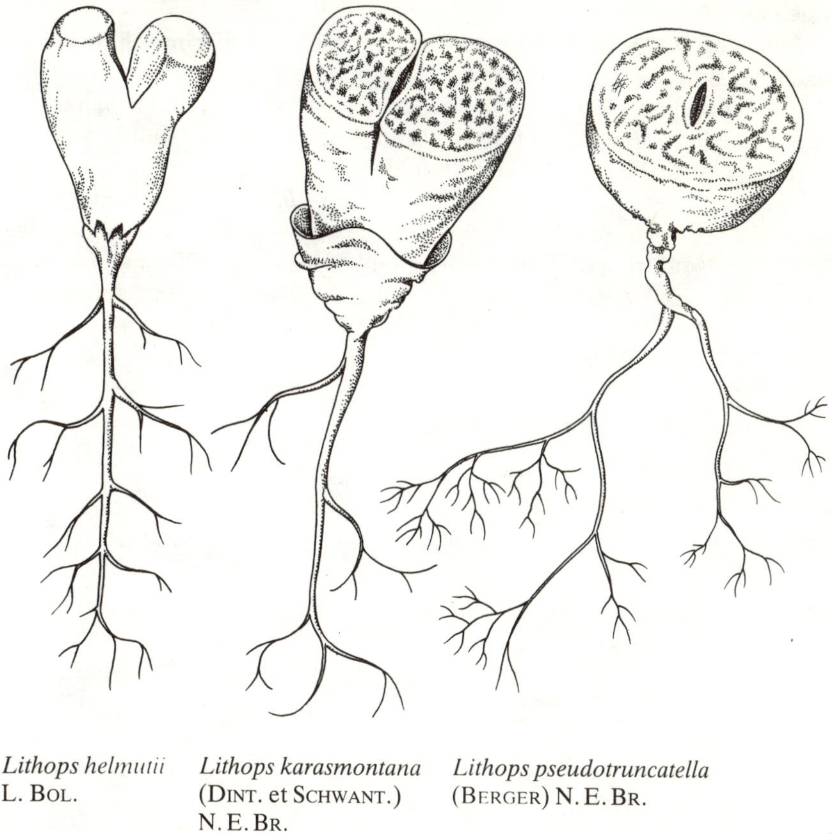

Lithops helmutii L. BOL. — *Lithops karasmontana* (DINT. et SCHWANT.) N. E. BR. — *Lithops pseudotruncatella* (BERGER) N. E. BR.

Wuchsformen verschiedener *Lithops*-Arten (2jährige Sämlinge)

Bei der Charakterisierung der *Lithops* soll noch auf eine besondere Erscheinung hingewiesen werden, die auch bei anderen Pflanzengruppen anzutreffen ist. Gemeint ist die Mimikry, eine Schutzfärbung oder Schutzanpassung. Die *Lithops* sind durch natürlichen Ausleseprozeß dem umgebenden Gestein oder Boden in Form und Farbe so stark angepaßt worden, daß sie im nichtblühenden Zustande nur schwer zu erkennen sind.
Die ersten Mitteilungen über die Mimikry bei *Lithops* stammen von dem englischen Botaniker BURCHELL aus dem Jahre 1811, der sie in der Gegend von Prieska (Great Karroo/Südafrika) bei *Lithops turbiniformis* (HAW.) N. E. BR. entdeckt hat. Dazu schreibt er: »Als ich das Gebilde, das ich zunächst für einen eigenartig geformten Kieselstein hielt, vom Boden aufhob, mußte ich entdecken, daß es sich als eine Pflanze erwies. Aber in Farbe und Erscheinung trug diese eine außerordentliche Ähnlichkeit mit Steinen, zwischen denen sie wuchs.«
Lithops sind ein Musterbeispiel für die Anpassung an die Umwelt, in der sie wachsen. So haben die Arten, die im grauen Kalkgestein wachsen, eine graue bis grüngraue Körperfarbe, und diejenigen, die in roter, eisenhaltiger Erde gedeihen, sind braun oder rotbraun gefärbt. In der Kultur wird die Färbung beibehalten, unabhängig von der Umgebung.
Die radiären, zweigeschlechtlichen Blüten der *Lithops* sind gelb oder weiß. Sie zeichnen sich durch den besonderen Seidenglanz der zahlreichen schmal-zungenförmigen Blütenblätter und durch ihre Größe aus. Die Blüten stehen einzeln und sind kurz gestielt. Der Blütenstiel ist flach zusam-

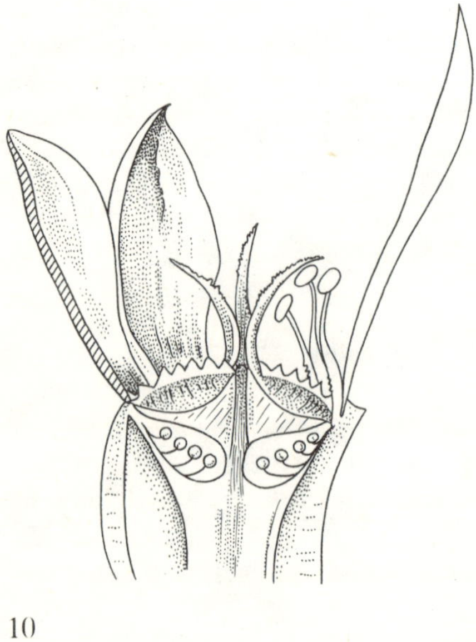

Längsschnitt durch die Blüte
Lithops pseudotruncatella (BERGER) N. E. BR.

mengedrückt und im Körperchen verborgen. Die Blüten sind 5- bis 7zählig, d.h., sie haben z.B. 5 Kelchblätter, 5 Griffel und 5 Fruchtblätter. Die Blütenblätter stehen 1- bis 4reihig.

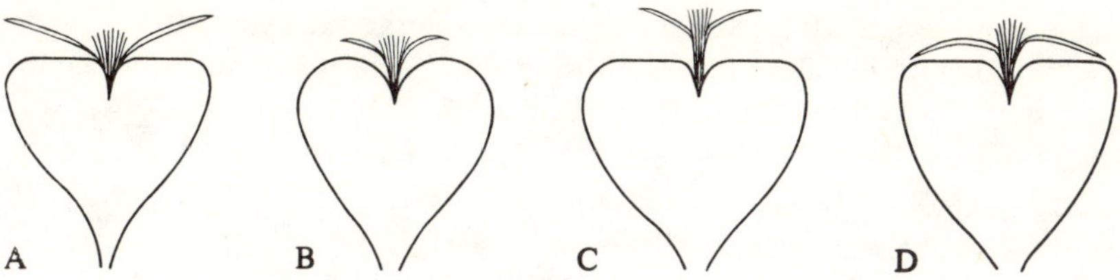

Blütenformen und Blütengrößen (nach COLE, 1975)
A normale Blütenform und -größe, Blütengröße ist proportional der Pflanzengröße; verhältnismäßig große Blüten haben *L. helmutii* L. BOL. und *L. herrei* L. BOL. var. *geyeri* (NEL) DE BOER et BOOM
B verhältnismäßig kleine Blüten haben *L. herrei* L. BOL. var. *herrei und L. optica* (MARL.) N.E.BR.
C nicht nur kleine, sondern auch gestielte Blüten haben *L. ruschiorum* (DINT. et SCHWANT.) N.E.BR. und *L. vallismariae* (DINT. et SCHWANT.) N.E.BR.
D bei *L. schwantesii* DINT. und Varietäten und bei *L. fulviceps* (N.E.BR.) N.E.BR. sind die Petalen oft leicht abwärts gebogen

Die Blüten erscheinen in der Heimat der *Lithops* nach der Regenzeit, also am Ende der Hauptwachstumsperiode, etwa von September bis November. Infolge der Größe der Blüten ist während der Blütezeit von den kleinen Pflanzenkörpern fast nichts mehr zu sehen. Die Blüten öffnen sich an mehreren Tagen, schließen sich jedoch abends wieder. Das Öffnen und Schließen der Blüten ist mit einem Wachstumsvorgang verbunden, so daß Blüten, die sich bereits mehrmals geöffnet und geschlossen haben, wesentlich größer sind als solche, die sich zum ersten Mal öffnen. Dieses Phänomen ist auf ein Streckungswachstum der Epidermiszellen der Blütenblätter zurückzuführen, das nicht rückgängig gemacht werden kann. Beim Öffnen der Blüte strecken sich die Zellen der Epidermis der Innenseite der Blütenblätter, beim Schließen der Blüte die der Außenseite der Blütenblätter. Dieser Vorgang wiederholt sich bei jedem erneuten Öffnen und Schließen der Blüte.

Die Samen befinden sich in 5- bis 7fächrigen Fruchtkapseln und sind sehr zahlreich. Die Größe, die Oberflächenbeschaffenheit und die Gestalt der Samen sind wichtige Merkmale, die der Taxonom zur Bestimmung der Ar-

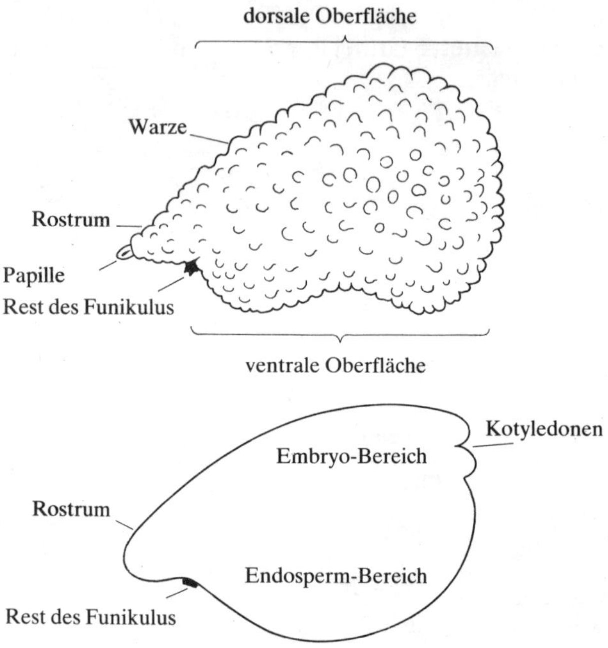

Struktur des *Lithops*-Samens (nach JUMP, 1981)

ten mit heranzieht. Für den Laien ist die Bestimmung der Samen sehr schwierig. DE BOER et BOOM (1965) teilen die Samen nach ihrer Größe in 5 Gruppen ein:
Gruppe 1 1500 bis 2000 Samen/cm^3
Gruppe 2 4000 bis 5000 Samen/cm^3
Gruppe 3 ± 7000 Samen/cm^3
Gruppe 4 ± 10000 Samen/cm^3
Gruppe 5 ± 15000 Samen/cm^3
Nach den Untersuchungen von JUMP (1981) können für die genannten Gruppen folgende Samengrößen angegeben werden:
Gruppe 1 etwa 1,50 mm
Gruppe 2 etwa 0,78 mm
Gruppe 3 etwa 0,63 bis 0,75 mm
Gruppe 4 etwa 0,59 mm
Gruppe 5 etwa 0,35 bis 0,57 mm
Die Fruchtkapseln verholzen und bilden wahre Kunstwerke der Natur. In der Fruchtkapsel machen die Samen noch eine Nachreife von ungefähr ei-

nem halben Jahr (September bis März) durch, bevor sie die volle Keimfähigkeit erhalten. Sie sind also zu Beginn der Regenzeit reif. Ein hygroskopisch mittels Quelleisten wirksamer Öffnungsmechanismus an den Kapselrändern gestattet ein Öffnen der Kapseln nur bei Regen oder großer Feuchtigkeit. Diese Erscheinung wird als Hygrochasie bezeichnet. Auf diese Weise wird das Auswaschen der Samen und gleichzeitig deren anschließende Keimung während der nur kurzfristig vorhandenen günstigen Keimungsbedingungen ermöglicht.

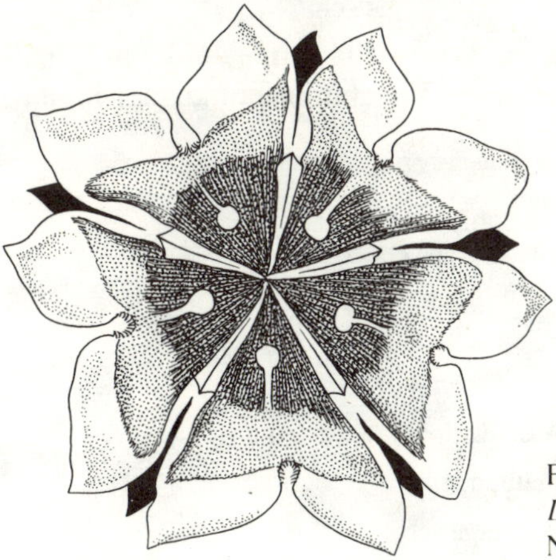

Fruchtkapsel, geöffnet
Lithops pseudotruncatella (BERGER) N. E. BR.

Kennzeichnend für die *Lithops* sind die den trockenen Standorten entsprechenden mannigfaltigen zusätzlichen Einrichtungen, um mit den geringen zur Verfügung stehenden Wassermengen haushalten zu können und gleichzeitig den Wasserverlust auf ein Minimum herabzudrücken. Die Laubblätter sind fleischig, aber nur ein einziges Blattpaar wird ausgebildet. Damit

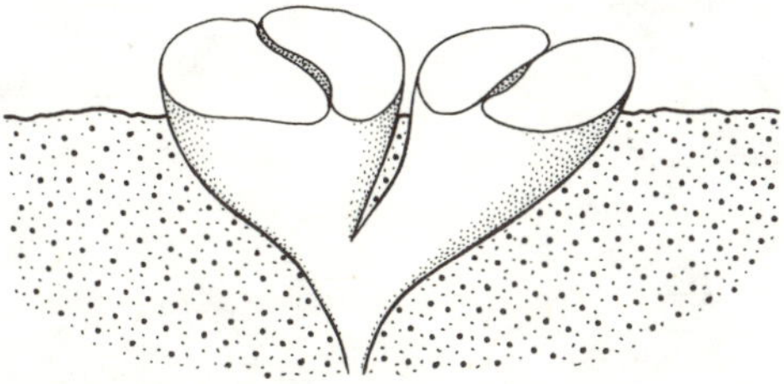

In der Heimat sind die Körper fast vollständig im Boden verborgen

nähert sich der Vegetationskörper weitgehend der für die Transpirationseinschränkung optimalen Kugelgestalt. Die Wurzeln können nicht als Wasserspeicher angesehen werden.
In ihrer Heimat sind die Pflanzenkörper fast gänzlich im Boden verborgen, nur die Endflächen der Blätter überragen die Erdoberfläche. Das apikale, meist abgeplattete Blattende bleibt dabei frei von Assimilationsgewebe. Diese sogenannten Fenster vergrößern die Assimilationsmöglichkeit. Das zentrale Wassergewebe dient gleichzeitig als Sammellinse und lenkt die von oben einfallenden Lichtstrahlen an die seitlichen mit Assimilationsgewebe ausgekleideten Blattabschnitte.
Am Grunde des von den beiden verwachsenen Blättern gebildeten Kanals befindet sich der äußerlich nicht sichtbare Vegetationspunkt, der im dar-

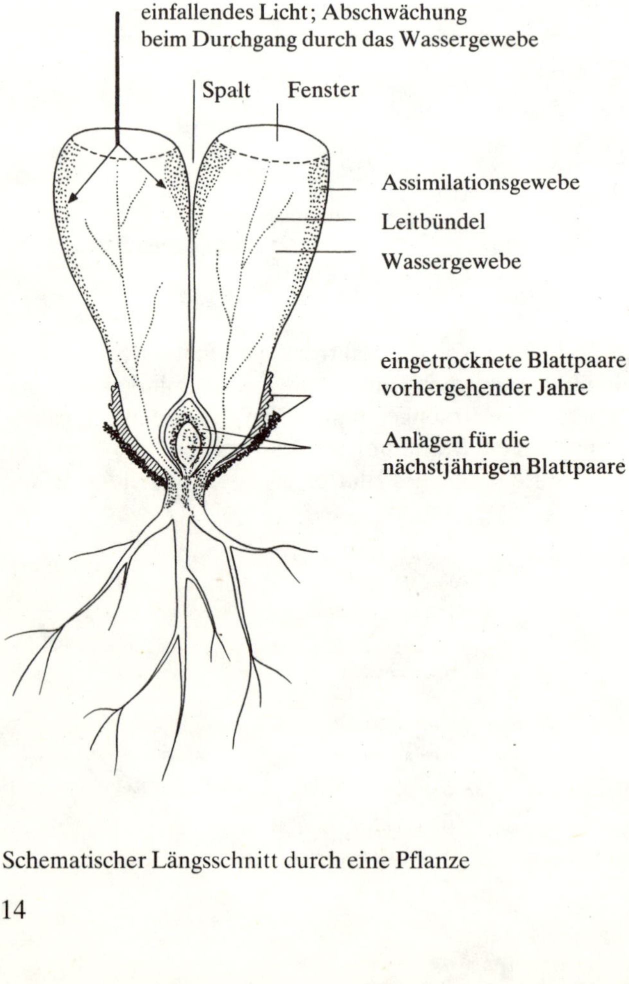

Schematischer Längsschnitt durch eine Pflanze

auffolgenden Jahr ein neues Paar von Blättern ausbildet. Dabei wird das alte Blattpaar völlig ausgesogen und legt sich als papierartige Hülle während der Trockenzeit über das heranwachsende junge Blattpaar.

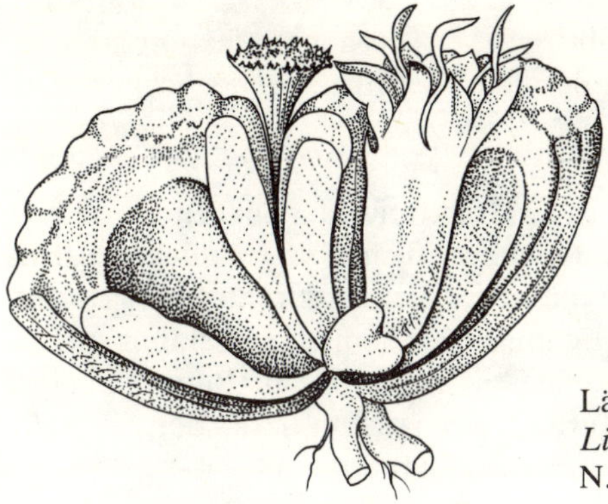

Längsschnitt durch eine Pflanze
Lithops pseudotruncatella (BERGER) N. E. BR.

Die Heimat der Lithops

Als Heimat der *»lebenden Steine«* ist das frostfreie oder nur selten von Frösten heimgesuchte Trockengebiet des südwestlichen und südlichen Afrika anzusehen. Es sind aride Gebiete mit besonders stark reduzierter Boden- und Luftfeuchtigkeit bei gleichzeitig intensiver Sonnenbestrahlung und einer geringen Niederschlagsmenge, die über das ganze Jahr hinweg weniger als 200 mm beträgt. Die beiden Karten zeigen die mittleren Sommer- (Januar-) und die mittleren Winter- (Juli-) Temperaturen.
Das Sukkulentengebiet Süd- und Südwestafrikas umfaßt in Namibia Dama-

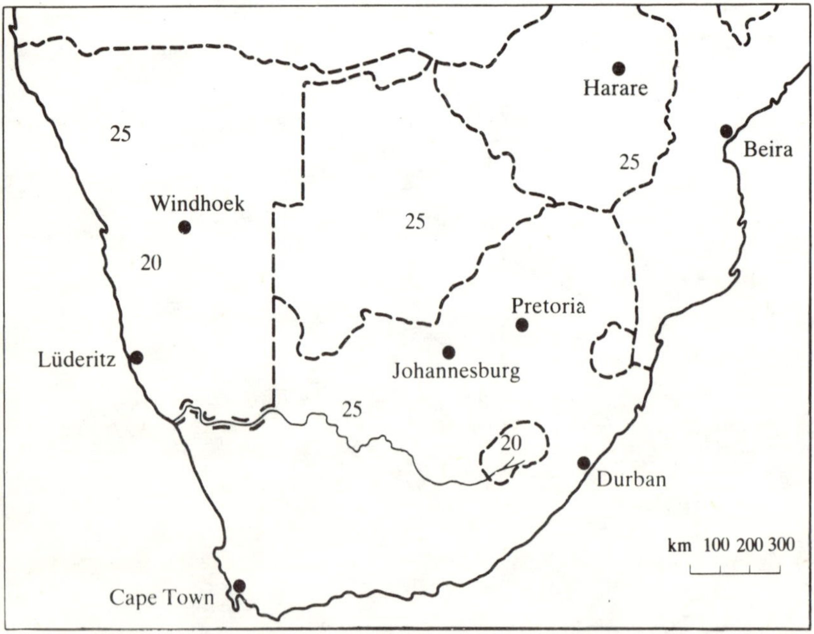

Mittlere Januar-Temperatur in °C

raland und Great Nama Land und in Südafrika die nordwestliche Kapprovinz mit Little Nama Land, Little Bushman Land und Great Bushman Land, die zentrale Kapprovinz mit Little Karroo und Great Karroo, die nördliche Kapprovinz, Transvaal, Grenzgebiete zu Nachbargebieten.
Nur wenige Gattungen der Mesembryanthemaceen sind über das gesamte Sukkulentengebiet Süd- und Südwestafrikas verbreitet, zu ihnen gehört die Gattung *Lithops*. Hauptverbreitungsgebiete sind Teile von Great Nama Land, z.B. die Karasberge und das Gebiet um Warmbad, sowie in der Kapprovinz Bushmanland und die Great Karroo. Nur wenige Arten sind im Wüstengebiet an der Westküste südlich Lüderitz Bay zu finden. Unglaublich ist die Anspruchslosigkeit dieser Pflanzen, die, in schmalen Felsenritzen sitzend oder auf Quarzbändern, im Quarz-, Kalkstein- oder Granitschotter wachsend, mit dem wenigen Wasser haushalten müssen, das in die Felsenritzen oder Schotterflächen eindringt, die oft neun Monate oder auch noch länger ohne weitere Wasserzufuhr bleiben. Zu berücksichtigen ist jedoch, daß Tauniederschläge einen nicht unbeträchtlichen Zuschuß an Wasser bringen.

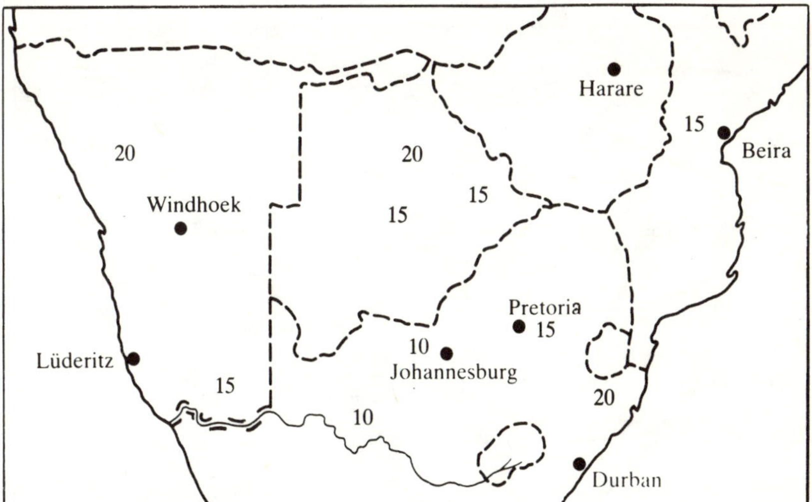

Mittlere Juli-Temperatur in °C

In den folgenden Tabellen sind die durchschnittlichen Monatstemperaturen und die Monate mit der höchsten und niedrigsten Luftfeuchtigkeit verschiedener südafrikanischer Städte aufgeführt.

Ort	Höhe über NN in m	durchschnittliche Monatstemperatur in °C Jan.	Febr.	März	Apr.	Mai	Juni
Beira	9	27,5	27,4	26,6	24,9	22,4	20,2
Windhoek	1633	23,6	22,2	21,7	20,0	16,9	13,4
Johannesburg	1806	19,2	18,6	17,4	15,4	12,4	10,4
Durban	15	24,6	24,9	23,8	22,1	19,9	18,2
Cape Town	12	21,1	21,3	20,1	17,4	14,9	13,2

	Juli	Aug.	Sept.	Okt.	Nov.	Dez.
Beira	20,3	21,1	23,0	24,8	26,1	26,8
Windhoek	13,8	16,0	18,9	21,4	23,1	23,2
Johannesburg	10,3	12,4	15,2	17,1	17,5	18,4
Durban	17,9	18,8	19,8	20,8	22,2	23,7
Cape Town	12,6	13,1	14,4	16,2	18,0	19,9

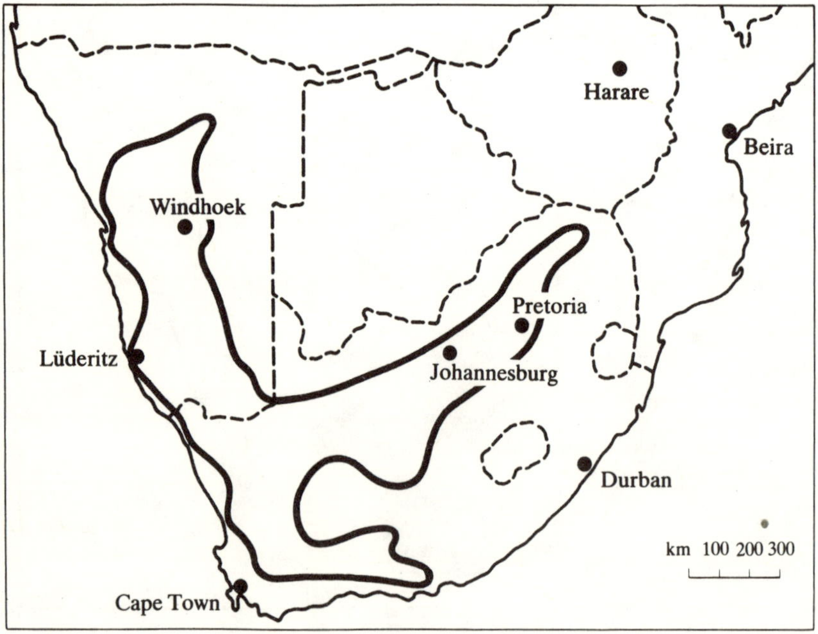

Verbreitungsgebiet der Gattung *Lithops* N. E. Br.

Die Monate mit der höchsten und niedrigsten Luftfeuchtigkeit

	Windhoek	Johannesburg	Cape Town
Höhe über NN (in m)	1633	1806	12
Feuchtester Monat	Februar	Februar	Juni
Relative Luftfeuchtigkeit (in %)	52	74	81
Trockenster Monat	September	August	Januar
Relative Luftfeuchtigkeit (in %)	24	39	66

Eignen sich Lithops für Sukkulentensammlungen?

Wenn man von einer Sukkulentensammlung spricht, so meint man damit meist eine Sammlung von Kakteen. Afrikanische Sukkulenten sind in den Liebhabersammlungen nicht sehr zahlreich vertreten. Meist sind es Euphorbien, die oft auch als Kakteen angesehen werden, Aloe oder einige leichter zu kultivierende Gattungen wie *Gasteria, Haworthia, Crassula* oder auch *Stapelia.* Seltener sind in den Sammlungen Vertreter der hochsukkulenten *Mesembryanthemaceae* (Mittagsblumengewächse) vorhanden. Woran mag das liegen? Sind sie wirklich so schwierig in der Kultur? Sicher gibt es Gattungen, mit denen man beim Anlegen einer Sammlung nicht beginnen sollte, vor allem nicht mit solchen, deren Wachstumsperiode in den Wintermonaten liegt. Bei Zimmerkultur ist die Überwinterung doch etwas problematisch, weil die im Zimmer vorhandene Lichtmenge für das Wachstum nicht ausreicht. Unter den sukkulenten Mittagsblumen gibt es jedoch viele, die sich gut für eine Sukkulentensammlung eignen und nicht schwieriger zu kultivieren sind als Kakteen. Zu ihnen gehören die *Lithops,* zumindest die meisten Arten dieser Gattung. Wichtig ist, daß der Vegetationsrhythmus dieser Pflanzen eingehalten wird. Werden sie in der Ruheperiode zu warm und zu feucht gehalten, so beginnt der neue Körper zu früh zu wachsen. Er tritt dann nicht aus dem Spalt des alten Körpers heraus, sondern bricht seitlich aus dem noch nicht genügend abgebauten alten Körper hervor.

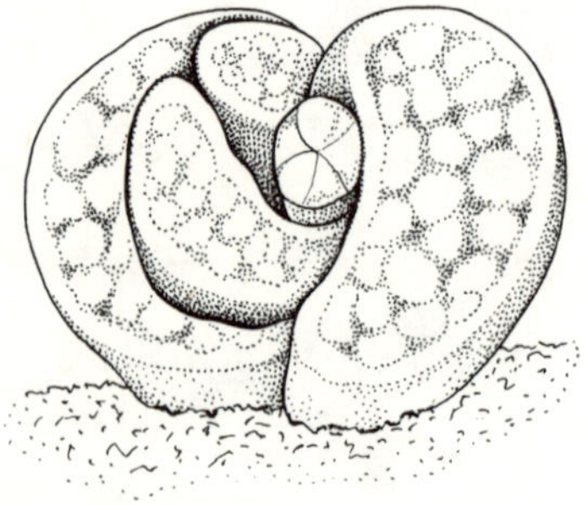

Heraustreten des neuen Blattpaares aus dem Spalt

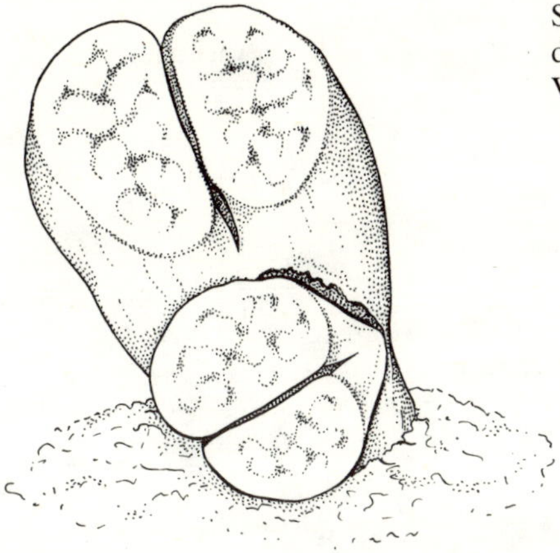

Seitliches Heraustreten
des neuen Blattpaares bei zu frühem
Vegetationsbeginn

Sammlungen von *Lithops* und ähnlichen Mesembryanthemaceen sind immer Kleinode innerhalb einer Sukkulentensammlung. *Lithops* sind nicht nur sehr interessante und wunderbar blühende Pflanzen, sondern benötigen auch nicht allzuviel Platz. In einer Pflanzschale von 30 × 30 cm läßt sich eine attraktive Sammlung zusammenstellen, deren Reiz noch durch eine geschickte Anordnung von Kieselsteinen oder anderen Steinen zwischen den Pflanzen erhöht werden kann. Werden zwischen die Pflanzen mit bräunlichen Körpern Gneisstücke und zwischen die Pflanzen mit grauen oder hellfarbigen Körpern Kalksteinstücke oder entsprechende Kieselsteine gebracht, so läßt sich damit ein Standortbild sehr gut nachahmen.
Unter den *Mesembryanthemaceae* sind einige Gattungen vorhanden, bei denen es Arten gibt, die den *Lithops* sehr ähnlich sehen, die aber in einigen Merkmalen unterschieden sind. Es soll hier nur auf die Gattung *Ophthalmophyllum* DINT. et SCHWANT. hingewiesen werden.

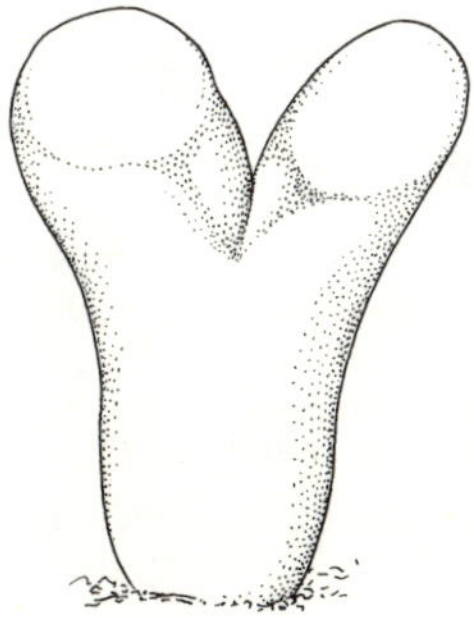

Ophthalmophyllum

Ophthalmophyllum:
Kronröhre verwachsen

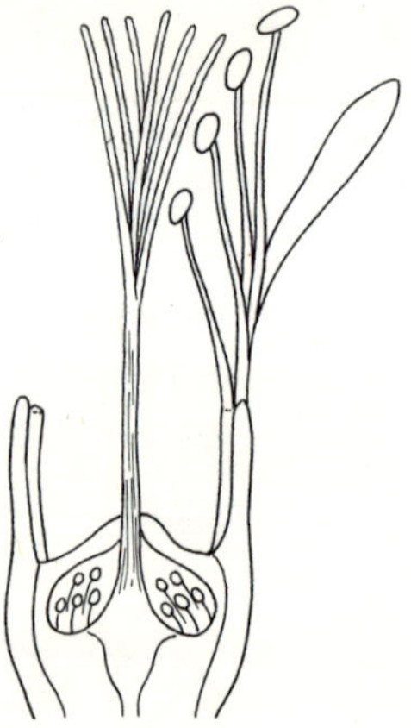

Lithops:
Kronröhre nicht verwachsen

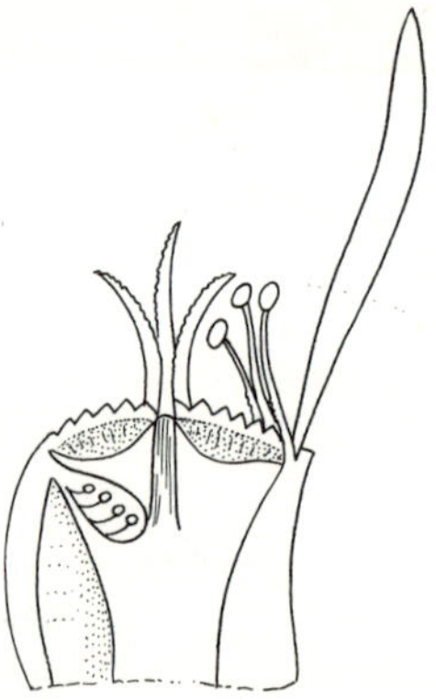

	Ophthalmophyllum	*Lithops*
Blüte	einzeln, kurz gestielt, Hochblätter fleischig	einzeln, gestielt Stiel im Körper verborgen, ohne Hochblätter
Blütenfarbe	weiß, hell- bis dunkelviolett	weiß und gelb
Kelchblätter	4 bis 7	5 bis 7
Kronröhre	verwachsen	nicht verwachsen
Vegetationszeit	September bis Dezember	Mai bis August

Erwähnt soll noch *Pleiospilos bolusii* (Hook. f.) N. E. Br. werden, der in Körperform und -farbe einem grauen Stein ähnelt und deshalb »lebender Granit« genannt wird.

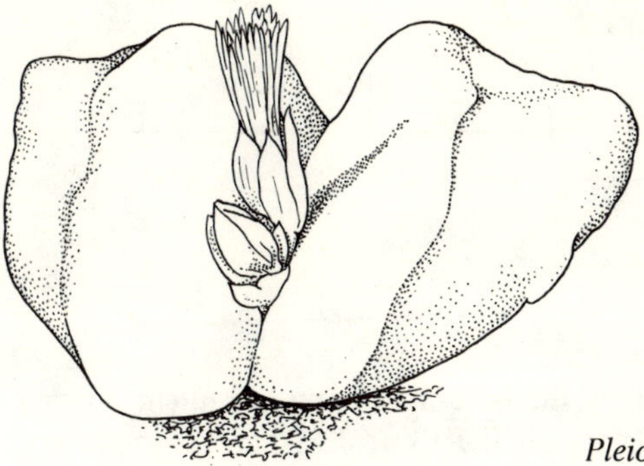

Pleiospilos bolusii (Hook. f.) N. E. Br.

Kultur und Vermehrung der Lithops

Lithops entstammen einem heißen, lichtreichen Klima. Ähnliche Voraussetzungen sind wichtig für eine erfolgreiche Kultur. Es ist nicht möglich und übrigens auch nicht notwendig, die Bedingungen der heimatlichen Standorte vollständig nachzuahmen, da in unseren Breitengraden die intensive Sonneneinstrahlung fehlt. Trotzdem ist die Kultur der *Lithops* nicht so schwierig, wie oft angenommen wird; man muß nur vor allem beachten, daß sie Sonnenpflanzen sind und warmer und sonniger Standorte während der Vegetationsperiode bedürfen. Bemerkenswert ist weiterhin die ausgeprägte Rhythmik zwischen Ruhe- und Wachstumsperiode. Diese zu kennen und einzuhalten ist gleichfalls eine Vorbedingung für eine erfolgreiche Kultur. Da die Wachstumsruhe in die Wintermonate fällt, ist die Kultur der meisten *Lithops*-Arten nicht allzu problematisch.

Übersicht über die Vegetations- und Ruheperiode

Jan.	Febr.	März	April	Mai	Juni	Juli	Aug.	Sept.	Okt.	Nov.	Dez.
–	–	–	–	+	+	+	+	o	o	o	–

– Ruhezeit + Wachstumszeit o Wachstums- und Blütezeit

Gewächshauskultur

Sehr günstig ist die Unterbringung in einem Gewächshaus. Es muß genügend hell sein und sich gut belüften lassen, denn außer Licht benötigen die Pflanzen ausreichend frische Luft. Ein Schattieren ist überflüssig. Ein leichtes Bespritzen des Daches mit Schattierfarbe oder Kalkbrühe genügt in der Regel. Der beste Standort für die *Lithops* sind die Hängebretter dicht unter dem Gewächshausdach. Ist das Gewächshaus heizbar, so ist die Überwinterung unproblematisch; eine Temperatur von etwa 8 °C reicht dazu aus. An frostfreien Tagen sollte kurz gelüftet werden. Bei der Kultur im Gewächshaus werden in der Regel rechteckige Tonschalen verwendet. Wird aber Topfkultur vorgezogen, dann ist die Einfütterung der Töpfe in Kies zu empfehlen. Wer ein heizbares Gewächshaus und schon einige Erfahrung besitzt, wird versuchen, den heimatlichen Standort nachzugestalten und seine *Lithops* frei auspflanzen.

Fensterbankkultur

Bei einer Kultur am Fenster, die bei einer nicht zu umfangreichen Sammlung möglich ist, sollten, wenn vorhanden, Südfenster verwendet werden, um in der Vegetationsperiode das Sonnenlicht weitgehend auszunutzen. Nordfenster sind völlig ungeeignet. Gut eignen sich die großen Fenster in den modernen Neubauwohnungen. Die Pflanzgefäße sollten wegen der Gefahr der Unterkühlung von unten niemals direkt auf die Fensterbank gestellt werden. Es ist vorteilhaft, die Töpfe in Kies einzusenken. Für das Einfüttern eignen sich am besten Blumenkästen aus Schaumpolystyrol. Sie haben gegenüber Holz- oder Eternitkästen den Vorteil, daß sie leicht sind und außerdem einen guten Isolierungseffekt besitzen, denn gerade *Lithops* haben während der Wintermonate gern einen »warmen Fuß«. Bei Verwendung von Plasttöpfen ist das Einfüttern nicht unbedingt erforderlich, doch das Gießen wird etwas problematischer. Steht ein Frühbeet zur Verfügung, so ist es vorteilhaft, die Pflanzen während der Sommermonate dort unterzubringen statt auf der Fensterbank. Wichtig ist aber auch dabei eine gute Belüftung. Ein leichtes Bespritzen der Fenster mit Schattierfarbe oder Kalkbrühe reicht aus, um Verbrennungen vorzubeugen.

Anzucht aus Samen

Der günstigste Zeitpunkt für die Aussaat in Europa ist März/April. Zu diesem Termin beginnt in der Heimat der *Lithops* die Wachstumsperiode. Die Aussaat ist jedoch auch zu jedem anderen Zeitpunkt möglich. Versuche haben gezeigt, daß Aussaaten im August oder September keinen Vorteil bringen. Im folgenden Winter ist die Lichtintensität für die jungen Sämlinge zu gering. Sie werden lang, dünn und schwächlich. Viele gehen infolgedessen bis zum Frühjahr zugrunde, der Rest ist meist verunstaltet. Da auch bei den Sämlingen die Ruhezeit einzuhalten ist, besteht die Gefahr des Vertrocknens der zarten Pflanzen.
Für die Aussaat ist ein leichtes Substrat, das im wesentlichen Sand neben anderen, überwiegend mineralischen Bestandteilen zur Auflockerung enthält, zu verwenden. Die Meinungen über die Beschaffenheit des Aussaat-

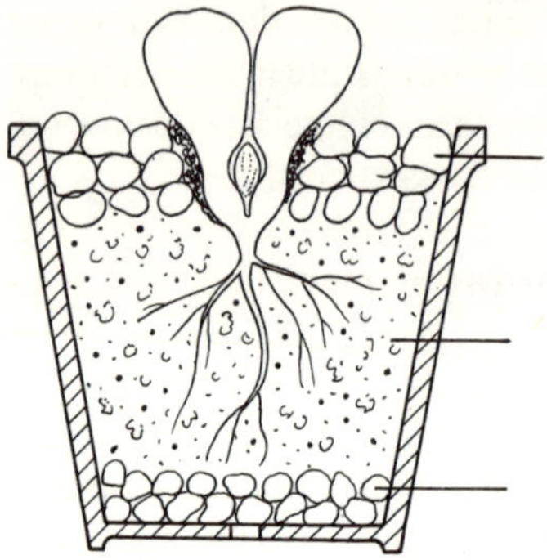

Anordnung des Pflanzensubstrates

substrates gehen auseinander. *Lithops* sind glücklicherweise ziemlich tolerant in bezug auf die Erdbeschaffenheit. FEARN (1966) schlägt zum Beispiel folgende Erdmischung vor: 1/2 grober Sand, 1/4 gesiebter Torfmull und 1/4 Gartenerde. Dabei ist zu beachten, daß Gartenerde ein ziemlich unterschiedliches Material ist. Komposterde sollte auf keinen Fall verwendet werden. Zu vermeiden ist ein Übermaß an Kalk. Die Erde soll leicht sauer reagieren. Als gutes Aussaatsubstrat hat sich eine Mischung von gleichen Teilen guter, gedämpfter Gartenerde und sauberem Flußsand erwiesen. Die winzigen Samen werden oberflächlich aufgestreut, mit einer Streichholzschachtel oder Ähnlichem angedrückt und leicht mit feinem Sand übersiebt. In den ersten drei oder vier Wochen, bis die meisten Samen gekeimt sind, sollten die Aussaatgefäße nicht von oben gegossen werden, um die Samen nicht zu verschwemmen. Sie werden kurz in Wasser gestellt, damit sich das Substrat von unten befeuchtet. Besser ist es, das Substrat schon handfeucht in die Saatgefäße zu füllen und die Saat danach mit sehr schwacher Sulfachinlösung (1 kleine Tablette je 100 ml Wasser) fein zu übersprühen. Dazu sollte ein Zerstäuber mit sehr feiner Brause benutzt werden. Die Sulfachinlösung ist nur ein- bis zweimal anzuwenden. Zu häufige Anwendung aller Fungizide schließt Nachteile für den sehr zarten Sämling ein. Das Substrat sollte feucht gehalten werden, aber nicht ausgesprochen naß sein. Versuche zeigen an, daß *Lithops*-Samen am besten bei einer Temperatur zwischen 15 °C und 25 °C in gutem Licht, aber nicht in voller Sonne keimt. Außerhalb der Optimumsgrenzen – weniger als 15 °C und über 25 °C – und durch Trockenheit wird die Keimung gehemmt oder gestoppt. Erfahrungsgemäß erfolgt eine gute Keimung bei warmem, bewölktem Wetter. Bei trockenem Wetter kann eine feuchtere Atmosphäre durch Auflegen einer Glasscheibe auf das Aussaatgefäß geschaffen werden, doch ist an einem Ende zu lüften, damit die Luft frei zirkulieren kann. Plötzliche Veränderungen sollten besonders in der kritischen Periode, das heißt, wenn die Keimung gerade begonnen hat, vermieden werden. Bei angemessenen Bedingungen keimen die meisten Samen in 7 bis 10 Tagen, manchmal dauert es auch eine ganze Zeit länger.

Von FEARN (1966) wurden Keimungsversuche mit etwa drei Jahre altem Samen von *Lithops marmorata* (N. E. BR.) N. E. BR. durchgeführt. Für jeden Versuch wurden 50 Samen ausgesät und 27 Tage beobachtet. Die Proben wurden in Abständen untersucht, die gekeimten Samen gezählt und entfernt.

Probe A warmes Gewächshaus, Temperatur zwischen 12 °C und 20 °C, normales Tageslicht (als Kontrolle)

Probe B konstante Temperatur von 25 °C, ununterbrochene Beleuchtung durch 6 Leuchtstoffröhren, die ca. 50 cm über der Aussaatschale angebracht waren

Proben C, D, E die Aussaatschalen wurden in vollständiger Dunkelheit gehalten bei drei verschiedenen konstanten Temperaturen, und zwar 15 °C, 25 °C und 37 °C.

In der folgenden Tabelle sind die Ergebnisse dargestellt.

Keimungsversuche von *Lithops marmorata* (N. E. BR.) N. E. BR.
(nach FEARN, 1966)

Tage	7	9	10	14	16	20	24	27	gesamt	%
A Kontrolle	0	7	4	11	6	1	2	7	38	76
B 25°C, hell	0	2	0	3	3	4	10	7	29	58
C 15°C, dunkel	8	9	0	6	0	1	0	0	24	48
D 25°C, dunkel	2	4	1	0	0	4	2	1	14	28
E 37°C, dunkel	0	0	0	0	0	0	0	0	0	0

Es ist interessant festzustellen, daß Licht eine fördernde Wirkung auf die Keimung hat. Vergleicht man die Versuche B und D, die bei gleicher Temperatur von 25 °C durchgeführt wurden, so zeigt sich in dem Unterschied zwischen Hell und Dunkel in der Keimung eine Differenz von 30 %. Mit steigender Temperatur sinkt bei Dunkelheit die Keimungsrate. Das beste Resultat wurde bei der Kontrolle erreicht. Dies dürfte auf den normalen täglichen Rhythmus des Sonnenlichtes zurückzuführen sein und auch beweisen, daß die optimale Keimungstemperatur nahe bei 15 °C liegt. Nach

Fearn (1966) können schlechte Keimungsergebnisse auf folgende Umstände zurückzuführen sein:

die Lichtintensität war zu gering;
die Temperatur war zu hoch;
der Samen war zu frisch;
der Samen war zu alt, was weniger wahrscheinlich ist;
es gab Fehler in der Aussaatmethode.

Lithops-Samen behalten sehr lange ihre Keimkraft, in der Regel bis zu 8 Jahren. Eine Ausnahme ist *Lithops optica* (Marl.) N.E.Br. f. *rubra* (Tisch.) Jacobs.. Der Samen dieser Form soll am besten sofort nach der Reife ausgesät werden, da die Keimkraft angeblich nach 9 Monaten verlorengeht.

Um die Dauer der Keimkraft zu testen, wurden von 1969 bis 1978 Versuche durchgeführt. Sämtliche Samen stammten aus einer Fruchtkapsel von *Lithops karasmontana* (Dint. et Schwant.) N.E..Br. var. *karasmontana,* die am Wildstandort gesammelt wurde. Bei jedem Versuch wurden jeweils 50 Samen aus dieser Fruchtkapsel verwendet und 30 Tage beobachtet. Die nachfolgende Tabelle zeigt die Ergebnisse.

Untersuchungen zur Keimfähigkeitsdauer von Samen von *Lithops karasmontana* (Dint, et Schwant.) N.E.Br. var. *karasmontana* (gesammelt Ende September 1969).

Aussaat im Gewächshaus, Tageslicht, Temperatur ca. 20 °C

Aussaattermin	gekeimte Samen nach 30 Tagen
Oktober 1969	0
März 1970	16
März 1971	28
März 1972	34
März 1973	38
März 1974	22
März 1975	24
März 1976	12
März 1977	9
März 1978	2

Die Anzahl der Keimlinge hängt auch von der Qualität des Samens ab. Muß vermutet werden, daß die Verzögerung des Keimens durch den Samen bedingt ist, dann sollte eine Überprüfung unter dem Mikroskop vorgenommen werden, ob im Samenkorn noch ein lebensfähiger Embryo enthalten ist.

Schnelles Pikieren der Sämlinge ist nicht erforderlich. Dies geschieht je nach dem Entwicklungsstadium der Sämlinge nach 6 bis 12 Monaten. *Lithops*-Sämlinge scheinen es zu lieben, in großen Klumpen zu wachsen. Bei zu dichtem Stand kann es jedoch vorkommen, daß sich die Sämlinge in der Mitte des Klumpens vom Boden abheben und die Wurzeln über dem Boden hängen. Diese Sämlinge sind herauszunehmen und zu verpflanzen. Um kräftige Pflanzen zu erzielen, sind die Sämlinge bald an die volle Sonneneinstrahlung zu gewöhnen. Die Pflanzen wachsen langsam. Der erste Flor tritt in der Regel nach drei Jahren ein.

Lithops sind selbststerile Pflanzen. Um in der Kultur Samen zu gewinnen, sind mindestens zwei Pflanzen, die aus generativer Anzucht stammen, erforderlich. Da *Lithops* leicht verbastardieren, ist es ratsam, die Bestäubung der Blüten sofort nach deren Öffnen mit dem Pinsel vorzunehmen. Es ist darauf zu achten, daß Insekten keine Fremdbestäubung verursachen, denn Bastarde sind für die weitere Vermehrung wertlos.

Wenn die braunen Fruchtkapseln in dem der Blüte folgenden Jahr reif geworden sind, können sie abgenommen werden. Dies bedeutet, daß die Sa-

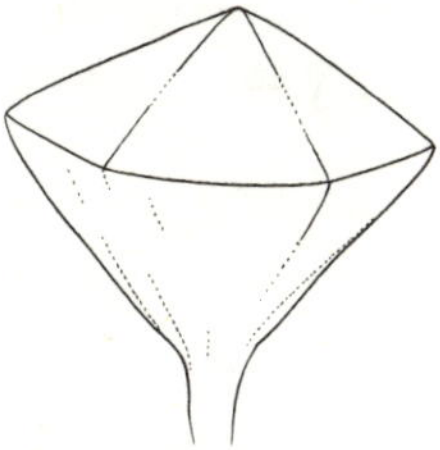

normale Form

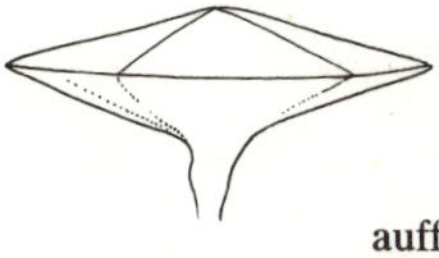

auffallend flache Form bei Lithops comptonii L. BOL. und Lithops comptonii L. BOL. var. weberi (NEL) COLE

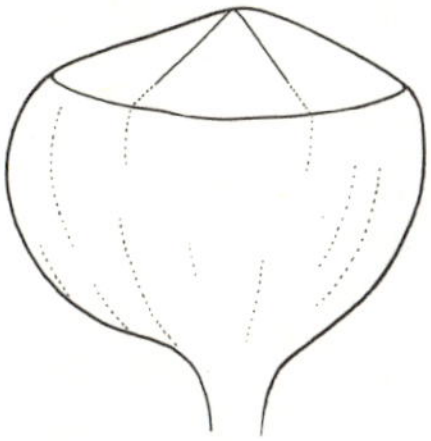

kugelige Form bei Lithops pseudotruncatella (BERGER) N. E. BR. und Varietäten

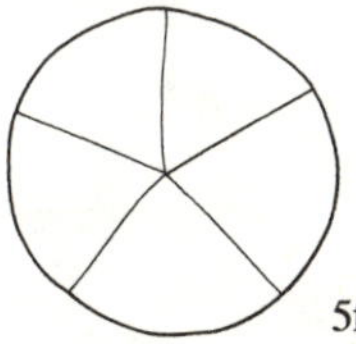

5fächrige Fruchtkapsel

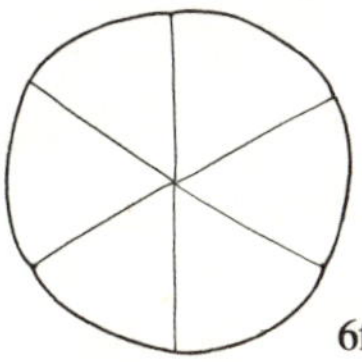

6fächrige Fruchtkapsel

Äußere Formen der Fruchtkapsel (nach COLE, 1975)

men doch etwa ein halbes Jahr nach der Blüte bis zur vollständigen Reife an der Pflanze verbleiben. Es ist günstig, sie nicht im gleichen Jahr auszusäen, denn Versuche haben gezeigt, daß nach zwei bis drei Jahren die größte Keimfähigkeit zu verzeichnen ist.

Die Samen können gewonnen werden, indem man die trockenen Kapseln aufbricht und zerbröckelt. Die winzigen Samen befinden sich wohlverpackt

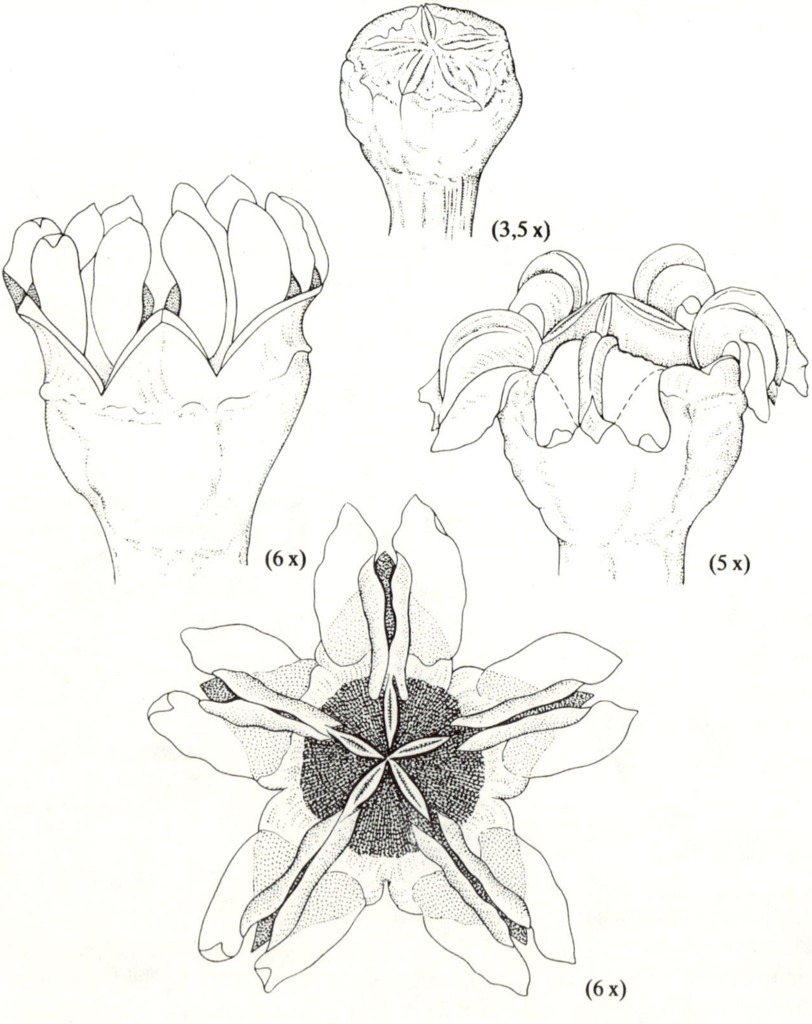

Entwicklung einer Fruchtkapsel *Lithops optica* (MARL.) N. E. BR.

in den Kammern. Die Kapseln müssen restlos und sehr vorsichtig zerkleinert werden. Beim Zerbröckeln wird das so gewonnene Gemenge auf ein Blatt Papier abgeschüttelt. Das Blatt wird ganz leicht geneigt. Dabei lassen sich mit etwas Geschick sehr gut Samen und Kapselbruchstücke trennen. Leichter, jedoch etwas verlustreicher sind die Samen zu gewinnen, indem man die Kapseln befeuchtet. Der Quellmechanismus öffnet selbsttätig die Samenkammern, so daß die Samen herausgeschüttelt oder auch herausgespült werden können. Sie müssen danach sofort wieder auf Fließpapier getrocknet werden.

Vegetative Vermehrung

In der Regel werden *Lithops* durch Samen vermehrt; das ist die einfachste Art der Vermehrung; sie ermöglicht es außerdem wegen der großen Zahl der in einer Kapsel enthaltenen Samen, schnell einen beträchtlichen Bestand einer Art zu gewinnen. Bei den klumpen- und rasenbildenden Arten entwickeln sich im Innern des Körpers nicht ein, sondern meist zwei neue Körperchen für das nächste Jahr. Bei diesen Arten ist eine vegetative Vermehrung möglich. Sie bildet nicht allzu große Schwierigkeiten. Mit einem scharfen Messer werden die Körperchen abgetrennt und von den trockenen Häuten befreit. Zu beachten ist, daß beim Abtrennen von der Mutterpflanze ein kurzes Stielchen am Körperchen verbleiben muß, da angeschnittenes Wassergewebe sehr leicht fault. Die abgetrennten Körperchen werden in Sand gesteckt, der erst nach 2 bis 3 Wochen mäßig angefeuchtet wird. Nach kurzer Zeit bilden sich kleine Wurzeln. Werden durch vegetative Vermehrung aus einer Pflanze mehrere Teilpflanzen gewonnen, so können die so gewonnenen Pflanzen nicht für die generative Vermehrung verwendet werden, da sie von derselben Mutterpflanze stammen und demzufolge untereinander selbststeril sind.
Sehr selten wurde bei *Lithops* eine Sproßbildung beobachtet, das heißt, die Sprosse entstehen seitlich am Wurzelhals und nicht im Innern des Körpers.

Importpflanzen

Ähnlich wie Stecklinge werden Importpflanzen behandelt. Die älteren, abgetrockneten Wurzeln werden sauber ausgeschnitten und die Pflanzen in reinen Sand, dem Holzkohlepulver zugesetzt wird, gebracht. Nach einigen Wochen wird mit leichtem Gießen begonnen. Die Bildung der Wurzeln ist daran zu erkennen, daß die Pflanzen wieder prall werden. Bodenwärme fördert die Bewurzelung. Die beste Zeit für die Einfuhr und Akklimatisation von Importen sind die Monate April bis Juni. In dieser Zeit beenden die Pflanzen in ihrer Heimat den Ruhezustand. Sie haben noch genügend Zeit, sich den veränderten Bedingungen unseres Klimas anzupassen.

Erde

Lithops stammen aus den Halbwüsten oder wüstenartigen Gebieten Südafrikas und Südwestafrikas. In diesen ariden Gebieten kann sich kein Humus bilden, denn Humus ist ein Zersetzungsprodukt abgestorbener, von Pilzen und Bodenbakterien aufbereiteter Pflanzenrückstände. Dieser Prozeß braucht viel Wasser. Alles das gibt es aber in der Heimat der *Lithops* nicht. Also sind diese Pflanzen im Laufe ihrer Entwicklung dem Humus entwöhnt, vor allem sind sie nicht geschützt gegen humusliebende Pilze. In der Zimmer- oder Gewächshauskultur sind solche Pilze jedoch vorhanden; sie dringen unter bestimmten Umständen in die *Lithops*-Wurzeln oder in Risse des Pflanzenkörpers ein, die zum Beispiel durch unsachgemäßes Gießen oder zu plötzlich einsetzendes Wachstum entstehen können. Vorsicht auch vor Topferde, wie sie in den Samenhandlungen erhältlich ist, weil sie oft Kompost oder Dünger enthält und mit Pilzsporen verseucht sein kann!
Deshalb ist der Zubereitung des Pflanzsubstrates große Sorgfalt zu widmen. Am geeignetesten ist ein rein mineralisches Substrat, das im wesentlichen aus grobem Sand, mürbem Lehm und auflockernden leichten und kiesigen Bestandteilen zusammengesetzt ist. Die Erdoberfläche kann mit Kieselsteinen oder Steinstückchen abgedeckt werden; dadurch wird die empfindlichste Stelle der Pflanzen, der Wurzelhals, vor stauender Nässe geschützt.
Gleichen die Steine in Form und Farbe den Pflanzen, so kann damit die Mimikrywirkung voll demonstriert werden.
Wann sollte umgepflanzt werden? Manche empfehlen ein jährliches Umpflanzen, um die Pflanzen gut im Wachstum zu halten. Dies sollte nur bis zum dritten Jahr durchgeführt werden. Ältere Exemplare sind umzupflanzen, wenn das Pflanzgefäß zu klein geworden ist.

Licht und Luft

Als Bewohner der Weiten Süd- und Südwestafrikas lieben die *Lithops* viel frische Luft. Sie sollten deshalb in luftiger Umgebung gehalten werden, wo die Pflanzgefäße nach dem Wässern schnell austrocknen und wo die Pflanzen viel Licht bekommen, jedoch nicht den ganzen Tag über direkte Son-

nenlichtbestrahlung. In der Natur wachsen sie oft in der Nähe von Büschen und Felsen, in Felsspalten oder im Steinschotter, häufig an der Ostseite eines Hanges, also dort, wo sie während der heißen Mittagsstunden gebrochenes Sonnenlicht oder Halbschatten bekommen. Für die Haltung am Fenster, auf dem Balkon oder der Veranda ist die Südseite des Lichtes wegen am besten geeignet, doch müssen die Pflanzen so aufgestellt oder geschützt werden, daß sie nicht der ausdörrenden Mittagssonne ausgesetzt sind. Nicht ausreichende Lüftung führt oft zu Verbrennungen an den Pflanzen. Wenn *Lithops* für einige Zeit schattiert waren oder während der Winterruhe dunkler gestanden haben, müssen sie allmählich an das Sonnenlicht gewöhnt werden.
Reicht die Lichtmenge während der Vegetationsperiode nicht aus, so wird eine zusätzliche Beleuchtung mit Leuchtstoffröhren empfohlen. Als günstig hat sich eine Kombination aus vorwiegend rotem und blauem Lichtanteil erwiesen. Diese beiden Spektralanteile sind besonders bedeutsam für das Pflanzenwachstum. Gut eignen sich auch die im Handel unter dem Namen »Lumoflor« erhältlichen Leuchtstoffröhren. Da *Lithops* während der Wintermonate in Vegetationsruhe sind, ist eine Zusatzbeleuchtung während dieser Zeit nicht unbedingt erforderlich.

Wässern

Das Wässern ist eine der wichtigsten Pflegearbeiten. Hierbei wird besonders bei den hochsukkulenten Mesembryanthemaceen schwer gesündigt. Die Pflanzen sind in ihrer Heimat Bewohner trockener Gebiete und erhalten, von Nebel und Tau abgesehen, oft monatelang kein Wasser. Es sollte

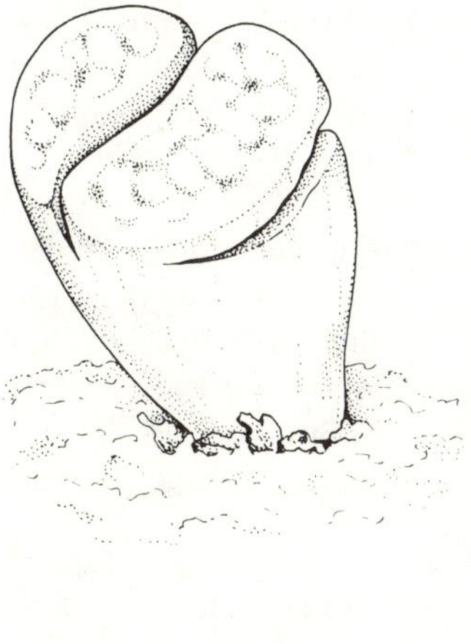

Durch zu starke Bewässerung gerissener Pflanzenkörper

deshalb lieber weniger als zuviel gegossen werden. Es werden mehr Pflanzen zu Tode gegossen als vertrocknen. Werden die Töpfe nicht eingefüttert, zum Beispiel bei Verwendung von Plasttöpfen oder größeren Pflanzschalen, dann ist selten, aber kräftig zu gießen, so daß nicht nur die Erdoberfläche befeuchtet wird, sondern auch die feinsten Saugwurzeln Wasser erhalten. Mit dem nächsten Gießen ist dann so lange zu warten, bis die Erde auch in der Tiefe wieder nahezu trocken ist. Vor allem darf sich keine Staunässe im Topf bilden; darauf reagieren die Pflanzen mit dem Abfaulen der Wurzeln. Von großer Wichtigkeit ist die Beachtung der Luftkapazität des Substrates. Verschlämmt das Substrat, so gehen insbesondere die feinen Saugwurzeln verloren, und die Pflanzen können nicht mehr wachsen und blühen. Zu starkes Wässern, insbesondere dann, wenn die Vegetationsruhe noch nicht abgeschlossen ist und die alten Blattpaare noch vollsaftig sind, bewirkt oftmals ein Platzen der Körper. Kommt Wasser in diese Platzstellen, so faulen dort die Pflanzen leicht. Beim Gießen ist weiter darauf zu achten, daß keine Wassertropfen auf den Pflanzenkörpern stehenbleiben. Bei starker Sonne wirken sie wie plankonvexe Linsen von sehr kurzer Brennweite und können häßliche Brandflecken verursachen. Mit dem Wässern sollte nicht vor April begonnen werden. In der Regel zeigen die Pflanzen den richtigen Zeitpunkt zum Beginnen selbst an. Sobald die Blatthüllen vertrocknen und gesprengt werden und sich die neuen Blattpaare zeigen, kann man anfangen, Wassergaben zu verabreichen.
Nach dem Verpflanzen dürfen die Bestände einige Tage nicht gegossen werden.
Ist die Blütezeit etwa Ende Oktober abgeschlossen, so beginnt für die *Lithops* die Ruhezeit, und das Gießen ist einzustellen. Doch auch hier müssen Unterschiede zwischen Fensterbank- und Gewächshauskultur gemacht werden. Während die Pflanzen auf der Fensterbank meist zu warm und viel zu trocken stehen, hat es der Pfleger im Gewächshaus vor allem im Winter mit zu hoher Luftfeuchtigkeit zu tun. Kalte Feuchtigkeit der Luft oder sogar kalte Kondensationsnässe bedeuten für *Lithops* den Tod. Wer seine Pflanzen auf der Fensterbank pflegt, muß diese möglichst kühl halten. Und im Gewächshaus sollte lieber etwas früher als zu spät mit dem Gießen aufgehört werden, damit die Restnässe noch während der schönen Herbsttage aus den Töpfen und Schalen entweichen kann.
Als sehr günstig erweist sich im Sommer im Gewächshaus das Nebeln in den späten Abendstunden. Damit wird die Tau- und Nebelbildung in den Heimatgebieten der *Lithops* nachgeahmt. Wenn es möglich ist, sollte zum Gießen kein Leitungswasser verwendet werden, da es meistens Kalk enthält und gechlort ist. Sauberes Brunnen-, Teich- oder Flußwasser läßt sich gut verwenden. Bei Regenwasser sollte man beachten, daß es mitunter verunreinigt ist.

Überwinterung

Im allgemeinen wird in der Literatur angegeben, daß die *Lithops* einen hellen Standort bei + 10 °C bis 15 °C für die Überwinterung benötigen. Diese relativ hohe Temperatur ist nicht erforderlich. Als Wüstenpflanzen benötigen *Lithops* nur recht geringe Überwinterungstemperaturen; + 6 °C reichen aus. Höhere Temperaturen setzen die Assimilation in Gang, und die Pflanzen vertrocknen oder müssen gegossen werden. Dadurch können Verluste durch Wurzelfäule eintreten.

Wer seine Pflanzen an einem Südfenster stehen hat, kann sie getrost dort stehen lassen, wenn er sie vor Frost und durch undichte Fenster eindringender Kälte schützt und die Ruheperiode einhält.

Es ist aber auch ohne weiteres möglich, die *Lithops,* mit Ausnahme einiger heikler Arten, auf einem Tisch nahe dem Fenster in einem frostfreien Raum oder in einem frostfreien Kellerraum zu überwintern. Die Temperatur sollte + 6 °C nicht unterschreiten. Höhere Temperaturen als + 12 °C sind nicht zu empfehlen, sie würden einen vorzeitigen Beginn der Vegetationsperiode bringen. Bei Überwinterung in dunkleren Räumen oder Kellerräumen ist eine Zusatzbeleuchtung zu empfehlen, aber nicht unbedingt nötig. Am besten eignen sich Leuchtstoffröhren, da sie wenig Wärme abstrahlen.

Es soll noch ein Versuch erwähnt werden, der von SCHWANTES (1959) zu Problemen der Überwinterung durchgeführt worden ist. In der Heimat der Pflanzen war beobachtet worden, daß *Lithops pseudotruncatella* (BERGER) N. E. BR. während der Ruheperiode an vielen Stellen vollkommen von Staub und Sand bedeckt waren. Das ließ die Vermutung aufkommen, daß zumindest diese Art einige Monate hindurch kein Licht benötigt. Der erste Versuch wurde mit Importpflanzen durchgeführt. Exemplare von *Lithops pseudotruncatella* (BERGER) N. E. BR., die im Herbst in Europa eintrafen, wurden nicht eingepflanzt, sondern ohne Erde während der Winterruhe in einen dunklen Schrank gelegt. Sie wurden erst im Frühjahr in einen Topf gesetzt und bewässert. Die Pflanzen blühten im Sommer. Dieser Versuch zeigt, daß eine Überwinterung, zumindest der robusteren Arten, auch bei wenig Licht möglich ist.

Weitere Versuche wurden mit Sämlingen durchgeführt, die in der Nähe des Fensters auf einem Tisch oder auf dem Fußboden überwintert wurden. Sie überstanden den Winter bei einer nach der bisher geltenden Meinung unzureichenden Belichtung. Es ist auch möglich, ältere Pflanzen auf diese Weise zu überwintern.

Auf alle Fälle ist eine derartige Überwinterung von *Lithops* möglich, die an den Jahreszeitenablauf unserer Breiten gewöhnt sind, also von Pflanzen, die hier aus Samen aufgezogen worden sind. Es ist überraschend, daß ge-

rade eine an die stärkste Besonnung angepaßte Gattung der Mesembryanthemaceen wie *Lithops* unsere Winter bei geringer Belichtung übersteht. Eröffnen sich da nicht Aussichten auf eine Kultur dieser Gewächse auch für den Liebhaber, dem helle oder sonnige Überwinterungsmöglichkeiten nicht zur Verfügung stehen?
Die Erklärung für diese erfolgreichen Versuche besteht darin, daß alle sukkulenten Pflanzen in ihrer Wachstumsruhe, also auch in unserem Winter, die Assimilation drastisch einschränken, d. h. in totaler Ruhe einen Winterschlaf halten. Voraussetzung für das Gelingen ist aber Trockenheit des Substrates, geringe Luftfeuchte und eine Temperatur von etwa + 8 °C. Bei höheren Temperaturen setzt die Assimilation allmählich wieder ein, die Pflanzen verdunsten Wasser und vertrocknen unter Umständen während der Wintermonate.

Düngung

Es taucht immer wieder die Frage auf, ob *Lithops* zusätzlich zu düngen sind. Ein richtiges Pflanzsubstrat enthält alle lebenswichtigen Substanzen, so daß auf eine Düngung verzichtet werden kann. *Lithops* sollten nährstoffarm kultiviert werden; sie sollen langsam wachsen, um ihren heimatlichen Habitus zu behalten.
Trotzdem sind *Lithops* für Gaben mineralischen Düngers in richtiger Konzentration dankbar. Es sollten aber nicht mehr als zwei bis drei Nährsalzgaben in der Wachstumsperiode gegeben werden, um zu vermeiden, daß die Pflanzenzellen zu stark aufgeschwemmt werden. Eine Übersalzung des Substrates ist schädlicher als zu schwache Düngung. Werden *Lithops* jahrelang nicht umgepflanzt, so reichert sich trotz aller Vorsicht die Karbonathärte im Substrat sehr stark an. Es ist dann immer von Vorteil, die Pflanzen – nötigenfalls mitten im Jahre – umzutopfen, um damit gute Voraussetzungen für den Flor im Herbst zu geben.

Pflanzgefäße

Bei der Kultur von Sukkulenten bürgert sich in der letzten Zeit immer mehr der Plasttopf ein und verdrängt den bisher vorwiegend benutzten, mit einem Wasserabzugsloch versehenen Tontopf.
Der Vorteil des Plasttopfes gegenüber dem porösen Tontopf besteht darin, daß durch die Wand des ersteren kein Wasser verdunsten kann und demzufolge weniger gegossen werden muß. Der herkömmliche Tontopf hat den Nachteil, daß der durch die poröse Topfwand bedingte Wasserverlust zu ei-

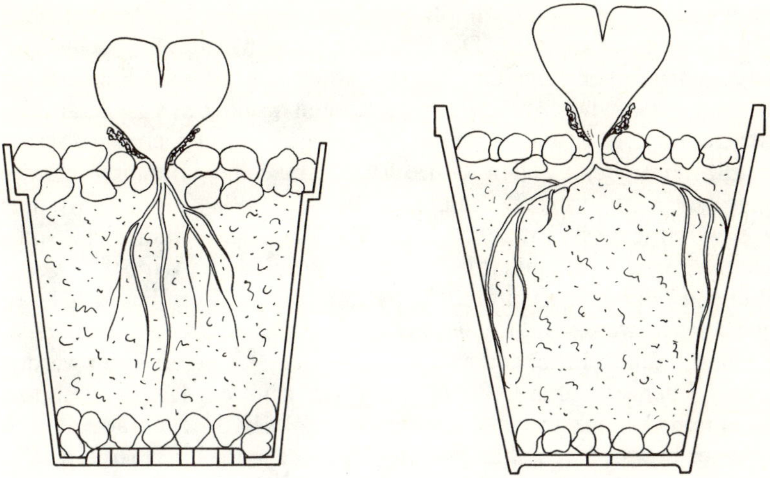

Verlauf der Wurzeln im Plastetopf und im Tontopf

ner starken Abkühlung und damit zu größeren Temperaturschwankungen des Substrates führt. Da die Wassergaben einen nach außen gerichteten Wasserstrom zur Folge haben, so reichern sich die darin gelösten Nährstoffe in der Topfwand an. Die feinen Wurzeln der Pflanze folgen diesem Nährstoffstrom und legen sich an der Topfwand an. Sie sterben ab, wenn der Topf zu stark austrocknet, oder werden beim Umtopfen abgerissen. Im Plasttopf unterbleibt der nach außen gerichtete Wasser- und Nährstoffstrom, so daß sich die Wurzelspitzen stets im Inneren des Wurzelballens befinden. Sehr gut haben sich bei der Kultur von *Lithops* selbstgebaute Kästchen von 24 cm × 24 cm und 8 cm Höhe aus 2 mm bis 3 mm starkem PVC-Plattenmaterial bewährt. Sie werden den Tonschalen vor allem für die Anzucht von Sämlingen vorgezogen.

Schädlinge und Krankheiten

Lithops, die am jeweiligen Standort die ausreichende Menge Licht und Wärme während der Vegetationsperiode erhalten, die richtig gepflegt werden und deren Ruhezeit eingehalten wird, werden kaum von Schädlingen oder Krankheiten befallen. Von den tierischen Schädlingen sind eigentlich nur die Wurzelläuse *(Rispersia falcifera* u. a.) ernst zu nehmen. Es sind Läuse mit weißen Wachsausscheidungen. Die Schädlinge saugen an den

Wurzeln und den im Boden befindlichen Pflanzenteilen. Hierbei entziehen sie den Pflanzen Nährstoffe. Die Pflanzen werden dadurch geschwächt, kümmern und können eingehen. Zur Bekämpfung werden die Pflanzen mit einer Lösung von handelsüblichen systemischen Insektiziden gegossen. Die Konzentration der Lösung ist für das betreffende Mittel nach den angegebenen Hinweisen herzustellen. Günstig hat sich auch die Beimischung von systemischen Mitteln ins Pflanzsubstrat beim Umpflanzen bewährt. Die Langzeitwirkung dieser Präparate hält über eine lange Zeit die Schädlinge fern. Systemische Mittel sind Pflanzenschutzmittel, deren Wirkstoffe durch die Wurzeln oder Blätter in die Pflanze eindringen, dort über eine lange Zeit gespeichert werden und in dieser Zeit gegen Schädlingsbefall schützen.
Ameisen können in Frühbeetkästen durch ihren Nesterbau lästig werden und ganze Pflanzen durch Erdhaufen völlig zuschütten. Die Bekämpfung erfolgt durch Ameisenfreßlack und Eingießen von Spezialpräparaten in ihre Nester sowie durch Stäuben mit entsprechenden Präparaten. Die unbewehrten Körper der *Lithops* sind vor Schnecken, Asseln und Mäusefraß sowie vor dem Anhacken durch Vögel zu schützen.
Von den Krankheiten ist die sogenannte Naßfäule eine der gefährlichsten. Ihr fallen vor allem in den Wintermonaten diejenigen Pflanzen zum Opfer, die zu mastig gehalten und nicht genügend abgehärtet werden. Die Pflanzen werden oft über Nacht weich und glasig. Sie sinken rasch in sich zusammen und verfaulen. Dies tritt besonders bei humosem Substrat, zu hoher Wärme und Feuchtigkeit bei inaktivem Wurzelsystem, also in der Ruheperiode ein. Solange bei den rasen- und klumpenbildenden Arten nur einzelne Körperchen befallen sind, können diese sauber herausgeschnitten werden. Diese Pflanzen sind zu isolieren und über längere Zeit trocken zu halten.
Sobald eine Krankheit oder Schädigung an den Pflanzen auftritt, sollte zunächst der Liebhaber selbst versuchen, die Ursache zu erkennen. Ist ihm dies nicht möglich, dann ist es ratsam, sich an einen Fachmann oder an den Pflanzenschutzdienst zu wenden. Hier erhält er Auskunft, welche Mittel in welcher Weise und Konzentration angewendet werden können.

Zur Geschichte der Gattung Lithops N. E. Br.

Am 14. September 1811 entdeckte der englische Botaniker William J. Burchell die ersten *Lithops* bei Zand Vlei im Prieska-Distrikt in Südafrika. Diese Pflanzen wurden nicht in Kultur genommen, sondern zwei Exemplare herbarisiert. Leider sind diese Herbarbelege nicht mehr auffindbar. Der Fund Burchells wurde 1821 von Haworth als Mesembryanthemum turbiniforme beschrieben. Über hundert Jahre vergingen, bevor diese *Lithops*-Art wieder aufgefunden wurde. Im Jahre 1918 suchte Dr. I. B. Pole-Evans mehr als eine Woche lang in dem von Burchell angegebenen Gebiet, ehe er die Pflanze wieder fand.
1906 veröffentlichte Sir W. T. Thiselton-Dyer Burchells Fund mit einer Photographie von Pflanzen, die er aus Samen, den er aus Kew erhielt, gezogen hatte, und von Pflanzen, die ihm 1902 N. S. Pillans sandte. Es wurde erwähnt, daß die von Pillans erhaltenen Pflanzen im Laingsburg-Distrikt gesammelt worden waren. Burchell fand seine Pflanzen im Prieska-Distrikt ungefähr 400 km weiter nördlich.
Bei den von Thiselton-Dyer abgebildeten Pflanzen handelt es sich um *Lithops pseudotruncatella* (Berger) N. E. Br.; sie wurde von Dinter 1897 in der Nähe von Windhoek gefunden und von Berger 1908 als Mesembrianthemum pseudotruncatellum beschrieben. Bei der Fundortangabe durch Pillans kann es sich nur um einen Fehler handeln. Burchells wirkliches Mesembryanthemum turbiniforme wurde also erst 1918 durch Pole-Evans wiederentdeckt. Über hundert Jahre nach der Erstbeschreibung wurde durch N. E. Brown die Gattung *Lithops* aufgestellt.
Cole (1971) hatte Zweifel, daß es sich bei dem 1811 von Burchell entdeckten Mesembryanthemum turbiniforme um die Pflanze handelt, die heute als *Lithops turbiniformis* (Haw.) N. E. Br. bezeichnet wird. Während seiner Untersuchungen fand er in dem von Burchell bezeichneten Gebiet sowohl *Lithops turbiniformis* (Haw.) N. E. Br. als auch *Lithops hallii* De Boer und *Lithops verruculosa* Nel. Es besteht die Möglichkeit, daß sowohl Burchell als auch Pole-Evans eine der drei Arten gefunden haben, da sie gemeinsam in diesem Gebiet vorkommen.
In den Jahren 1920 bis 1930 wurde eine große Anzahl neuer Arten entdeckt, besonders von Dinter während seiner oft schwierigen Reisen in SW-Afrika. Ihm zu Ehren wurde durch Schwantes die 1926 von Ernst Rusch,

einem der aktivsten *Lithops*-Sammler, bei Witsand, nördlich des Orange River, gefundene seltene *Lithops dinteri* SCHWANT. benannt. *Lithops ruschiorum* (DINTER et SCHWANT.) N. E. BR., die 1923 von Ernst RUSCH gefunden wurde, erinnert an die ausgezeichneten Kenner dieser Gattung, Ernst und Otto RUSCH.

Zwischen 1950 und 1970 wurden sehr viele Arten von dem hervorragenden *Lithops*-Kenner H. W. DE BOER beschrieben und benannt. In letzter Zeit sind es besonders Prof. D. T. COLE und Brian FEARN, die sich eingehend mit der Klärung der Formenkreise und Arten befassen.

Wie JACOBSEN (1981) angibt, war es Ernst RUSCH, der zuerst erkannte, daß eine Beziehung zwischen der Form der *Lithops* und der Blütenfarbe besteht. Später wurden jedoch viele Ausnahmen festgestellt, so daß diese Wechselbeziehung nicht in jedem Falle als gültig angesehen werden kann.

Aufgrund der Sämlingsformen und der Blütenfarben unterteilte SCHWANTES 1951 (Nat. Cact. and Succ. Journ., VI, 2) die Gattung *Lithops* in zwei Untergattungen, und zwar:

UG *Xantholithops:* Spalt bei jungen Sämlingen nicht über die ganze Fläche durchgehend; Blütenfarbe gelb,

UG *Leucolithops:* Spalt bei jungen Sämlingen über die ganze Fläche durchgehend; Blütenfarbe weiß.

Es stellte sich jedoch bald heraus, daß diese Merkmale nicht mehr ausreichten, um die große Zahl der inzwischen bekannt gewordenen Arten exakt bestimmen zu können.

H. W. DE BOER und B. K. BOOM veröffentlichten (Nat. Cact. and Succ. Journ. 19, 3, 1964) einen ausführlichen Schlüssel, der alle bisher bekannten Arten und Varietäten einschließt. Zur Festlegung der Unterscheidungsmerkmale wurden Pflanzen verwendet, die von DE BOER aus Samen vom Heimatstandort in Europa angezogen wurden.

1971 stellte BOOM (Succulenta 50, 7 bis 12, 1971) erneut einen Schlüssel auf, bei dem für die Bestimmung nicht mit der Gegenüberstellung von Merkmalen, sondern mit einer Übersicht von Kennzeichen gearbeitet wird. Obwohl dieser Schlüssel sehr einfach erscheint, ist es doch nicht so leicht, ihn für eine einwandfreie Bestimmung der Arten anzuwenden.

Lithops-Arten einwandfrei zu bestimmen ist nicht einfach, weil die Pflanzen nur wenige sichtbare Merkmale aufweisen, die als trennende Merkmale für die Identifizierung der Arten verwendet werden können. Hinzu kommt noch, daß einige Arten eine große Variationsbreite besitzen und Exemplare dieser Arten in der Farbe des Körpers und der Zeichnung der Oberfläche voneinander abweichen.

FEARN (Cact. Succ. Journ. Am. 42, 2, 1970) brachte einen einfachen Schlüssel heraus. Er baut sich in der Hauptsache auf Färbung und Zeichnung der Oberseite des Körpers auf.

Eine Übereinstimmung zwischen COLE und FEARN im System der Gattung *Lithops* ist jedoch nicht vorhanden, da die Auffassungen über die Zuordnung der Arten zu den Formenkreisen unterschiedlich sind. Das Zusammenfassen der Arten zu Formenkreisen unter Berücksichtigung des geographischen Vorkommens ist zu begrüßen und sicher richtig, denn gerade im Verzahnungsgebiet von Arten wird es bei der Bastardierfreudigkeit der *Lithops* eine Anzahl Übergangsformen, vielleicht auch gleitende Reihen geben.

Wie unterschiedlich die Auffassungen bei beiden Autoren sind, soll an einem Beispiel dargelegt werden. FEARN (1970) stellt Lithops weberi NEL als Varietät zu *Lithops otzeniana* NEL als *Lithops otzeniana* NEL var. *weberi* (NEL) FEARN. COLE (1973) ist ebenfalls der Meinung, daß Lithops weberi NEL keine eigene Art ist und behandelt sie als Varietät. Er ordnet sie aber bei *Lithops comptonii* L. BOL. als *Lithops comptonii* L. BOL. var. *weberi* (NEL) COLE ein. FEARN (1981) gibt in seinem neuen ausgezeichneten Buch »Lithops« bei der jeweiligen Art nur die Varietäten an, ohne die Unterscheidungsmerkmale zu nennen.

Im folgenden werden, der Vollständigkeit halber, alle drei Schlüssel aufgeführt. Von der Aufstellung eines neuen Schlüssels wurde abgesehen, da die bisher veröffentlichten als ausreichend erachtet werden.

Werden bei der Benutzung des einen oder anderen Schlüssels Arten oder Varietäten ermittelt, deren Bennennung nicht mehr gültig ist, so wird im Abschnitt »Beschreibung der Arten« der Hinweis auf den gültigen Namen gegeben.

Im Laufe der weiteren Forschungsarbeiten zur Gattung *Lithops* wird es sicher noch zu Änderungen in der Einordnung und Benennung der Arten und Varietäten kommen. Das ist wissenschaftlich zwar wichtig und interessant, doch erschwert es dem Liebhaber das Ansprechen seiner Pflanzen, wenn er laufend veränderten Benennungen gegenübersteht.

Benennungen von Standorts- und Farbvarianten, wie zum Beispiel *Lithops aucampiae* L. BOL. Danielskuil, *Lithops karasmontana* (DINT. et SCHWANT.) N.E. BR. Signalberg, *Lithops schwantesii* DINT. Goais, *Lithops hallii* DE BOER Brown form oder *Lithops lesliei* N.E. BR. Grey form, werden nicht berücksichtigt, da sie keinen taxonomischen Wert haben.

Bei Benennungen, die in “ ” stehen, wie zum Beispiel bei *L. karasmontana* (DINT. et SCHWANT.) N.E. BR. “mickbergensis”, “opalina” oder “summitatum” handelt es sich nicht um Kulturformen bzw. Sorten, sondern es sind Bezeichnungen für Standortsvarianten oder für Abweichungen vom Typ, die in der Variationsbreite der entsprechenden Art zu suchen sind. Diese Abweichungen sind taxonomisch ohne Bedeutung.

Erklärung wichtiger Fachbegriffe

Erklärung der bei der Beschreibung der Arten verwendeten Fachbegriffe

blaue Pünktchen: winzige Fenster, die sich unterhalb der Epidermis (Oberhaut) befinden; sie sind stets nur undeutlich begrenzt und nicht mit den durchscheinenden Flecken zu verwechseln, die zur Epidermis gehören
dendritenartig: verästelt, verzweigt
dendroid: baumähnlich
durchscheinende Punkte: winzige Fenster von höchstens 1 mm Durchmesser, meist von grünlicher oder bläulicher Farbe, über die Endfläche verstreut; diese Punkte sind nicht als Fenster anzusehen
Fenster: Ein Fenster ist ein durchscheinender Teil auf der Endfläche der Loben. Manchmal bedeckt es die Endfläche völlig. Manchmal ist es verästelt in gut erkennbare oder auch nur undeutliche Streifen, die gelegentlich sehr schmal sind.
Inseln: der undurchsichtige Teil der Endfläche, der vom Fenster umgeben ist
Loben: sukkulentes Blattpaar des *Lithops*-Körpers
Papille: warzenartige Erhebung

Erklärung der im Text vorkommenden Fachbegriffe

apikal: die Spitze betreffend, endständig
arid: trocken, dürr (arides Klima = Wüsten- und Steppenklima)
Assimilation: in der Pflanzenphysiologie allgemeine Bezeichnung für den Aufbau von körpereigenen organischen Substanzen aus anorganischen Nährstoffen
Bastard: Hybride; Kreuzungsprodukt zweier nicht erbgleicher Sippen
Epidermis: Oberhaut; wichtigstes primäres Abschlußgewebe der Pflanzen
F_1-, F_2-Generation: Bezeichnung für die 1. bzw. 2. Bastardgeneration oder die 1. bzw. 2. Generation der Nachkommen aus einer Kreuzung
Funikulus: Stiel, mit dem die Samenanlage am Fruchtblatt ansitzt
Hygrochasie: Öffnungsbewegung von Früchten nach Befeuchten

hygroskopisch: wasseranziehend
nom. err.: irrtümlicher Name
nom. nud.: ohne Beschreibung veröffentlicht
radiär: strahlenförmig angeordnet
Rostrum: schnabelförmiger Fortsatz am Samen
selbstfertil: Selbstfruchtbarkeit; die Erscheinung, daß der Pollen einer Pflanze auf der eigenen Narbe auskeimt und normale Frucht- und Samenbildung erfolgt
selbststeril: Der Pollen einer Pflanze keimt nicht auf der eigenen Narbe; für die generative Vermehrung sind zwei Pflanzen, die nicht aus vegetativer Vermehrung stammen, erforderlich
Synonym: ein anderer Name für das gleiche Objekt; in der Taxonomie: nicht akzeptierte weitere Namen
Variationsbreite: Breite der Veränderlichkeit einer Sippe von einem Extrem zum anderen
Vegetationspunkt: Spitze eines Pflanzenorganes (Sproß oder Wurzel), von der das Wachstum ausgeht
Vegetationsrhythmus: Wechsel von Wachstums- und Ruheperiode

Erklärung der taxonomischen Einheiten

Genus: Gattung; taxonomische Einheit, zu der mehrere engverwandte Arten, die eine Reihe gemeinsamer Merkmale aufweisen, zusammengefaßt werden
Species (spec.): Art; im systematischen Sinne die Gesamtheit der Individuen, die in allen wesentlich erscheinenden Merkmalen untereinander und mit ihren Nachkommen übereinstimmen und sich dadurch von den nächst verwandten Sippen deutlich unterscheiden
Subspecies (ssp.): systematische Gruppe unterhalb der Größeneinheit der Art, durch einzelne wichtige Merkmale von verwandten Gruppen abweichend; aber mit ihnen durch nicht hybridogene Zwischenformen verbunden
Varietas (var.): Varietät; Verschiedenheiten, Abarten, Differenzierungen innerhalb einer Art
Forma (f.): Form; niedrigste taxonomische Einheit; Bezeichnung für Pflanzen mit abweichenden Merkmalen, die aber nicht die Einstufung in einen systematischen Rang ermöglichen.

Bestimmungsschlüssel

Der Schlüssel ist ein Hilfsmittel zur Bestimmung der Pflanzen bzw. zur Eingliederung der Pflanzen in das System. Die Art der Verschlüsselung kann verschieden sein. In Florenwerken und wissenschaftlichen Werken wird hauptsächlich der dichotome (zweigliedrige) Schlüssel verwendet. In diesem Schlüssel kommt zugleich die systematische Verwandtschaft der Arten zum Ausdruck. Er benötigt jedoch sehr viel Platz und wird bei der Gliederung größerer Sippen unübersichtlich, da zwei gegensätzliche Fragen durch mehrere Seiten getrennt sein können. Deshalb wird in modernen Werken meist ein Zahlenschlüssel angewendet. Hier steht die gegensätzliche Frage entweder direkt unter der vorhergehenden, oder die betreffende Nummer ist in Klammer hinter der Ausgangszahl angegeben. Eine dritte Form, der Ausschließungsschlüssel, wird in allgemeinverständlichen Bestimmungsbüchern verwendet. Hier stehen die gegensätzlichen Fragen stets beieinander, die Hinweise zum nächsten Fragenkomplex am Ende der Zeile.

Schlüssel zur Bestimmung der Arten der Gattung *Lithops* N. E. Br.
- nach De Boer et Boom, 1964;
- nach Fearn, 1970;
- nach Boom, 1971.

Hinweise zum Gebrauch der Schlüssel
nach De Boer et Boom *und nach* Fearn

Beide Schlüssel sind Ausschließungsschlüssel, bei denen die zu bestimmende Pflanze auf die aufgeführten Merkmalspaare hin untersucht wird. Man beginnt mit dem am Anfang des Schlüssels genannten Merkmalspaar und unterscheidet, welches der einander ausschließenden Merkmale auf die Pflanze zutrifft. Es wird dann fortgefahren mit dem nächsten Merkmalspaar, das durch die am rechten Zeilenrand stehende Zahl bezeichnet wird. So wird weitergegangen, bis der Name erreicht wird. Die dann so bestimmte Pflanze wird anhand der detaillierten Beschreibung kontrolliert.

Schlüssel der Arten der Gattung Lithops N. E. Br..
von H. W. De Boer und B. K. Boom
(übernommen aus Jacobsen, Sukkulentenlexikon, 1983)

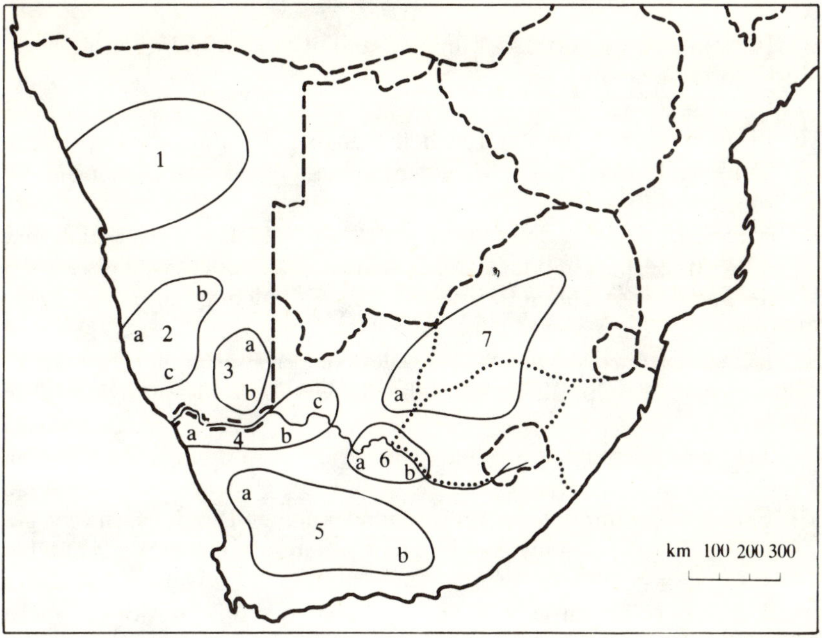

— — — Staatsgrenze .... Provinzgrenze

Verbreitung der Gattung *Lithops* N. E. Br. zum Schlüssel von De Boer et Boom

1 Damaraland

2 Great Nama Land
a Lüderitz
b Nördl. Great Nama Land
c Südl. Great Nama Land

3 Südöstl. Great Nama Land
a Karasberge
b Warmbad

4 NW-Kapprovinz
a Little Nama Land,
Little Bushman Land
b Great Bushman Land
c Gordonia etc.

5 zentrale Kapprovinz
a westl. Teil (Vanrhynsdorp-Distr., Ceres-Distr.)
b mittl. Teil (Graaff-Reinet-Distr., Willowmore-Distr. etc.)

6 Nördl. Kapprovinz
a Kenhardt-Distr.
b Prieska-Distr.

7 Transvaal und angrenzende Gebiete
a NW-Kapprovinz, Griqualand West

Verwendete Abkürzungen

Ä. = Äste, B. = Blatt, Bl. = Blüte, F. = Fenster, Kö. = Körper, Pfl. = Pflanze, Sp. = Spalt, Spr. = Sproß.

1 Bl. weiß; die Oberseite der jungen Sämlinge (3 bis 7 Wochen alt) ±gewölbt; Sp. ziemlich lang, die beiden B. für mehr als die Hälfte teilend **2**

1⁺ Bl. gelb oder strohfarbig (bis hell orange); die Oberseite der jungen Sämlinge ziemlich flach; Sp. beschränkt auf eine kurze Öffnung in der Mitte der Oberseite **16**

2 Spr. breit, bei erwachsenen Pfl. meist tiefer als 10 mm; Kö. graugrün, oft rosa überhaucht oder völlig purpurrot; Bl. 5- oder 6zählig . . . **3**

2⁺ Spr. nicht breit, selten tiefer als 10 mm; Kö. nicht graugrün oder purpurrot; Bl. fast immer 5zählig **4**

3 Kö. graugrün bis grünlich, bisweilen amethystfarbig überhaucht; F. mit grauen Inseln; Bl. meist 6zählig; Samen-Gr. 5. – Kapprovinz: Little Nama Land . . . . **marmorata**

- **3a** F. zu schmalen Streifen reduziert. – Kapprovinz: Little Nama Land . . . . **elisae**

3⁺ F. ohne oder nur mit einigen Inseln oder an den Rändern schwach gefleckt; Bl. meist 5zählig; Samen-Gr. 4. – Namibia: Great Nama Land . . . . **optica** var. **optica**

- **3⁺a** Kö. völlig purpurrot . . . . **optica** var. **rubra**

4 Oberseite mit braunen oder rötlichbraunen Linien (bisweilen nur innerhalb der letzten Äste der F. oder längs des inneren Randes) . . **5**

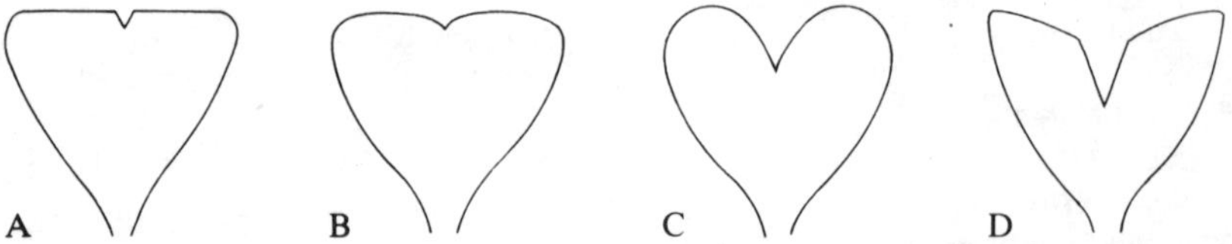

Profile des oberen Teiles des *Lithops*-Körpers (nach Cole, 1975)

A mehr oder weniger flach (z. B. *L. schwantesii* Dint. und Varietäten u. a.)
B leicht gewölbt (z. B. *L. aucampiae* L. Bol., *L. lesliei* (N. E. Br.) N. E. Br. u. a.)
C mehr oder weniger herzförmig und meist mit tiefem Spalt (z. B. *L. marmorata* (N. E. Br.) N. E. Br., *L. ruschiorum* (Dint. et Schwant.) N. E. Br. u. a.)
D doppelt keilförmig (z. B. *L. divergens* L. Bol. u. a.)

4+ Oberseite ohne braune Linien **11**

5 Oberseite flach mit grauen Rändern; F. groß mit einigen Inseln oder aus breiten Streifen bestehend; äußerer Rand mit muschelförmigen Kerben und mit dunkelbraunen Flecken oder Linien in den Rissen zwischen diesen Kerben; Samen-Gr. 5. Kapprovinz: Kenhardt-Distr. . . . . **fulleri**

- **5a** F. grün, purpurn oder rotbraun . . . . **fulleri** var. **fulleri**
- **5b** F. bräunlich, mit kurzen äußeren Rissen; Inseln kleiner; Kerben breiter und kürzer, dunkelbraune Linien innerhalb der Risse weniger deutlich . . . . **fulleri** var. **brunnea**
- **5c** F. tief ockerfarbig, die Inseln wie die Seiten hell ockerfarbig . . . . **fulleri** var. **ochracea**
- **5d** F. zu schmalen Streifen reduziert, von hier aus die Inseln größer; Farbe wie bei var. *fulleri*; nicht in Kultur . . . . **fulleri** var. **chrysocephala**
- **5e** F. nur im Jugendstadium deutlich, in der Reife linienförmige dunkelblaue Zeichnung; Farbe graubraun . . . . **fulleri** var. **kennedyi**

5+ Oberseite leicht gewölbt; Ränder der F. nicht wie bei *L. fulleri* . . **6**

6 Oberseite leicht gewölbt, auffallend hellfarbig; F. oft erkennbar; Netzwerk von Linien farbig oder auch nicht; innerer Rand fast immer mit einer braunen, oft bruchstückweisen Linie; Samen-Gr. 5. – Namibia: Warmbad . . . . **julii**

- **6a** Netzwerk nur wenig dunkler als die Oberseite . . **julii** var. **julii**
- **6b** Oberseite weißlich, rosa oder bläulich-rosa, mit einem deutlichen, gelbbraunen, eingedrückten Netzwerk . . . . **julii** var. **reticulata**

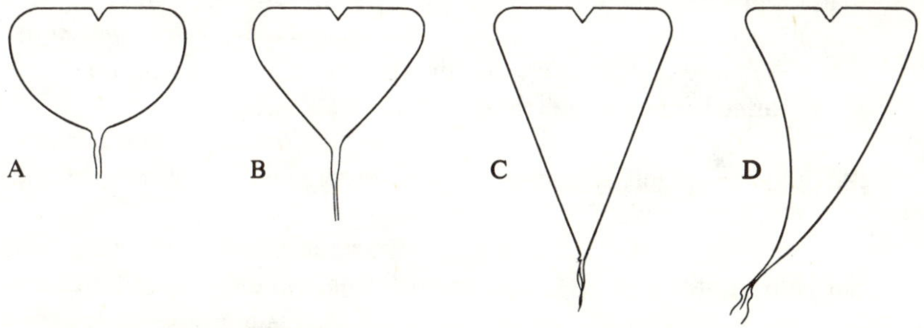

Profile des unteren Teiles des *Lithops*-Körpers (nach COLE, 1975)

A gerundet
B dreieckig
C verlängert dreieckig
D verlängert dreieckig und einseitig gebogen (oft bei mehrköpfigen Exemplaren)

6c Oberseite dunkel bis hellgrau-rosa, in der Mitte das Netzwerk verschwommen, längs des Außenrandes die Zeichnung dunkelbraun wie ein X oder Y geformt, längs der Innenseite einige dunkelbraune Punkte oder Striche . . . . **julii** var. **rouxii**

6d Von der var. *julii* zu unterscheiden durch die großen Kö. und das Fehlen einer braunen Linie längs des Sp.; ein wenig ähnlich *L. karasmontana* var. *opalina* . . . . **julii** var. **littlewoodii**

6^+ Oberseite nicht so auffallend hellfarbig und mit einer braunen Linie längs des inneren Randes **7**

7 Oberseite mit einem meist verästelten F. **8**

7^+ Oberseite ohne ein F. **9**

8 Oberseite leicht gewölbt; F. nicht von einer weißlichen Kante umrandet; bräunliche Zeichnung meist nicht sehr deutlich (s. **14**) . . . . **bella** (s. **14a**)

8^+ Oberseite flach; F. von einer deutlichen weißen Kante umrandet (s. **15b**) . . . . **salicola** var. **reticulata**

9 Oberseite flach, ockergelb bis purpurbraun; Furchen und Zeichnung ununterbrochen laufend vom inneren bis zum äußeren Rand, ein ziemlich feines Netzwerk bildend; braune Linien an den Vereinigungen nicht breiter; bisweilen die Furchen ziemlich breit, zusammenfließend und Fenster bildend; Samen-Gr. 5. – Prieska . . . . **hallii**

9^+ Oberseite leicht, aber deutlich gewölbt; Furchen meist nicht vom inneren zum äußeren Rand verlaufend, daher die Oberseite selten deutlich netzadrig; braune Linien an den Vereinigungen oft breiter **10**

10 Zeichnungen ziemlich breit, nicht oder undeutlich grau gesäumt, die äußersten Verästelungen einfach oder zweigabelig; Samen-Gr. 5. – Namibia: Karasberge . . . . **karasmontana**

10a Oberseite hell graugelb bis hell rötlichbraun, oft leicht bräunlich angehaucht . . . . **karasmontana** var. **karasmontana**

10b Oberseite rötlichbraun; Netzwerk weniger eingedrückt und ohne braune Linien; vielleicht gehört *L. gulielmi* hierher . . . . **karasmontana** var. **summitatum**

10c Oberseite gelblichrot; Netzwerk feiner, deutlicher, mit dunkleren, oft sternförmig verzweigten Linien . . . . **karasmontana** var. **mickbergensis**

10d Oberseite opal- bis hell amethystfarbig, mit unbestimmter Zeichnung . . . . **karasmontana** var. **opalina**

10e Oberseite rotbraun, mit dunkelroten Punkten und Linien in den Furchen zwischen den Firsten, sehr rauh . . . . **karasmontana** var. **tischeri**

10^+ Zeichnung schmal, deutlich graurandig, die äußersten Verästelungen meist dreigabelig (wie ein Hühnerfuß); Samen-Gr. 3. – Namibia:

Great Nama Land . . . . **erniana**

10⁺a Oberseite bräunlichgelb; Netzwerk fein, dunkelbraun (ähnlich *L. karasmontana* var. *mickbergensis*) . . . **erniana** var. **erniana**

10⁺b Oberseite hell amethystfarbig mit hellblauer Zeichnung, ohne oder mit nur wenigen braunen Linien (ähnlich *L. karasmontana* var. *opalina*) . . . . **erniana** var. **witputzensis**

10⁺c Oberseite gelblich bis rötlichgrau, die Zeichnung aus dünnen, wenig zusammenhängenden Linien bestehend ist gerade noch zu erkennen. Vielleicht Übergangsform zu *L. karasmontana* var. *opalina* . . . . **erniana** var. **aiaisensis**

11 Oberseite leicht gewölbt, bläulichgrau; F. dunkel bräunlichgrau, meist mit braunen bis schokoladenfarbigen Inseln; am Grunde der Zipfel am Sp. mit deutlicher rosa Pustel (Blase); Bl. 6zählig, Bl.zeit sehr spät (ab Ende Okt.); Samen-Gr. 5. – Fundort unbekannt . . . . . . **deboeri**

11⁺ Am Grunde der Zipfel ohne eine deutliche rosa Pustel; Bl. meist 5zählig; Bl.zeit bereits im Okt. beendet; Samen-Gr. 5 oder 3 . . . . . **12**

12 Zeichnung undeutlich oder nicht vorhanden **13**

12⁺ Zeichnung deutlich, oft netzartig **14**

13 Oberseite hell gelblich-hellrosa, mit etwas dunklerer, undeutlicher Zeichnung und beinahe niemals braunen Punkten oder kurzen Linien längs des inneren Randes (mehrere Exemplare beobachtet) . . . . **julii** var. **littlewoddii** (s. **6d**)

13⁺ Oberseite opal- bis hell amethystfarbig mit undeutlicher „karasmontana"-Zeichnung, immer ohne eine braune Linie . . . . **karasmontana** var. **opalina** (s. **10d**)

13⁺a Oberseite wie bei der vorigen Art, jedoch die Zeichnung feiner, oft bläulich, die äußersten Verzweigungen zweigabelig . . . . **erniana** var. **witputzensis** (s. **10b⁺**)

14 Oberseite leicht gewölbt; F. oft eingedrückt, ± durchscheinend, mit dunkelfarbigen Streifen, von denen einer (oft verkümmert vorhanden) längs des inneren Randes verläuft, und welche geweihartig im äußeren Rand enden, oft sind einige braunrote Linien vorhanden; Samen-Gr. 3. – Namibia: Great Nama Land u. Karasberge . . . . **bella**

14a F.streifen dunkelfarbig; Inseln hellgelb, hellrosa oder hell bräunlichgelb . . . . **bella** var. **bella**

14b F.streifen dunkler und dunkelbräunliche Inseln, sonst wie bei var. *bella* . . . . **bella** var. **lericheana**

14c F. weniger stark eingedrückt, weniger durchscheinend, am äußeren Rand mehr verzweigt; Inseln grau bis bräunlichgrau, oft braun oder purpurn, oft diese Charaktere nicht gleichzeitig vorhanden; L. eberlanzii in unseren Kulturen ist manchmal *L. erniana* (s. **10⁺**) . . . . **bella** var. **eberlanzii**

14⁺ F. groß, oft mit Inseln **15**

15 Hauptfarbe oder Kö. bleigrau; F. olivgrün, meist mit hellgrau-rosafarbigen Inseln, meist mit einem deutlichen, weißlichen Saum; Bl. 5zählig; Samen-Gr. 3. – Kapprovinz: Südlich des Orange River, N-Kapprovinz **salicola**

15a Oberseite leicht gewölbt, ohne weitere Zeichnung . . . . **salicola** var. **salicola**

15b F. flach, mit einem ziemlich dichten, rötlichbraunen Netzwerk, welches zeitweise undeutlich ist; bisweilen etwas ähnlich *L. hallii,* nur hat letztere eine furchige Oberseite **salicola** var. **reticulata**

15⁺ Hauptfarbe der Kö. grünlichgelb bis nußfarbig; F. mehr olivbraun, oft mit grauen bis nußfarbigen Inseln; Bl. 6zählig. – Kapprovinz: Calvinia . . . . **villetii**

16 Oberseite mit blauen oder grünlichen durchscheinenden Punkten . .

16⁺ Oberseite ohne durchscheinende Punkte **23**

17 Durchscheinende Punkte groß, ziemlich zahlreich und regelmäßig zerstreut; Samen-Gr. 3 . . . . **18**

17⁺ Durchscheinende Punkte nicht so groß und nicht regelmäßig zerstreut **19**

18 Oberseite gewölbt, zwischen den großen, bläulichgrünen Punkten und den gelegentlichen F. gleichmäßig gefärbt . . . . **localis**

18a Kö. ziemlich klein; Oberseite fahlbraun oder rehbraun, nur mit durchscheinenden Punkten gezeichnet; F. fast überall nicht vorhanden . . . . **localis** var. **localis**

18b Kö. etwas größer im Vergleich zu **18a** (Typ-Var.); Oberseite bläulichpurpurn; F. meist nicht vorhanden, jedoch zuweilen ziemlich deutlich . . . . **localis** var. **peersii**

18c Kö. so groß wie bei **18b**; Oberseite grau- bis gelblichgrün; F. groß oder ziemlich klein, grünlich . . . . . . **localis** var. **terricolor**

18⁺ Oberseite flach oder leicht gewölbt, schmutzigblau bis rötlichbraun, mit ziemlich zahlreichen, großen, dunkel bläulichgrünen, leicht erhabenen, durchscheinenden Punkten, untermischt mit winzigen roten Linien, F. nicht vorhanden. – Namibia: Karasberge . . . . **fulviceps** var. **fulviceps**

18⁺a Oberfläche milchig bläulichweiß, oft mit einem Schein von blaß lachsfarbig oder cremefarbig . . . . . . **fulviceps** var. **lactinea**

19 Durchscheinende Punkte längs dendroider (baumähnlicher), verästelter Linien geordnet, welche oft rot oder braun sind und meist mit blauem Saum; zuweilen sind nur die roten Linien vorhanden, die durchscheinenden Punkte nur mit einer Lupe erkennbar; Bl. 6zählig, meist Juli (mit Ausnahme von *L. werneri*) **20**

19⁺ Durchscheinende Punkte nicht wie in 19 geordnet oder längs schmaler F.streifchen (*L. lesliei*); Bl. 5- oder 6zählig, Aug. bis Okt. **21**

20 Kö. ziemlich klein, ½ bis ⅔ der Größe der nächsten Art; Oberseite gewölbt, grau bis braun, mit 2 (bis 3) dendroiden, verästelten Linien; es gibt Exemplare fast ohne Zeichnung (ähnlich *L. ruschiorum*) und Exemplare mit sehr schmalen Linien (wie bei *L. gracilidelineata*). – Namibia: N-Damaraland . . . . **werneri**

20⁺ Kö. ziemlich groß, Oberseite flach oder leicht gewölbt, grau bis braun, mit wenigstens 4 dendroiden, verästelten Linien (diese Zeichnungen zuweilen undeutlich). – Namibia: N-Damaraland **pseudotruncatella**

A. Säume der Zeichnungen gewöhnlich dunkler als das übrige der Oberseite

20⁺a Oberseite bräunlichgrau, dendroide, verästelte Zeichnungen braun oder braunrot, mit dunkelbläulichen oder grauen Säumen

1. Kö. 2 – 3 cm ø **pseudotruncatella** var. **pseudotruncatella**

2. Kö. 10 – 12 mm ø **pseudotruncatella** var. **alpina**

20⁺b Von **20⁺a** zu unterscheiden durch das mehr bläulichgraue Aussehen; Oberseite mehr gleichmäßig bräunlichgrau, in der Mitte blaugrau überhaucht; Zeichnungen und durchscheinende Punkte bisweilen undeutlich . . . . **pseudotruncatella** var. **pulmonuncula**

20⁺c Oberseite graublau, meist kupfrig überhaucht; durchscheinende Punkte nicht immer deutlich dendroid geordnet . . . . **pseudotruncatella** var. **elisabethae**

20⁺d Oberseite hell bläulichgrau; Linien und Punkte ziemlich deutlich; dunkelbläuliche Säume bisweilen undeutlich . . . . **pseudotruncatella** var. **edithae**

20⁺e Oberseite gleichmäßig gelbbraun, mit stark hervortretenden oder ausgesprochen deutlichen, dendroiden Zeichnungen und ziemlich unbestimmten, bläulichen Punkten . . . . **pseudotruncatella** var. **brandbergensis**

B. Säume der Zeichnungen nicht oder kaum etwas dunkler als die übrige Oberseite.

20⁺f Kö. ziemlich flach; Oberseite ziemlich gleichmäßig gelblichbraun, mit deutlichen dendroiden Zeichnungen . . . . **pseudotruncatella** var. **mundtii**

20⁺g Oberseite graubraun, mit hervortretenden braunen, dendroiden Zeichnungen; durchscheinende Punkte oft nur mit einer Lupe erkennbar (oder fast nicht vorhanden), manchmal die Oberseite grau mit sehr kurzen, braunen Linien, welche, obgleich nicht miteinander verbunden, deutlich dendroid geordnet sind (die letztere ist als *L. farinosa* in Kultur, der Unterschied ist aber zu klein, um eine besondere Art zu bilden) . . . . **pseudotruncatella** var. **dendritica**

20⁺h Kö. grauweiß bis fast weiß; Zeichnungen undeutlich . . . . **pseudotruncatella** var. **volkii**

21 Oberseite meist flach; Sp. sehr schmal, verursacht durch die dicht geschlossenen B.zipfel; F. (jedenfalls bei typischen Exemplaren) bestehend aus unregelmäßigen, zusammenfließenden Teilen; durchscheinende Punkte meist zahlreich, jedoch niemals vorherrschend, bisweilen dendroid geordnet längs sehr schmaler F.streifchen; Bl. 5zählig; Samen-Gr. 1. – Transvaal: Orangefreistaat . . . . **lesliei**

21a Kö. meist rostfarbig bis grünlich; F. grün, Inseln und Ränder rostfarbig-gelb . . . . **lesliei** var. **lesliei**

21b Hauptfarbe der Kö. hell ockerfarbig, F. stark verästelt, graubraun . . . . **lesliei** var. **hornii**

21c Hauptfarbe der Kö. grau; F. grünlich- bis dunkelgrau, meist in schmale, dendroide Streifen geteilt; Inseln und Ränder graugelb . . . . **lesliei** var. **venteri**

21d Die Seiten grau in verschiedenen Schattierungen; F. sehr variabel, grünlichbraun bis bräunlichrot, stark verästelt oder die ganze Oberseite bedeckend; Inseln und Ränder ockerfarbig . . . . **lesliei** var. **maraisii**

21e Hauptfarbe der Kö. grün; F. hellgrün; Inseln gelblichgrün . . . . **lesliei** var. **luteoviridis**

21f Kö. rötlich, bisweilen rötlichbraun, mit Ausnahme des grünlichbraunen F., dieses weniger verästelt wegen der wenig zahlreichen Inseln . . . . **lesliei** var. **rubrobrunnea**

21g Kö. halb so klein (Oberseite 3± 1 cm ø), zimtbraun, mit Ausnahme des F. . . . . **lesliei** var. **minor**

21⁺ Oberseite meist ± gewölbt, der Spalt nicht sehr schmal; F. nicht verzweigt wie in **21;** Bl. 6zählig; Samen-Gr. 3 . . . . **22**

22 Oberseite gewölbt, graugelb, bisweilen mit grün oder grünlichbraun überhaucht; F. kaum erkennbar oder aus einem unregelmäßigen Netzwerk von undeutlichen, ziemlich schmalen Bändern gebildet; durchscheinende Punkte ziemlich klein, bisweilen undeutlich; die Kö. machen einen deutlich grauen Eindruck. – Namibia: Great Nama Land . . . . **francisci**

22⁺ Oberseite ± gewölbt, F. stets deutlich und verästelt, mit geweihartigen Ästen am äußeren Rand; durchscheinende Punkte deutlich oder nicht vorhanden; Hauptfarbe der Kö. schmutzigbräunlich bis rötlichgrau. – Namibia: Great Nama Land . . . . **gesinae**

22+a F. schmutziggrün, ohne unbestimmte blaue Punkte; geweihartige Ä. recht spärlich; durchscheinende Punkte recht zahlreich, von der Farbe wie die F. oder mehr bläulich . . .**gesinae** var. **gesinae**

22+b F. dunkelrosa bis schmutzigbraun, mit unbestimmten blauen Punkten; geweihartige Ä. zahlreich; durchscheinende Punkte wenig oder nicht vorhanden . . . . **gesinae** var. **annae**

23 Oberseite auffallend flach und rötlichbraun; der Sp. sehr schmal. – Nordwestl. Kapprovinz . . . . **aucampiae**

23a F. dunkel olivgrün bis rötlichbraun; stark verästelt, mit zahlreichen, geweihartigen Ä. am äußeren Rand, ohne Flecken und Punkte . . . . **aucampiae** var. **aucampiae**

23b Farbe der Oberseite mattbraun; die Inseln sind stark erhaben, auf dem Rande der Endfläche mit zahlreichen vertieften, schmalen, radial gerichteten Furchen . . . . . . **aucampiae** var. **euniceae**

23c F. nicht vorhanden; durchscheinende Punkte zahlreich, grünlich, gewöhnlich durch kleine, ± eingedrückte rote Linien miteinander verbunden . . . . **aucampiae** var. **koelemanii**

23+ Kö. nicht so rötlichbraun gefärbt **24**

24 Oberseite mit roten oder braunen Punkten oder Linien (bisweilen sind nur wenige vorhanden); Bl. 5-, bisweilen 6zählig **25**

24+ Oberseite nie mit roten oder braunen Punkten oder Linien; Bl. stets 5zählig **40**

25 Oberseite leicht gewölbt, bläulichgrün bis gelblichbraun, mit kleinen, erhabenen roten (später grauen) Warzen; Bl. 5zählig, hell bräunlichgelb bis orange; Samen-Gr. 5. – Kapprovinz: Kenhardt-Distr. . . . . **verruculosa**

25a F. reduziert zu Furchen, damit einen fein-runzligen Ausdruck verleihend; Oberseite bläulichgrau, das feine eingedrückte Netzwerk von der gleichen Farbe oder ein wenig dunkler . . . . **verruculosa** var. **verruculosa**

25b Oberseite mit einem bandartigen, verästelten F. anstatt Furchen, blaugrau bis bräunlich . . . . **verruculosa** var. **inae**

25c Oberseite hell graublau, blutrote glänzende Punkte (Warzen) fehlend oder nicht erhaben, mit einem großen, marmorierten F. ohne Inseln . . . . **verruculosa** var. **glabra**

25+ Erhabene rote Warzen nicht vorhanden; Bl. gelb **26**

26 Kö. ziemlich klein; F. groß, bisweilen unregelmäßig, doch selten bandartig verästelt (bei *L. dinteri*) **27**

26+ Kö. größer als bei **26**; F. nicht vorhanden oder bandartig verästelt . **28**

27 Oberseite flach oder leicht gewölbt; F. bräunlichgrün, bisweilen mit gelblichen Punkten und stets mit 5 bis 25 roten Punkten oder kleinen Linien, unregelmäßig gerandet; braungelblich, im Rand dunkel-blaugrüne Punkte; Samen-Gr. 5. – Namibia: Warmbad . . . . . . **dinteri**

27a Endfläche rötlich-graugelb, mit zahlreichen durchscheinenden Punkten (Fenestrella), Anzahl der blutroten Punkte an den F. 5 bis 12, und etliche blaue Punkte, die in Linien ausgezogen sind . . . . **dinteri** var. **dinteri**

27b Endfläche ockerfarbig, mit bläulichen F.andeutungen mit 15 bis 25 sehr auffallenden blutroten Punkten, die durchscheinenden Punkte und Linien fehlen . . . . . . **dinteri** var. **multipunctata**

27^{+} Oberseite flach; F. hellbräunlich oder gelblichgrün, meist mit 1 bis 3 schmutzigroten Punkten, wenig gezeichnet, gewöhnlich mit einigen bläulichen Punkten, gerandet mit einem schmalen, gelblichen Band, die bläulichen Punkte sind im Rand vorhanden oder nicht vorhanden; Samen-Gr. 4. – Kapprovinz: Little Nama Land . . . . **brevis**

28 Oberseite dunkelfarbig, fein papillös; Inseln rötlichbraun, F. grünlichgelb, groß, bisweilen verästelt, mit roten (bisweilen graugrünen) Linien und mit zahlreichen glänzenden, durchscheinenden Punkten, welche besonders deutlich gegen das Licht zu erkennen sind. – Griqualand West . . . . **glaudinae**

28^{+} Oberseite ohne die oben festgestellten glänzenden Punkte **29**

29 Oberseite mit einem verästelten F.; Bl. 5zählig **30**

20^{+} Oberseite ohne ein F. oder, falls das F. kaum sichtbar vorhanden, niemals verästelt; Bl. 5- oder 6zählig **33**

30 Oberseite leicht gewölbt, beim Berühren glatt, lederfarbig; F.-Äste dunkelgrau, mit roten Punkten und roten, bisweilen 2gabeligen Linien; die Farbe der F. stark gegen die Inseln und den Rand abgesetzt; Samen-Gr. 3. – Kapprovinz: Little Nama Land . . . . . . **dorotheae**

30^{+} Oberseite nicht so gefärbt wie in **30** **31**

31 Streifen der F. gelblichbraun mit blasigen gelblichen Inseln, bräunlichroten Linien und blauen Punkten, der äußere Rand mit 6 bis 10 2teiligen Gabelungen; die Pfl. machen aus einiger Entfernung gesehen einen gelblich-rotbraunen Eindruck; Samen-Gr. 3. – Kapprovinz: Nördl. des Orange River bei Upington . . . . **bromfieldii**

31^{+} Zeichnungen feiner; der äußere Rand mit 10 (bis mehr) Gabelungen; beim Betrachten der Pfl. von einigem Abstand nicht so gelblich-rotbraun **32**

32 Oberseite leicht blasig, jedoch beim Berühren glatt; F. grünlichgrau, deutlich durchscheinend; Inseln gelblichbraun; rote Linien und Punkte vorhanden (kleine blaue Punkte); die Pfl. machen von einigem Abstand einen ziemlich grünbraunen Eindruck; Samen-Gr. 3. – Kapprovinz: Nördl. des Orange River bei Upington . . . . **insularis**

32^{+} Von **32** zu unterscheiden: Oberseite nicht so glatt beim Berühren, mit einem feinen Netzwerk; F. weniger durchscheinend; rote Linien nicht vorhanden oder undeutlich in der Mitte des F. nur mit einer Lupe erkennbar; die Pfl. machen einen graubraunen Eindruck; Samen-Gr. 2. Kapprovinz: Hopetown . . . . **marginata**

33 Oberseite stark gewölbt, hellfarbig; Zeichnung nicht vorhanden oder bestehend aus einigen dunklen Linien oder Punkten; Bl. 6-, 7-, seltener 5zählig; Samen-Gr. 5 – Namibia: Damaraland . . . . . **ruschiorum**

33a Kö. grau, manchmal amethystfarbig überhaucht, die Oberseite mit einigen dunklen Punkten oder kurzen Linien; Bl. 6- oder 7zählig . . . . **ruschiorum** var. **ruschiorum**

33b Kö. weißlich- bis orangegelb; Oberseite mit einigen deutlichen, dunklen, leicht eingedrückten Linien; Bl. 6- oder 7zählig . . . . **ruschiorum** var. **lineata**

33c Kö. kleiner, ziemlich verschieden in der Größe, hellgrau bis fast weiß; Oberseite ohne Zeichnung oder mit einigen braunen, kleinen Punkten oder Linien; Bl. 5zählig . . . **ruschiorum** var. **nelii**

33d Von *L. ruschiorum* zu unterscheiden durch die kürzeren B.zipfel und die Oberseite, welche einige oder mehr zerstreute, graugrüne Punkte hat; Bl. 7zählig (vielleicht eine Hybride: *L. pseudotruncatella* × *L. ruschiorum*?) . . . . **steineckeana**

33+ Oberseite weniger gewölbt, meist deutlich gezeichnet; Bl. 5- oder 6zählig **34**

34 Kö. gelblich bis bläulich-weiß; Oberseite leicht gewölbt oder flach, runzlig oder rauh durch sehr feine wurmförmige Firste (Lupe) oder Papillen; Zeichnung nicht vorhanden oder bestehend aus undeutlichen, verschwommenen, etwas dunkleren, ziemlich breiten, oder aus schmalen, unterbrochenen Linien; Samen-Gr. 2. – Namibia: Great Nama Land . . . . **vallis – mariae**

34a Kö. gelblich, etwas gewölbt, wurmförmige Firste ziemlich deutlich, Zeichnung meist aus verschwommenen, breiten Linien bestehend . . . . **vallis-mariae** var. **vallis-mariae**

34b Kö. bläulichweiß, Oberseite meist flach, wurmförmige Firste undeutlich, Rauheit aus Papillen bestehend, Zeichnung nicht vorhanden oder aus schmalen, unterbrochenen Linien bestehend . . . . **vallis-mariae** var. **groendraaiensis**

34c Kö. blaß grau-fleischfarbig, die Oberseite netzig, Furchen schmal, braun, hier und da unterbrochen . . . . **vallis-mariae** var. **margarethae**

34+ Oberseite nicht so wie in **34** **35**

35 Kö. ziemlich groß, auffallend hellgrau, bisweilen gelblich, oft leicht amethystfarbig angehaucht; Oberseite flach oder leicht gewölbt; Linien sehr schmal, dunkelbraun, nicht eingedrückt, bisweilen netzartig angeordnet, bisweilen individuell vom inneren zum äußeren Rand laufend, einige wenige Punkte sind manchmal vorhanden; Bl. 6zählig, im Aug. – Namibia: Damaraland . . . . **gracilidelineata**

35a Oberseite grauweiß, flach oder leicht blasig; Linien unterbrochen fortlaufend vom inneren zum äußeren Rand, gabelig verästelt . . . . **gracilidelineata** var. **gracilidelineata**

35b Oberseite fast gelblichgrau, stark blasig; Linien sehr schmal, unterbrochen und stark verästelt **gracilidelineata** var. **waldronae**

35⁺ Oberseite nicht gefärbt wie in **35**, Linien nicht so schmal; Bl. 5zählig **36**

36 Furchen im Sommer deutlich, ein Netzwerk aus fortlaufenden, braunen bis rötlichbraunen Linien bildend; blaue Punkte nicht vorhanden; Samen-Gr. 2. . . . . **37**

36⁺ Furchen undeutlich oder nur im Winter vorhanden und nach trockener Kultur; Oberseite mit unregelmäßiger Zeichnung, bestehend aus unterbrochenen braunen oder rötlichen Linien; blaue Punkte bisweilen verschwommen, gewöhnlich vorhanden (bei *L. mennellii* abwesend); Samen-Gr. 2. oder 3. . . . . **38**

37 Oberseite ziemlich flach, graubraun bis bräunlichrot, ohne Punkte, jedoch mit einem eingedrückten Netzwerk von schmalen, rötlichbraunen Furchen und einer rötlichbraunen Linie längs des Spaltes, hier ebenfalls Bildungen mit breiteren Furchen ± zusammenfließend, ein F. bildend; die Seiten braun. – Kapprovinz . . . . . . **turbiniformis**

37a Endfläche graubraun, rostbraun bis rotbraun, mit einem ziemlich dichten Netz von dunkel gefärbten Gruben . . . . **turbiniformis** var. **turbiniformis**

37b Endfläche hellgraugelb bis hellgelbbraun, die Gruben scharf abgezeichnet, baum- bis netzförmig verästelt, braunrot . . . . **turbiniformis** var. **lutea**

37c Endfläche schön dunkelviolettbraun, sonst wie var. *turbiniformis* . . . . **turbiniformis** var. **brunneo-violacea**

37d Endfläche dunkelgraubraun, die Gruben breit, flach, halb durchscheinend, grüngrau, einem undeutlichen netzartigen F. ähnlich . . . . **turbiniformis** var. **subfenestrata**

37⁺ Oberseite flach; bisweilen getönt, mit einigen bläulich-grünen Punkten; Netzwerk leicht eingedrückt, bestehend aus dunkleren Furchen und mit bräunlichroten Punkten oder kleinen Linien; längs des Sp. eine Linie; die Seiten bleigrau. – Namibia: Great Nama Land . . . . **christinae**

38 Oberseite flach, zwischen den Furchen leicht blasig, schmutzig bräunlichgrau; Linien dunkelbraun, unterbrochen, ziemlich dick und leicht eingedrückt, gem. etlicher Autoren hebräischen Schriftzeichen ähnlich; blaue Punkte stets abwesend. – Kapprovinz: Nördlich des Orange

River bei Upington . . . . **mennellii**

38⁺ Oberseite flach oder gewölbt, nicht gefärbt wie in **38**, niemals blasig zwischen den Furchen **39**

39 Oberseite flach, bräunlich bis grünlichblau, mit einem hellgelben Band gesäumt, Furchen nicht vorhanden, Zeichnung nur bestehend aus einigen kaum erkennbaren bräunlichroten Linien oder Punkten; blaue Punkte stets vorhanden; Samen-Gr. 3. – Namibia: Great Nama Land . . . . **marthae**

39a Oberseite leicht gewölbt, bläulich-gelbgrau, ein gelbes Band nicht vorhanden, Furchen nicht vorhanden oder sehr undeutlich, Zeichnung sehr undeutlich oder bestehend aus einigen dendroiden dunkleren Linien, blaue Punkte vorhanden, jedoch ziemlich klein und manchmal undeutlich. – Namibia: Great Nama Land, Noukloofberge . . . . **archerae**

39⁺ Oberseite leicht gewölbt, meist von einem gelblichen oder rosafarbigen Band gesäumt, gewöhnlich mit Furchen, Zeichnungen deutlich, bestehend aus rötlichbraunen, gewöhnlich unterbrochenen Linien; blaue Punkte vorhanden (bisweilen nur wenige); Samen-Gr. 2. – Namibia: Great Nama Land . . . . **schwantesii**

39⁺a Oberseite glatt, dunkelgrau-gelblichrot, mit deutlicher blauer Tönung in der Mitte, gesäumt von einem rosafarbigen Rand, blaue Punkte zu wenigen bis ziemlich zahlreich vorhanden . . . . **schwantesii** var. **schwantesii**

39⁺b Ähnlich **39⁺a**, jedoch variabler und die Furchen mehr ausgeprägt, nur im Sommer im Vergleich mit der var. *schwantesii* zu unterscheiden . . . . **schwantesii** var. **kunjasensis**

39⁺c Oberseite ± amethystfarbig, fast ohne ein rosafarbiges Band; Furchen deutlich besonders an jungen B.; blaue Punkte ziemlich zahlreich . . . . **schwantesii** var. **rugosa**

39⁺d Oberseite grau bis lederbraun, mit einem rosafarbigen Band; blaue Punkte deutlich; eine Abart von Bethanien (Namibia) mit kleineren Kö. und mehr variabel in der Färbung ist irrtümlich als L. gulielmi L. Bol. in der Kultur . . **schwantesii** var. **triebneri**

39⁺e Kö. hellgrau (wie Mörtel), ohne ein rosafarbiges Band . . . . **schwantesii** var. **urikosensis**

39⁺f Endfläche gleichmäßig braunrot ohne ein heller gefärbtes Band, sonst wie var. *schwantesii* . . . . **schwantesii** var. **gebseri**

39⁺g Endfläche eigenartig gelblichgrün, braun leder- bis lehmfarbig, sonst wie var. *schwantesii* . . . **schwantesii** var. **nutupdriftensis**

40 Kö. grau bis rosafarbig; Sp. seicht; F. groß, graugrün, bisweilen rosa überhaucht; Inseln beinahe ausschließlich des inneren Randes, die des äußeren Randes damit verbunden, die des inneren Randes frei oder mit einer kleinen Linie verbunden; Samen-Gr. 3. – Kapprovinz: Brakfontein . . . . **otzeniana**

40⁺ Inseln nicht so angeordnet wie in **40** **41**

41 Kö. graugrün; die Oberseite schief geneigt (eine Seite ist höher); F. groß, hellgrün, mit hellgrauen Punkten und vielen unregelmäßigen, heller gefärbten Inseln; Samen-Gr. 5. – (Ähnlich *L. marmorata*, welche eine waagerechte Oberseite und weiße Bl. aufweist.) – Kapprovinz: Little Nama Land . . . . **helmutii**

41⁺ Oberseite waagerecht oder zum Sp. geneigt **42**

42 Kö. hellgrau bis olivgrün, bisweilen rosa überhaucht; F. kleiner als die Oberseite, von der gleichen Farbe, jedoch etwas oder „ein wenig" dunkler, gewöhnlich mit einigen wenigen Inseln, der äußere Rand heller gefärbt, die Oberseite des ganzen Kö. (von oben gesehen) oval und mit einem schmalen Sp.; Samen-Gr. 5. – Kapprovinz: Bushmanland . . . . **olivacea**

42⁺ F. so groß wie die Oberseite, welche (von oben gesehen) nicht oval ist **43**

43 F. meist verästelt, stets mit Inseln; B. 5- oder 6zählig **44**

43⁺ F. nicht verästelt, ohne Inseln oder, wenn solche vorhanden, die F. selten verästelt; Bl. 5zählig **45**

44 Kö. graubraun, manchmal rosa überhaucht; F. groß, grünlichblau, auffallend verästelt, mit scharf gesäumten, erhabenen Inseln, welche die Oberseite ± blasig machen; es gibt auch Exemplare mit fast glatten F. mit einigen wenigen Inseln (diese sind ziemlich ähnlich *L. comptonii*, jedoch hat diese nie ein grünlich-blasses F.); Samen-Gr. 5. – Kapprovinz: Calvinia . . . . **weberi**

44⁺ Kö. rosa- bis ockerfarbig; F. dunkelrosa bis schmutzigbraun; Inseln weniger erhaben; Samen-Gr. 3. . . . **gesinae** var. **gesinae** (s. **22⁺a**)

45 Kö. hell bläulichgrau (wie bei *Argyroderma*) mit abstehenden B.zipfeln, welche breiter als hoch bis zu so breit wie hoch sind; Oberseite durch die Biegung des inneren Randes gewöhnlich sichelförmig; F. nicht deutlich, bisweilen mit kaum wahrnehmbarer Zeichnung; Samen-Gr. 5. – Kapprovinz: Little Nama Land . . . . **meyeri**

45⁺ Kö. nicht hell bläulichgrau; Oberseite nicht sichelförmig (oder nur wenig); Samen-Gr. 2 bis 4 . . . . **46**

46 Kö. graugrün bis rosafarbig; die Seiten (besonders bei den Sämlingen) purpurn überhaucht; F. grün, glatt, ohne Inseln. Exemplare mit rosafarbiger Schattierung gleichen bisweilen ± *L. comptonii*; Samen-Gr. 2. – Kapprovinz: Calvinia . . . . **viridis**

46⁺ F. mit Inseln, manchmal sind nur einige wenige Inseln vorhanden; Samen-Gr. 3 oder 4 . . . . **47**

47 Kö. graugrün, manchmal sehr wenig purpurn überhaucht **48**

47⁺ Kö. purpurn **49**

48 B.spitzen verlängert, Oberseite flach; durch die Biegung des inneren Randes ± halbmondförmig, im allgemeinen von ungleicher Größe; F. mit einer variablen Zahl von weißlichen Linien; Samen-Gr. 4. – Kapprovinz: Van Rhynsdorp . . . . **divergens**

48a Kö. völlig graugrün; die Oberseite halbmondförmig . . . . **divergens** var. **divergens**

48b Kö. amethystfarbig . . . . **divergens** var. **amethystina**

48⁺ B.zipfel nur wenig verlängert; Oberseite gewölbt, halbrund (der innere Rand gerade), im allgemeinen von gleicher Größe; Samen-Gr. 3. – Kapprovinz: Little Nama Land . . . . **herrei**

48⁺a Oberseite etwas gewölbt, graugrün mit undeutlichen Inseln . . . . **herrei** var. **herrei**

48⁺b Wie **48⁺a**, jedoch etwas rosa überhaucht und mit ziemlich deutlichen Inseln . . . . **herrei** var. **hillii**

48⁺c Oberseite ziemlich gewölbt, gelblich-graugrün, mit deutlichen Inseln . . . . **herrei** var. **geyeri**

In ihrer Variabilität gehen diese drei Var. teilweise ineinander über, so daß es schwierig sein kann, nur eine Pfl. zu bestimmen

49 Kö. ziemlich klein, rötlich, mit kurzen, leicht gewölbten B.zipfeln; F. stets mit kleinen Inseln; Samen-Gr. 4. – Kapprovinz: Ceres . . . . **comptonii**

49⁺ Kö. groß, rötlich, mit verlängerten, ziemlich flachen B.zipfeln; F. ohne oder mit kaum wahrnehmbaren Inseln . . . . **divergens** var. **amethystina** (s. **48b**)

Schlüssel zu den Arten der Gattung Lithops N. E. Br. nach B. Fearn

Dieser einfache Schlüssel ist in Abschnitte geteilt und baut sich auf Färbungen und Zeichnungen der Oberseite der Körper auf.

0 Oberseite der Blätter grün, graugrün, weißlichgrün, olivgrün, purpurgrün **1**

0⁺ Oberseite der Blätter nicht so gefärbt **17**

1 Durchscheinende Punkte vorhanden **2**

1⁺ Durchscheinende Punkte nicht vorhanden **5**

2 Spitze der Blätter stark gewölbt, Blätter nicht fest zusammengepreßt, Spalt leicht klaffend **3**

2⁺ Spitze der Blätter nicht stark gewölbt, Blätter fest zusammengepreßt, Spalt nicht klaffend **4**

3 Durchscheinende Punkte regelmäßig über die Oberseite zerstreut . . . . **localis**

3+ Durchscheinende Punkte in undeutliche Linien zusammengedrängt . . . . **francisci**

4 Rote oder braune Linien vorhanden, oft verbunden und dendroide Zeichnungen bildend . . . . **pseudotruncatella**

4+ Rote oder braune Linien nicht vorhanden . . . . **lesliei**

5 Spitze der Blätter stark gewölbt **6**

5+ Spitze der Blätter nicht stark gewölbt **11**

6 Blätter fest zusammengepreßt, Spalt nicht klaffend . . . . **olivacea**

6+ Blätter nicht fest zusammengepreßt, Spalt klaffend **7**

7 Spalt weniger als 8 mm tief . . . . **optica**

7+ Spalt mehr als 8 mm tief **8**

8 Blüten weiß, 6teilig **9**

8+ Blüten gelb, 5teilig **10**

9 Fenster groß, Inseln klein, zu wenigen oder nicht vorhanden . . . . **marmorata**

9+ Fenster nicht vorhanden oder unbedeutend durch Inseln und randliche Einwüchse . . . . **elisae**

10 Pflanzen stets graugrün, Fenster groß, manchmal durch Inseln und randliche Einwüchse reduziert . . . . **helmutii**

10+ Pflanzen manchmal bräunlich oder purpurgrün, Fenster groß mit wenigen kleinen Inseln . . . . **comptonii**

11 Rote Punkte und/oder rote oder braune Linien vorhanden **12**

11+ Rote Punkte und/oder rote oder braune Linien nicht vorhanden **15**

12 Spitze mit kleinen, erhabenen roten Punkten . . . . . . **verruculosa**

12+ Nicht wie vorher **13**

13 Fenster vorhanden, Blüten weiß . . . . **salicola**

13+ Fenster nicht vorhanden, Blüten gelb . . . . **archerae**

14 Blüten weiß, 6teilig . . . . **villetii**

14+ Blüten gelb **15**

15 Fenster groß und deutlich, mit wenigen großen Inseln . . **otzeniana**

15+ Fenster undeutlich aus vielen kleinen Inseln und randlichen Einwüchsen bestehend **16**

16 Fenster nicht deutlich, mit unbestimmten Inseln . . . . **meyeri**

16+ Fenster mit deutlichen Inseln . . . . **herrei**

17 Spitze der Blätter weiß oder rosaweiß **18**

17+ Spitze der Blätter nicht wie vorher gefärbt **24**

18 Spitze der Blätter stark gewölbt **19**

18+ Spitze der Blätter nicht stark gewölbt **20**

19 Fenster nicht vorhanden, Blüten gelb . . . . **ruschiorum**

19+ Fenster undeutlich aus Inseln und rundlichen Einwüchsen bestehend,

Blüten weiß . . . . **elisae**
20 Durchscheinende Punkte vorhanden . . . . **pseudotruncatella**
20+ Durchscheinende Punkte nicht vorhanden **21**
21 Spitze der Blätter runzelig von sehr feinen kreidigen Firsten . . . . **vallis-mariae**
21+ Nicht wie vorher **22**
22 Fenster vorhanden . . . . **julii**
22+ Fenster nicht vorhanden **23**
23 Spitze der Blätter flach . . . . **karasmontana**
23+ Spitze der Blätter leicht gewölbt . . . . **erniana**
24 Blätter gleichmäßig purpurrot . . . . **optica** var. **rubra**
24+ Spitze der Blätter nicht wie vorher gefärbt **25**
25 Spitze der Blätter bräunlich **26**
25+ Spitze der Blätter nicht wie vorher gefärbt **47**
26 Durchscheinende Punkte vorhanden **27**
26+ Durchscheinende Punkte nicht vorhanden **39**
27 Fenster vorhanden **28**
27+ Fenster nicht vorhanden **31**
28 Spitze der Blätter flach **29**
28+ Nicht wie vorher **30**
29 Rote oder braune Linien vorhanden . . . . **bromfieldii**
29+ Rote oder braune Linien nicht vorhanden . . . . **lesliei**
30 Durchscheinende Punkte zahlreich, regelmäßig über die Spitze zerstreut, Fenster klein . . . . **localis**
30+ Durchscheinende Punkte zu wenigen, Fenster oft groß . . . **francisci**
31 Rote oder braune Linien nicht vorhanden **32**
31+ Rote oder braune Linien vorhanden **33**
32 Spitze der Blätter flach . . . . **aucampiae**
32+ Spitze der Blätter gewölbt . . . . **localis**
33 Linien vereinigt zur Bildung dendroider Zeichnungen **34**
33+ Nicht wie vorher **36**
34 Spitze der Blätter flach **35**
34+ Spitze der Blätter gewölbt . . . . **werneri**
35 Blütezeit Juli . . . . **pseudotruncatella**
35+ Blütezeit September bis Oktober . . . . **schwantesii**
36 Spitze der Blätter stark gewölbt . . . . **steineckeana**
36+ Spitze der Blätter nicht stark gewölbt **37**
37 Linien und Zeichnungen eingedrückt, so daß die Spitze der Blätter blasig (furchig) ist **38**
37+ Nicht wie vorher . . . . **glaudinae**
38 Spitze mit zahlreichen großen, dunkelblaugrünen, durchscheinenden Punkten bis 0,5 mm im ø . . . . **fulviceps**

38^{+}	Durchscheinende Punkte undeutlich	**marginata**
39	Fenster vorhanden	**40**
39^{+}	Fenster nicht vorhanden	**45**
40	Rote Punkte und Linien vorhanden	**41**
40^{+}	Rote Punkte und Linien nicht vorhanden	**villetii**
41	Linien und Zeichnungen eingedrückt, so daß die Blattspitze blasig (grubig) ist	**42**
41^{+}	Linien und Zeichnungen nicht eingedrückt, die Spitze glatt	**44**
42	Spitze mit kleinen, erhabenen roten Punkten	**verruculosa**
42^{+}	Nicht wie vorher	**43**
43	Spitze der Blätter flach	**julii**
43^{+}	Spitze der Blätter leicht gewölbt	**bella**
44	Fenster groß, Inseln zu wenigen, falls einige	**salicola**
44^{+}	Fenster undeutlich durch Inseln und randliche Einwüchse	**dorotheae**
45	Blüten gelb, 6teilig	**turbiniformis**
45^{+}	Blüten weiß, 5teilig	**46**
46	Spitze der Blätter flach	**karasmontana**
46^{+}	Spitze der Blätter leicht gewölbt	**erniana**
47	Durchscheinende Punkte nicht vorhanden, Blüten weiß	**deboeri**
47^{+}	Durchscheinende Punkte vorhanden, Blüten gelb	**48**
48	Rote Punkte vorhanden	**49**
48^{+}	Rote Punkte nicht vorhanden	**werneri**
49	Fenster vorhanden	**dinteri**
49^{+}	Fenster nicht vorhanden	**schwantesii**

Schlüssel für die Gattung Lithops N. E. Br. von B. K. Boom

Dieser Schlüssel weicht von denen ab, die gewöhnlich zur Pflanzenbestimmung verwendet werden. Es wird nicht mit Gegenüberstellungen, unter denen man auswählen muß, gearbeitet, sondern mit einer Übersicht der deutlichsten Kennzeichen.

Der Schlüssel besteht aus einer nach Organen geordneten Sammlung von Kennzeichen. Hinter jedem Kennzeichen stehen halbfette Zahlen, die auf die Arten verweisen, bei welchen das Kennzeichen vorkommt. Bei den durch gewöhnlich gedruckte Zahlen bezeichneten Arten ist dies nicht immer der Fall.

Hinweise zur Benutzung des Schlüssels

Man sucht ein auffallendes Kennzeichen auf und notiert die Zahlen, die dahinter stehen; dann sucht man ein zweites Kennzeichen und vergleicht, welche Zahlen übereinstimmen.

Übereinstimmende Zahlen werden notiert, nicht übereinstimmende werden gestrichen. So verfährt man mit einem dritten und vierten bzw. fünften Kennzeichen, bis am Schluß nur eine Zahl übrigbleibt.
Beispiel: *Lithops salicoa*
Auffallend ist bei dieser Art das Fenster, das nicht die gesamte Oberfläche einnimmt. Dieses Kennzeichen findet man unter 3C, dahinter die Zahlen 28, 7, 33. Diese werden notiert. Es ist bekannt, daß die Blüten bei dieser Art weiß sind. In der Tabelle 3A wird die Zahl 33 gefunden. So einfach liegt es selten.
Als Beispiel soll deshalb noch *Lithops localis* erläutert werden. Die Art fällt durch die gleichmäßig über die gesamte Oberfläche verteilten Punkte auf. Im Schlüssel unter 2C steht eine Anzahl Zahlen für das Vorhandensein von runden, durchscheinenden Punkten. Über die Verteilung auf der Oberfläche steht unter 5C »gleichmäßig über die Oberfläche verteilt« 14, 22, 23, das heißt bei 14 und 23 ist das immer der Fall, bei 22 aber nur mitunter. Ferner steht, daß bei 14 die Punkte erhaben sind, was bei *Lithops localis* nicht der Fall ist. Es bleibt nur noch 23 übrig.

A. Körper

B. Spalt

klaffend: **5, 8, 10, 18, 19, 25, 27, 30,** 39

sehr schmal, dadurch die Loben eng aneinandergepreßt: **1, 2, 14, 15, 16, 17, 22, 24,** 31, 35

längs des Randes mit einer etwas unterbrochenen brauen Linie: **14, 20,** 26, **41**

am Grunde mit einer rosa Blase: **6**

2B. Farbe

hellgrau bis fast weiß, oft ohne oder mit undeutlicher Zeichnung: **1,** 11, 16, 20, 21, 31, **32,** 36

grau: 3, 6, 11, 12, 13, 16, 17, 21, 22, 23, 26, 27, 31, 33, 34, 35, 41

zementfarbig: 34

ockerfarbig bis gelblichgrau: 3, **9,** 10, 22, 34, 35, 38

bräunlich bis rötlichbraun: 2, 4, 12, 13, 14 , 15, 21, 22, 23, 31, 34, 35, 40, 41

violettfarbig bis lilarot: 29

amethystfarben (bisweilen nur so überlaufen): 8, 10, 23

2A. Oberfläche

C. Form etc.

flach oder schwach gewölbt: **1, 2, 3, 7,** 8, **14, 15, 16, 17, 20, 21, 22, 31,** 34, **35, 36,** 37

stark gewölbt: **29, 32, 37**

schräg geneigt: **18**

Innenrand auswärts gebogen: 2, 8, **18,** 20, **27, 30,** 34, **40**
beide Loben ungleich in Länge und/oder Form: **2,** 4, 5, 7, **8,** 12, **18, 19,** 21, **22,** 23, 24, **26, 29, 31, 34,** 35, **36, 37, 41**

2C. Zeichnung
runde, durchscheinende Punkte vorhanden: 2, **12, 14,** 16, **22, 23, 31,** 41 (siehe weiter unter 5C)
rote bis braunrote Punkte oder auch kurze Linien vorhanden: 3, **4, 7, 9, 13, 14, 15,** 20, 31, 32, 34, **37**
wie vor, aber etwas erhaben: **37**
braune bis rotbraune, unterbrochene oder nicht unterbrochene, oft verzweigte Linien vorhanden, die mitunter in Furchen liegen: 1, **4, 11,** 13, **16,** 17, 20, 21, **24, 26,** 31, 34, 35, **41**
mit glänzenden Punkten (gegen das Licht gehalten): **15,** 37
mit Gruben: **10, 11,** 16, 17, 20, 21, **26,** 34, **35, 37**
Flecke längs des Randes mit Furchen oder gefärbten Linien: 2, 11, 16, 17, 31, 34, 41
mit einem gefärbten Saum innerhalb des Randes: 11, 21, 34
fein wurmförmig gerunzelt (Lupe): **36**
mit baumförmiger Zeichnung: 1, 16, 22, **31,** 36, **41**
mit ziemlich grober, netzadriger Zeichnung, bisweilen in Furchen: **11,** 13, **21,** 34
wie vor, jedoch ziemlich feine Aderung: 13, 16, **17,** 20, **24,** 34, **35**

3C. Fenster
nicht vorhanden: 1, 10, **11,** 12, **14, 16,** 17, 20, **21,** 22, 23, **26,** 27, 31, **32,** 34, 35, 36, 41
ohne Inseln: 5, **7,** 8, **27,** 28, 29, **39**
mit verstreuten Inseln: 5, 8, **18, 19,** 22, 23, **25,** 28, 29, 30, **33, 37, 38**
bandförmig verzweigt: **3, 4,** 8, **9, 10,** 12, **13,** 17, 20, 37
baumförmig verzweigt: **31**

Seite 65:

Lithops-Arten in einer Liebhabersammlung von *Mesembryanthemaceae:*
oben von links nach rechts:
L. olivacea L. Bol., *L. aucampiae* L. Bol. var. *aucampiae,*
unten von links nach rechts:
L. ruschiorum (Dint. et Schwant.) N. E. Br. var. *ruschiorum,*
L. fulviceps (N. E. Br.) N. E. Br. var. *fulviceps, Aloinopsis malherbei* (L. Bol.) L. Bol.
rechte untere Ecke:
Dinteranthus pole-evansii (N. E. Br.) Schwant.

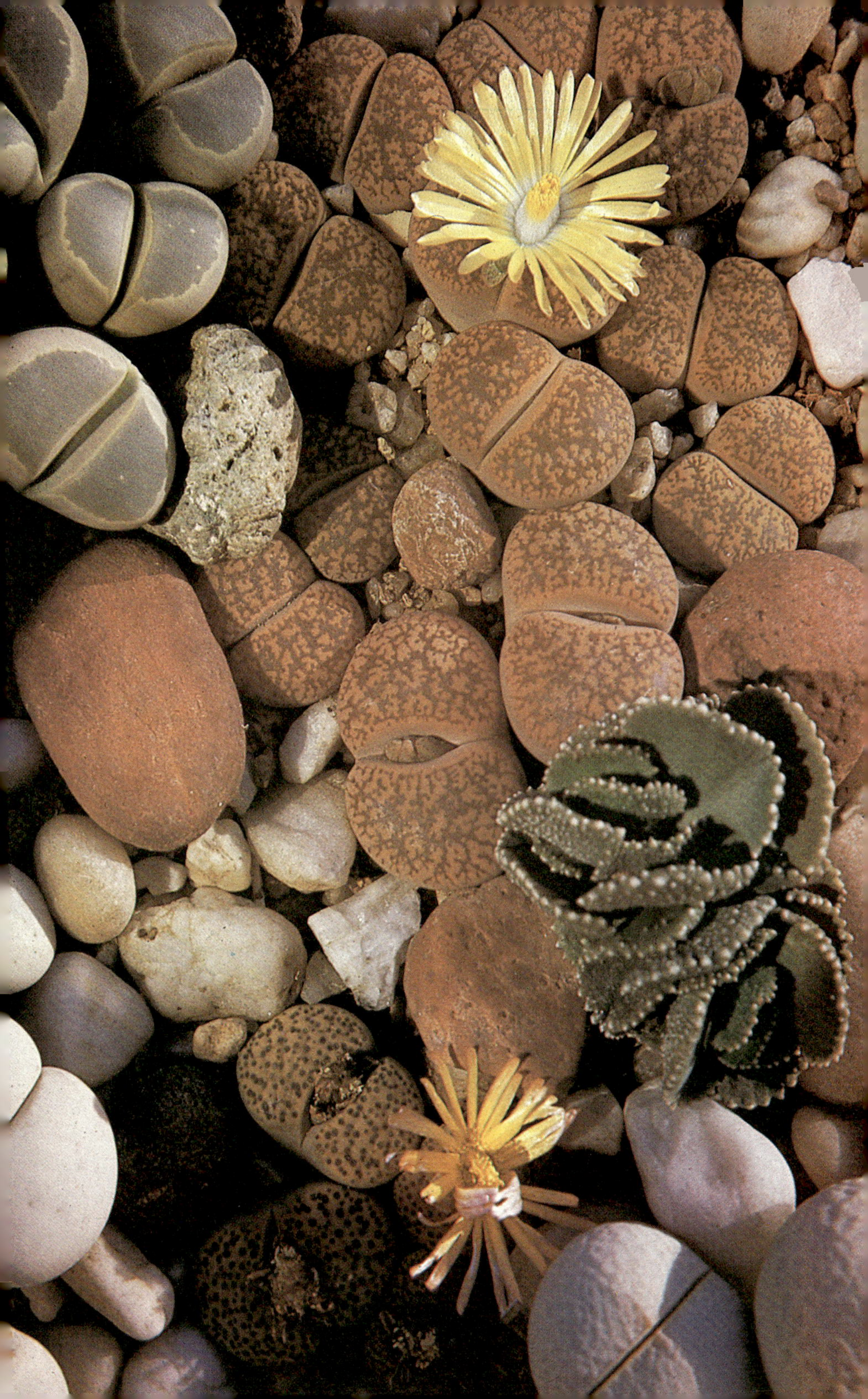

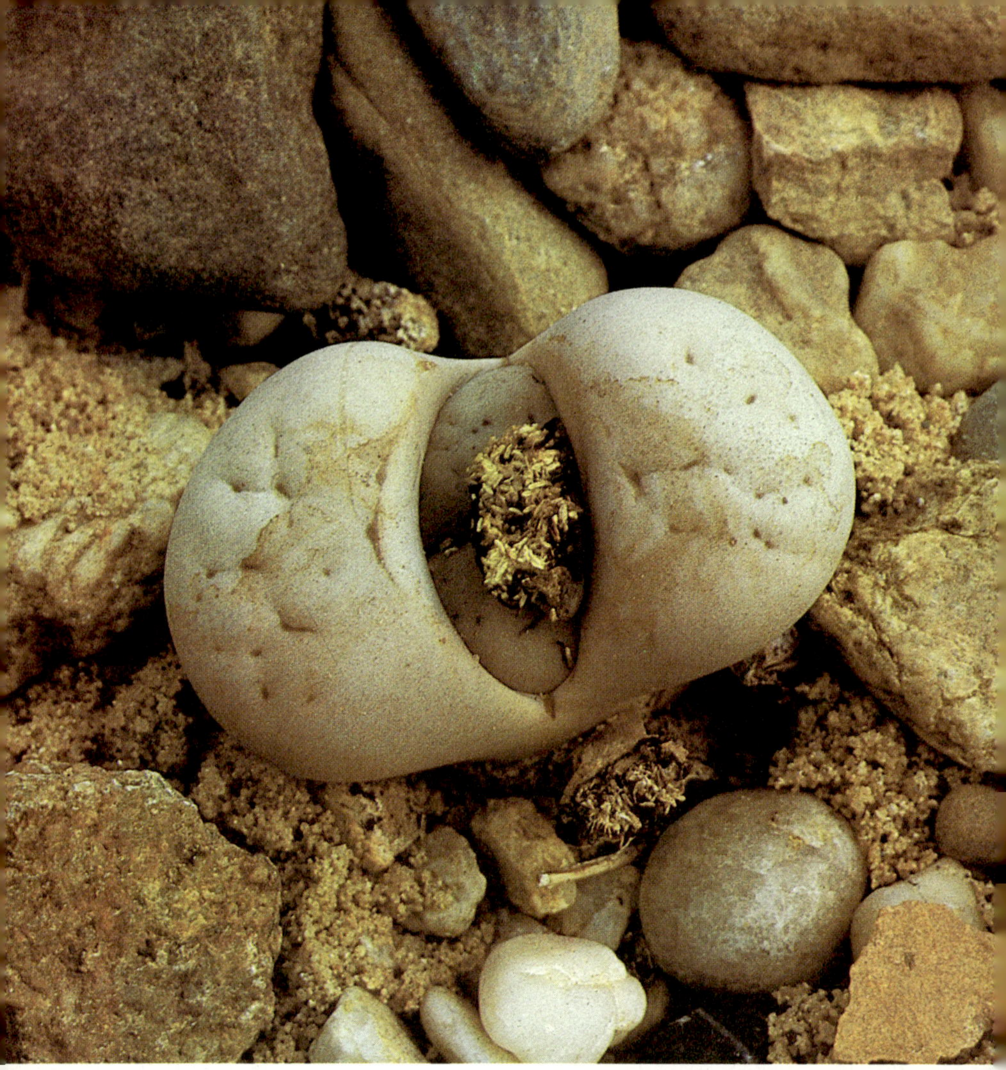

1 *L. ruschiorum* (DINT. et SCHWANT.) N. E. BR. var. *ruschiorum*
2 *L. ruschiorum* (DINT. et SCHWANT.) var. *lineata* (NEL) COLE – dreijährige Sämlinge

rechte Seite:
1 und 2 *L. gracilidelineata* DINT. var. *gracilidelineata*
3 *L. werneri* SCHWANT. ex JACOBS. – dreijährige Sämlinge

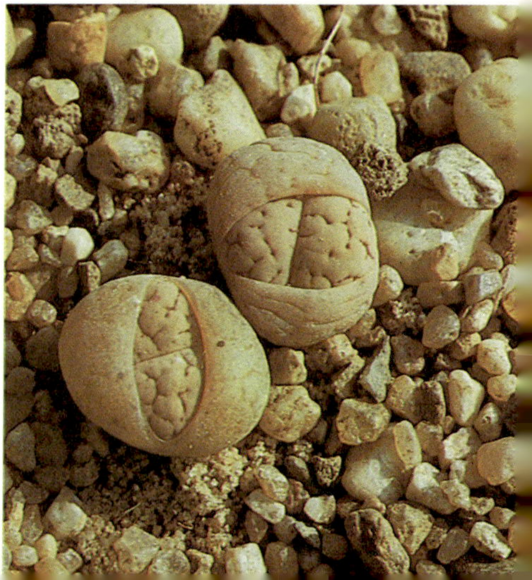

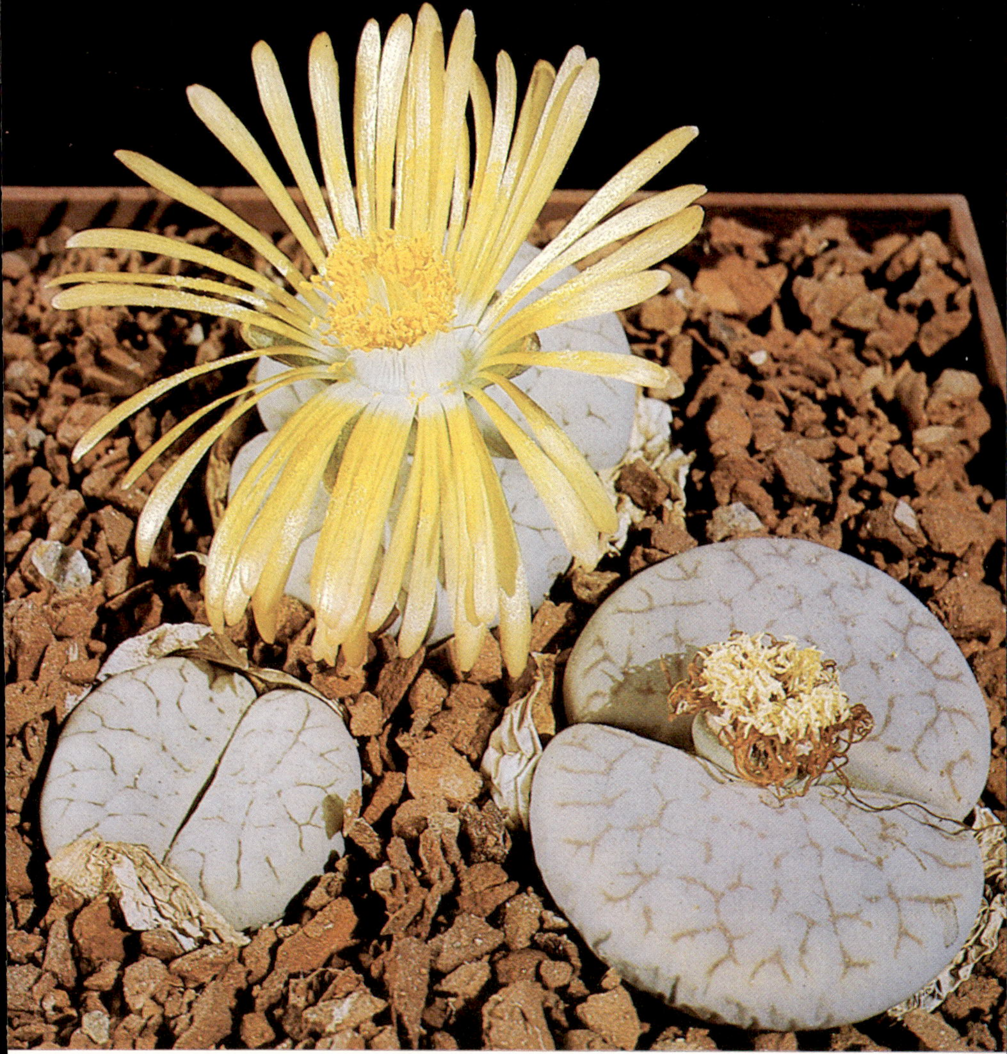
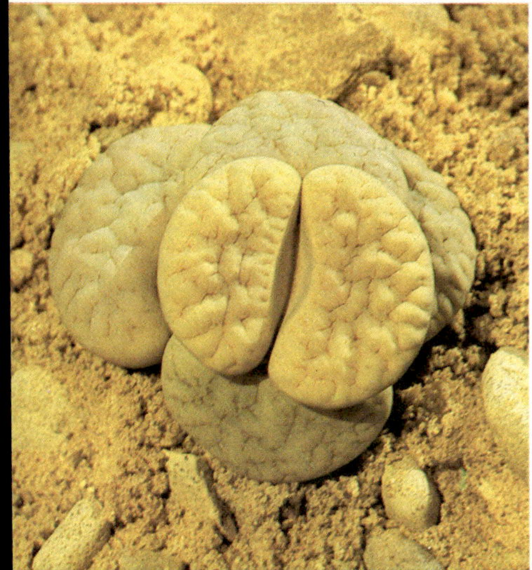
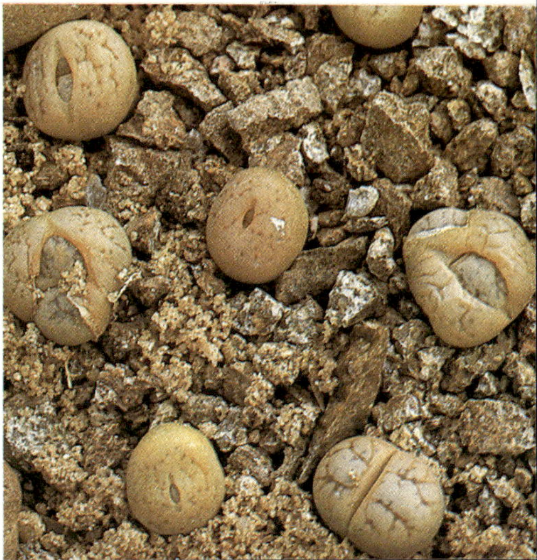

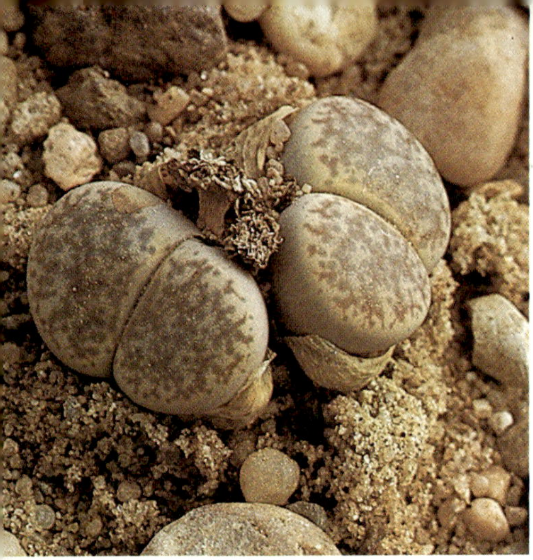
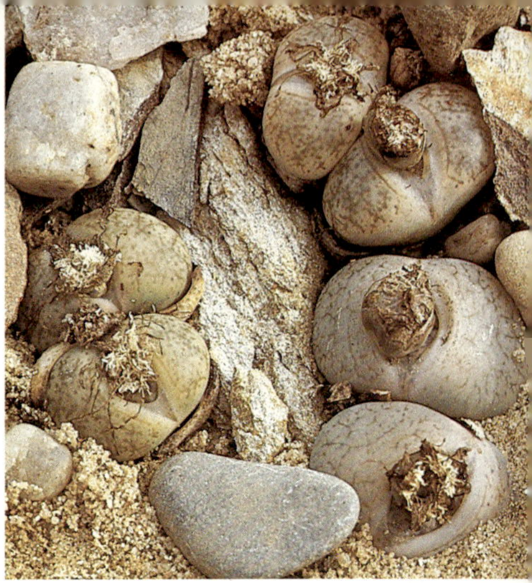
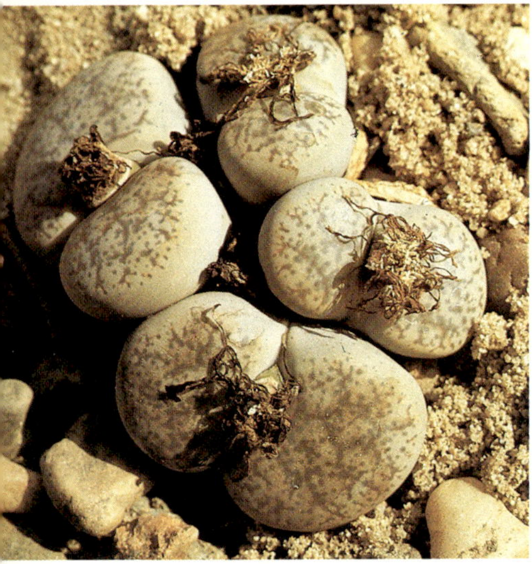
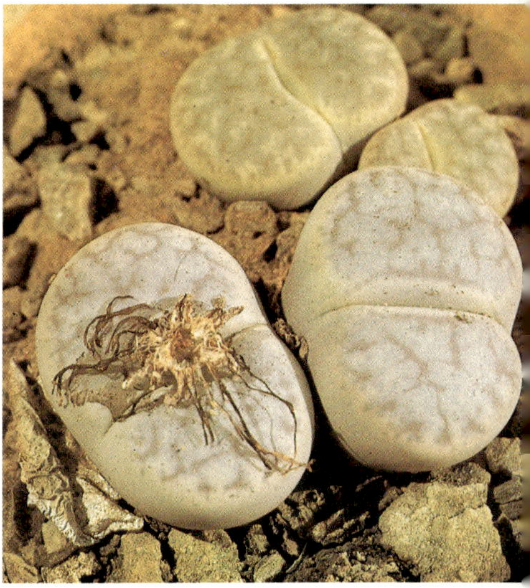

1 *L. pseudotruncatella* (BERGER) N. E. BR. var. *pseudotruncatella*
2 Standortsvariante “alpina” des Typs
3 *L. pseudotruncatella* (BERGER) N. E. BR. var. *elisabethae* (DINT.) DE BOER et BOOM
4 *L. pseudotruncatella* (BERGER) N. E. BR. var. *volkii* (SCHWANT.) DE BOER et BOOM

rechte Seite:
1 *L. pseudotruncatella* (BERGER) N. E. BR. var. *archerae* (DE BOER) COLE
2 *L. pseudotruncatella* (BERGER) N. E. BR. var. *dendritica* (NEL) DE BOER et BOOM
3 *L. pseudotruncatella* (BERGER) N. E. BR. var. *edithae* (N. E. BR.) DE BOER et BOOM

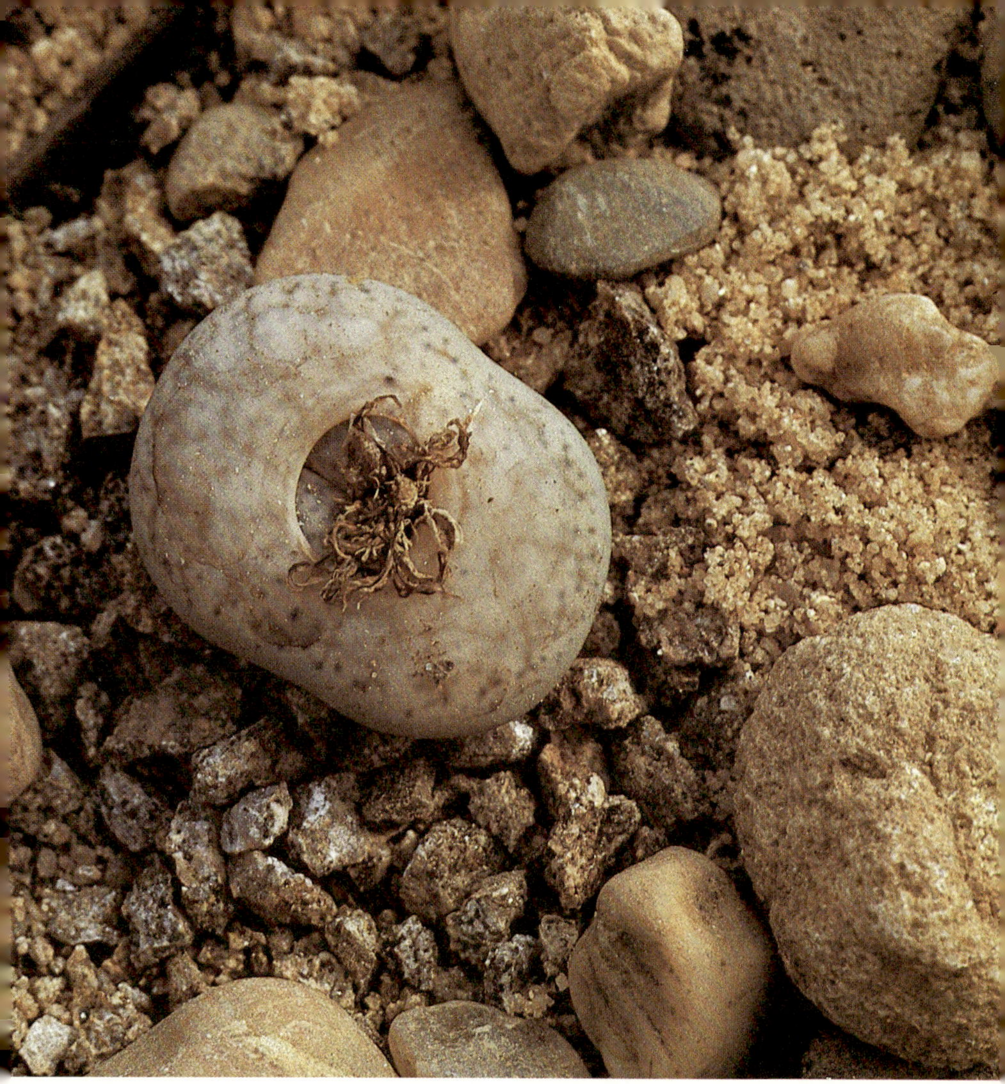
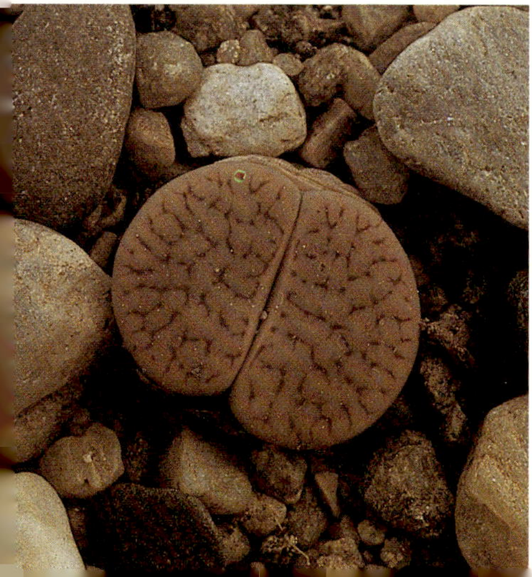
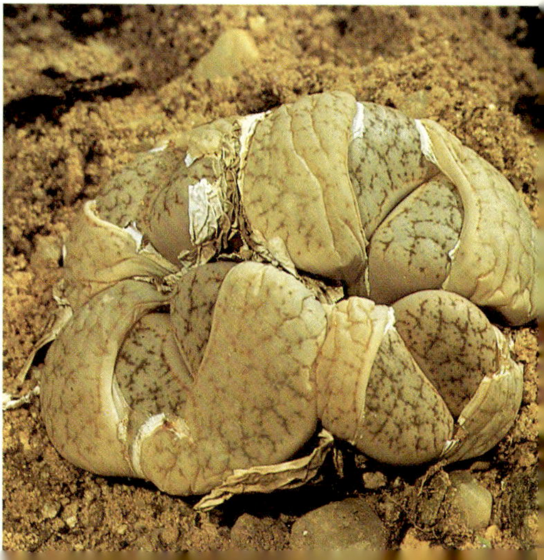

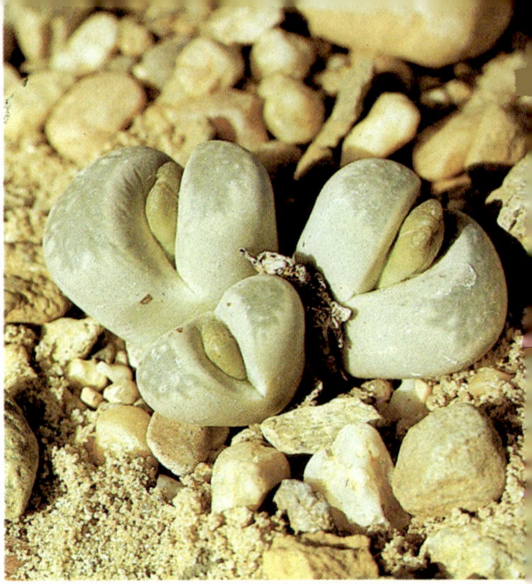

1 *L. optica* (MARL.) N. E. BR.
f. *optica*
2 *L. optica* (MARL.) N. E. BR.
f. *rubra* (TISCH.) JACOBS.

rechte Seite:
1 *L. gesinae* DE BOER var. *annae* (DE BOER) COLE
2 *L. gesinae* DE BOER var. *gesinae*
3 *L. francisci* (DINT. et SCHWANT.) N. E. BR.

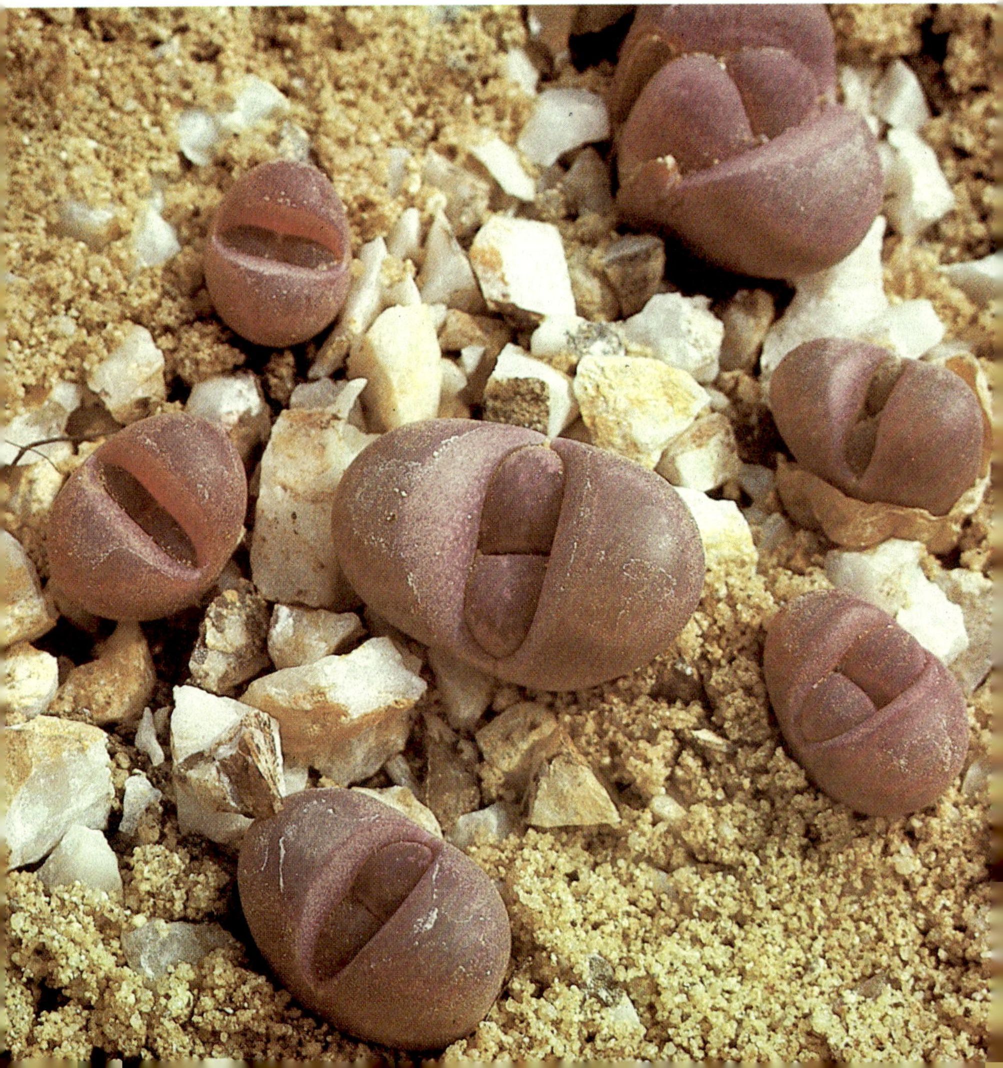

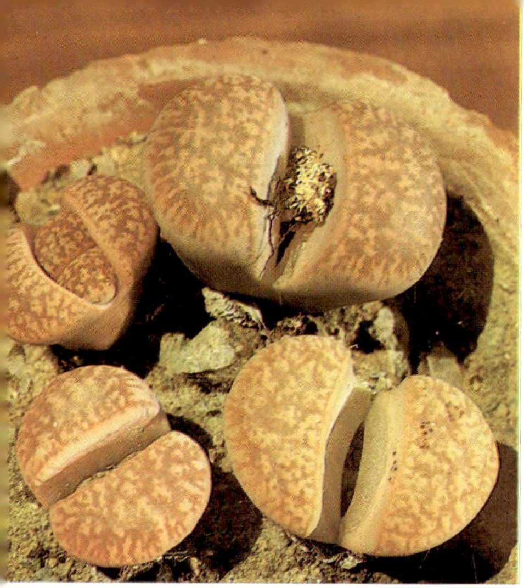
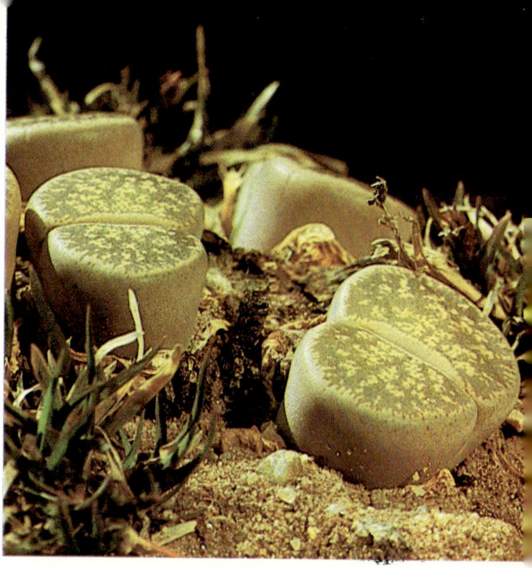
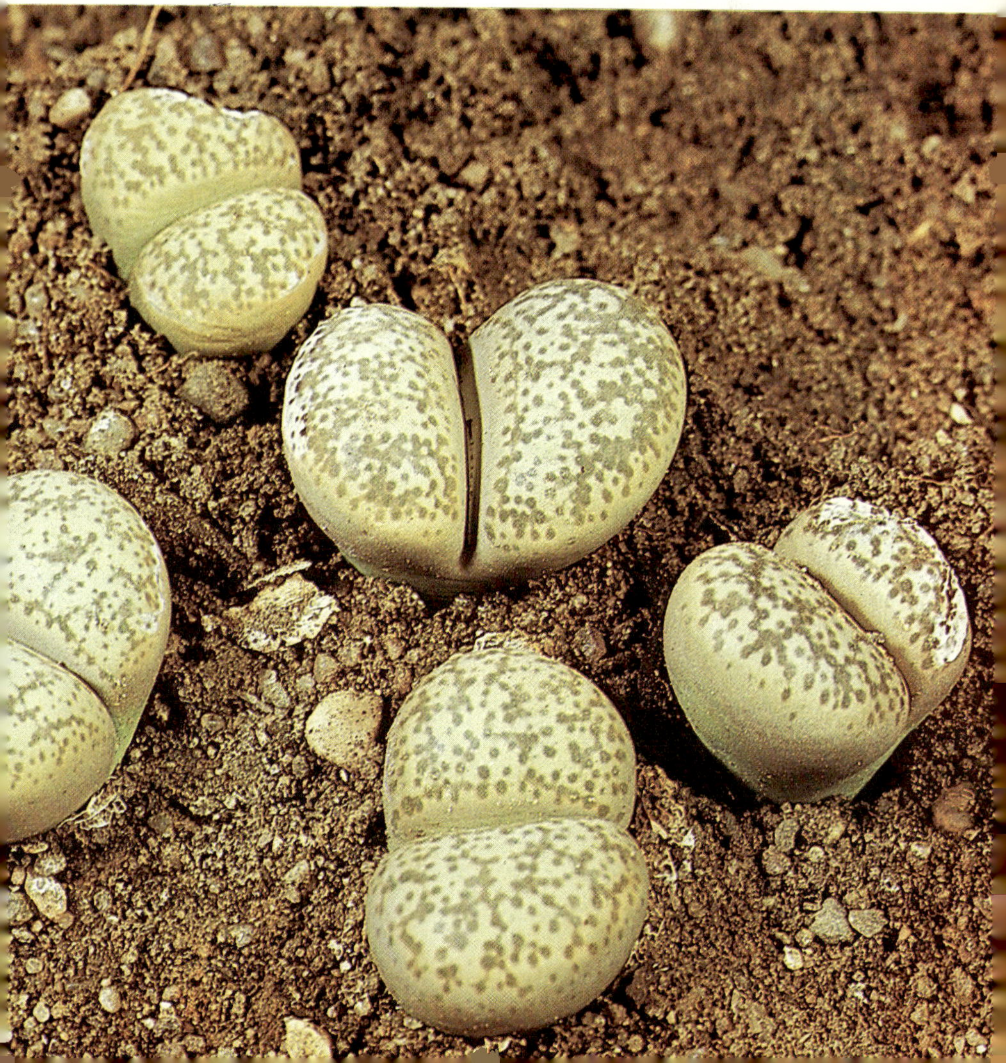

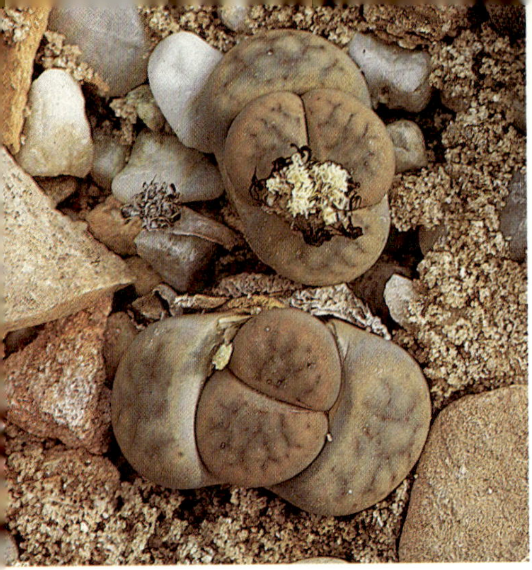
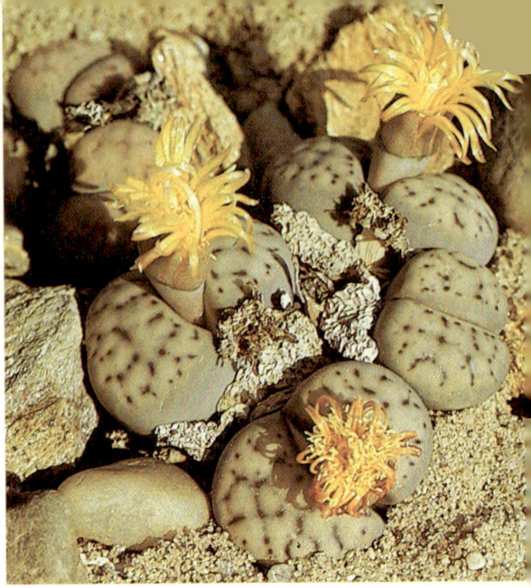
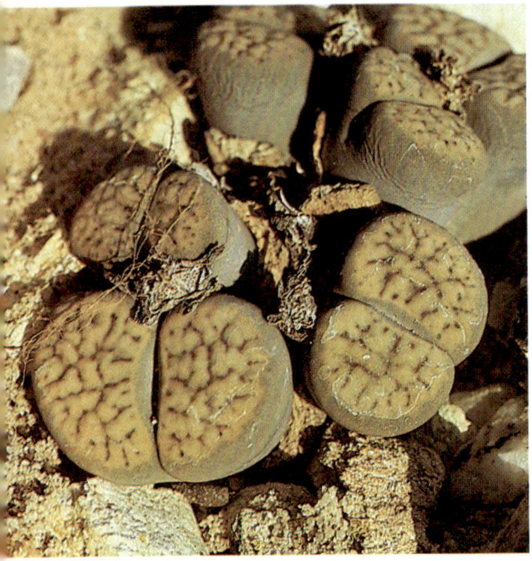
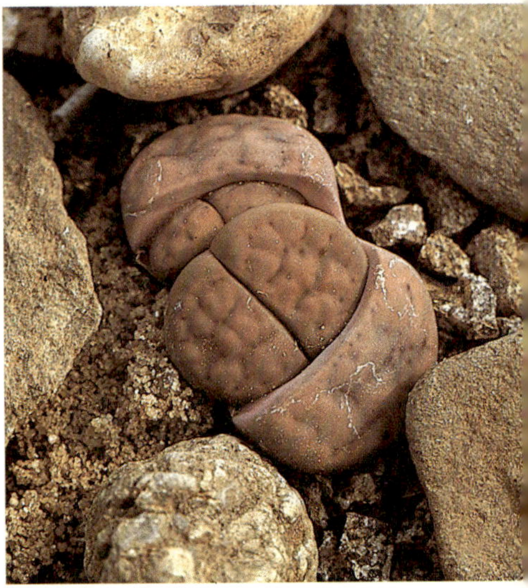

1 *L. schwantesii* Dint. var. *schwantesii*
2 *L. schwantesii* Dint. var. *kunjasensis* (Dint.) De Boer et Boom
3 *L. schwantesii* Dint. var. *christinae* (De Boer) Fearn
4 *L. schwantesii* Dint. var. *rugosa* (Dint.) De Boer et Boom

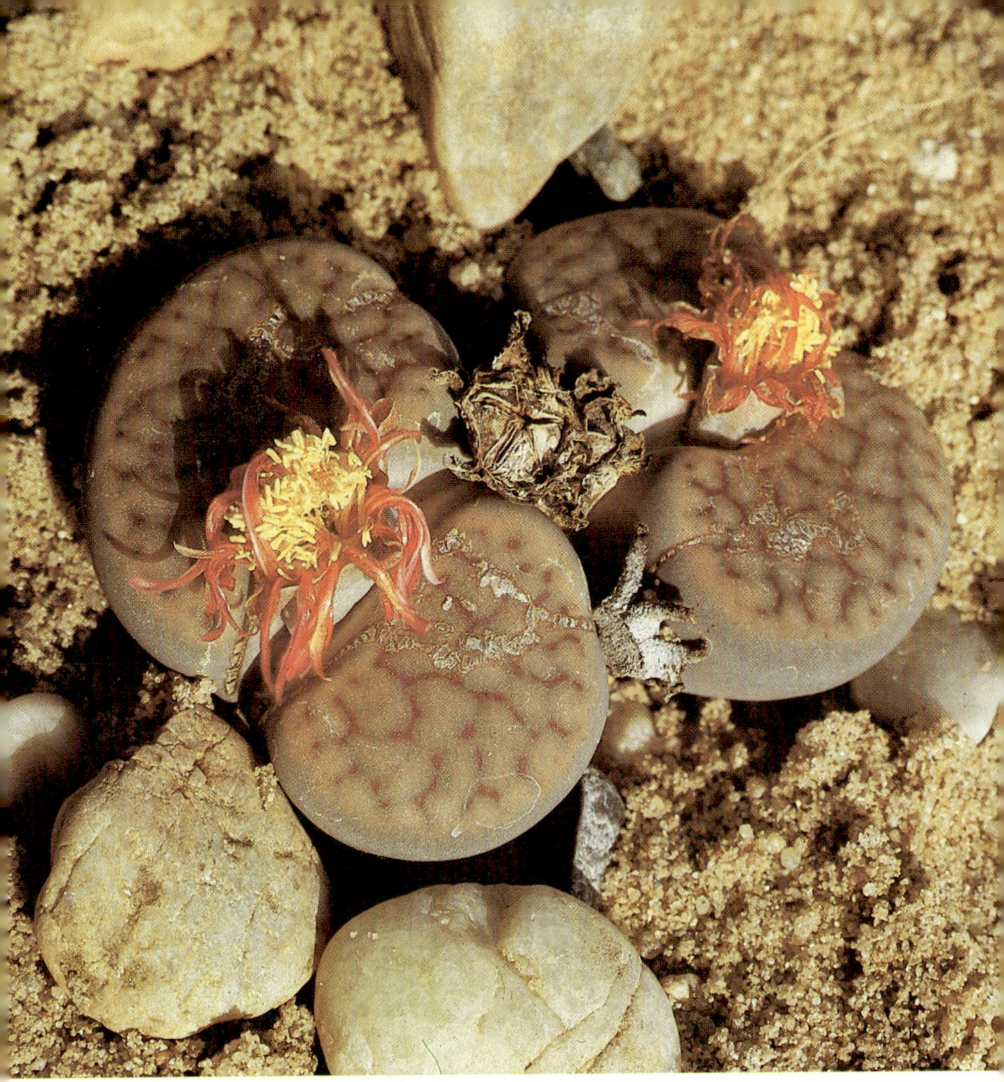

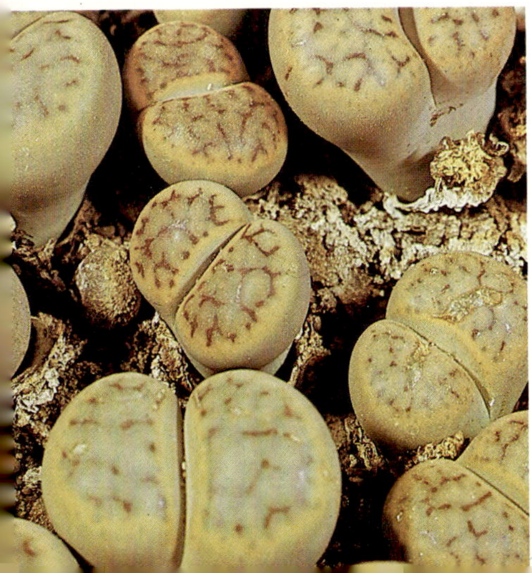

1 *L. schwantesii* DINT. var. *schwantesii* – Standortsvariante "kuibisensis"

2 *L. schwantesii* DINT. var. *schwantesii* – Standortsvariante "triebneri"

1 *L. vallis-mariae* (DINT. et SCHWANT.) N. E. BR. var. *vallis-mariae* – vierjährige Sämlinge

2 *L. vallis-mariae* (DINT. et SCHWANT.) N. E. BR. var. *groendraaiensis* (JACOBS.) DE BOER – vierjährige Sämlinge

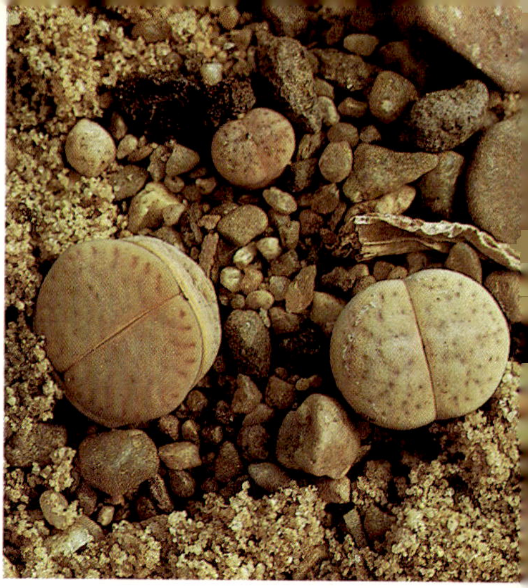

rechte Seite:
L. julii (DINT. et SCHWANT.) N. E. BR.

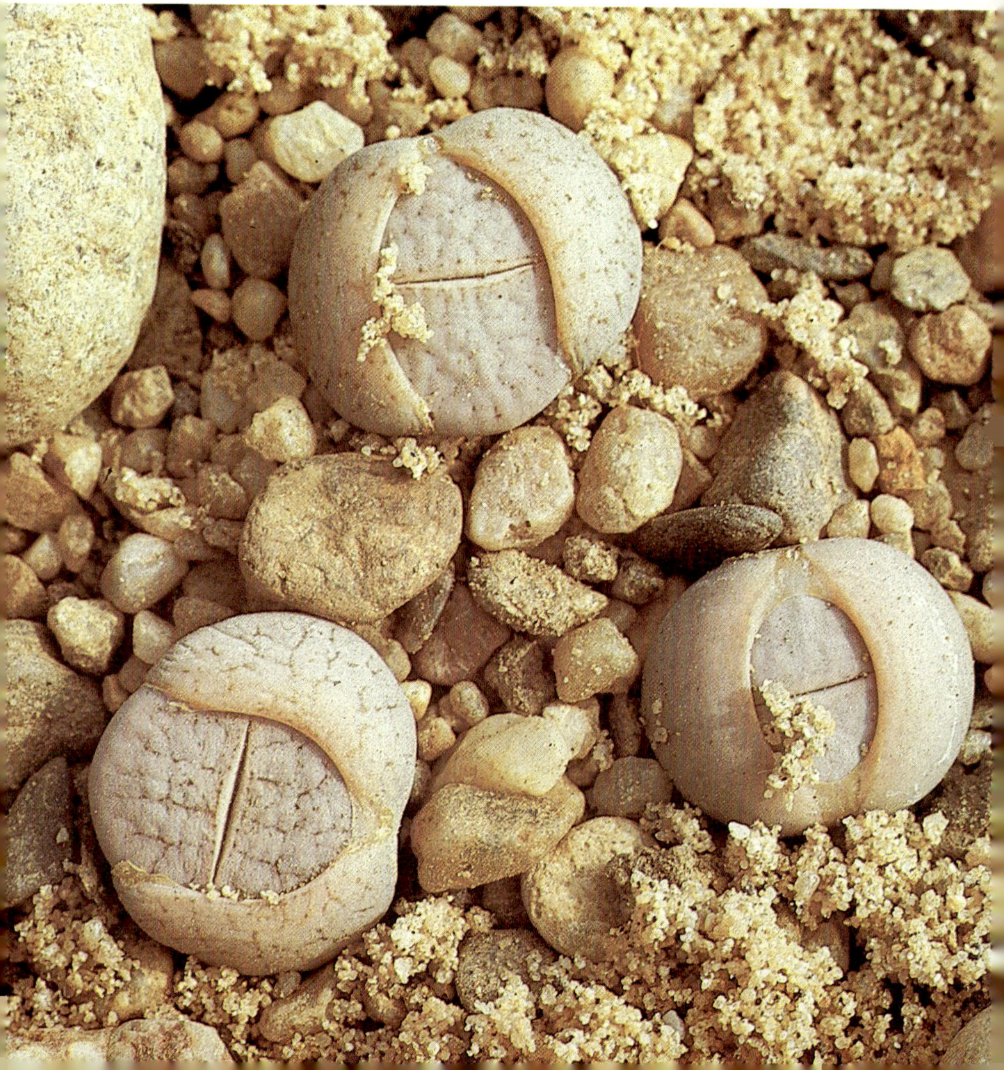

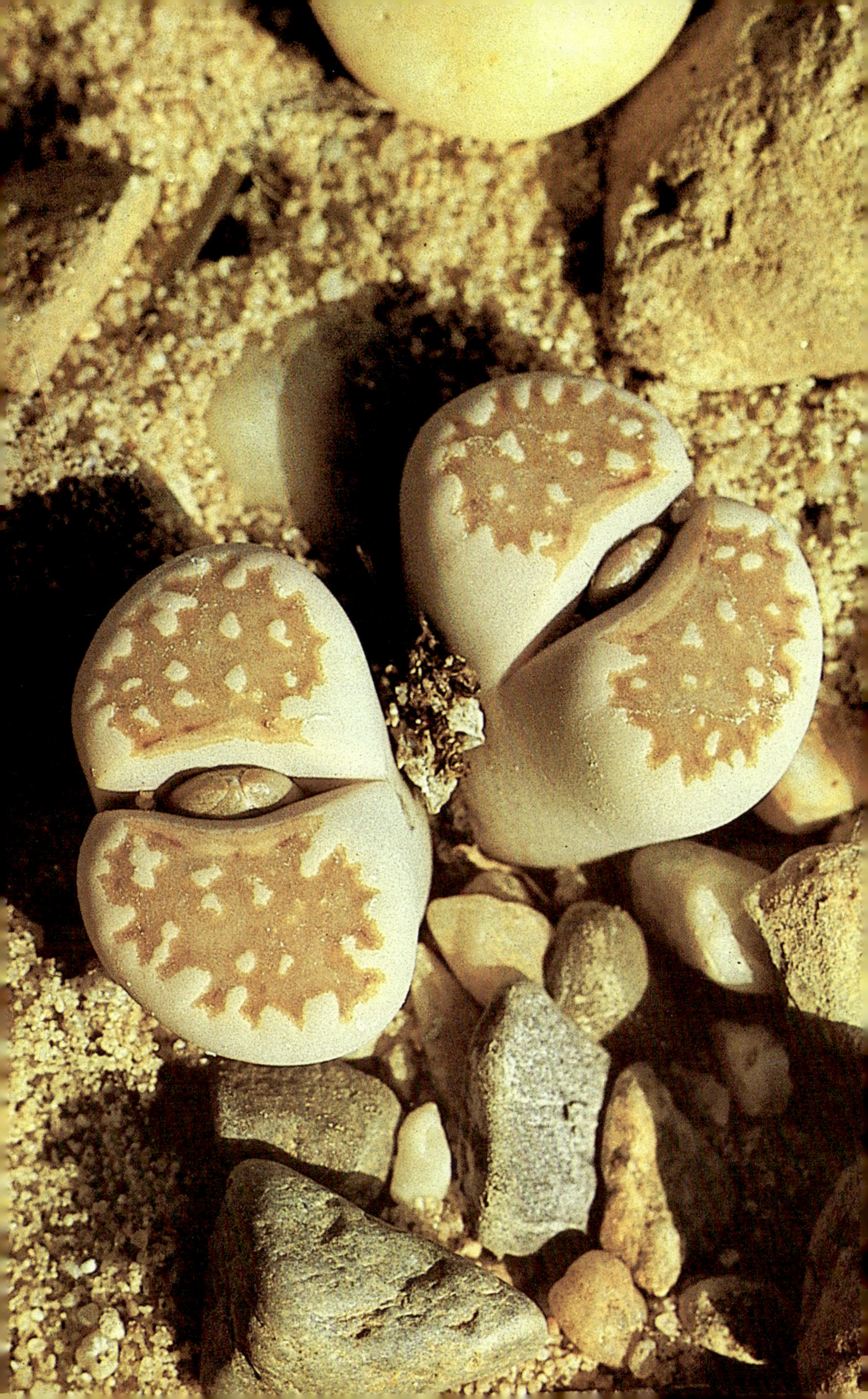

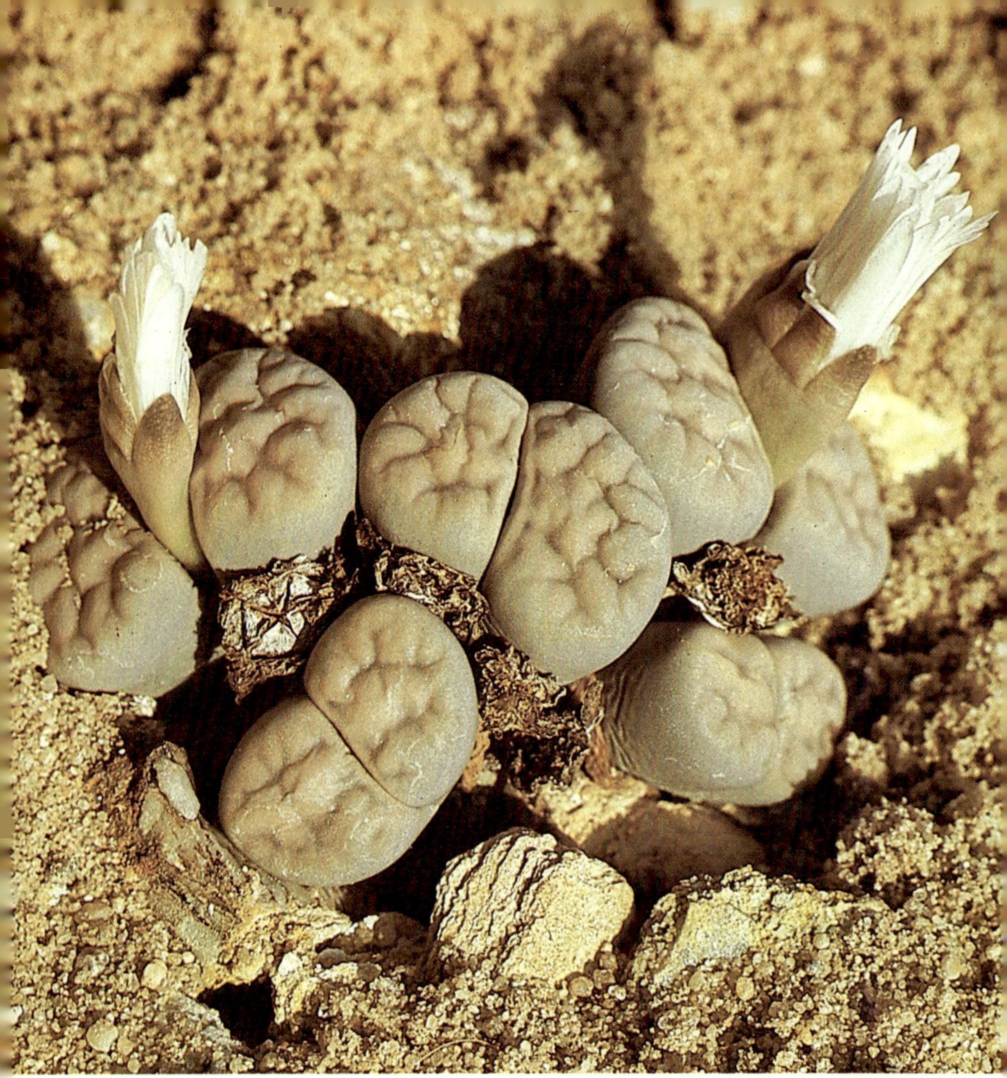

1 und 2 *L. erniana* LOESCH et TISCH. ex JACOBS. var. *erniana*
Die Körperfarbe bei dieser Art variiert sehr.

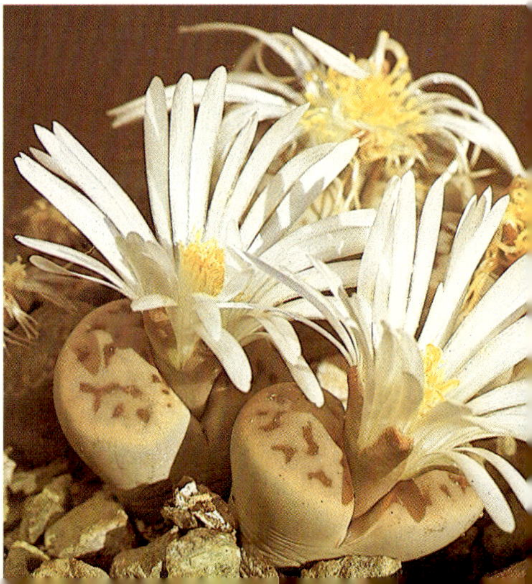

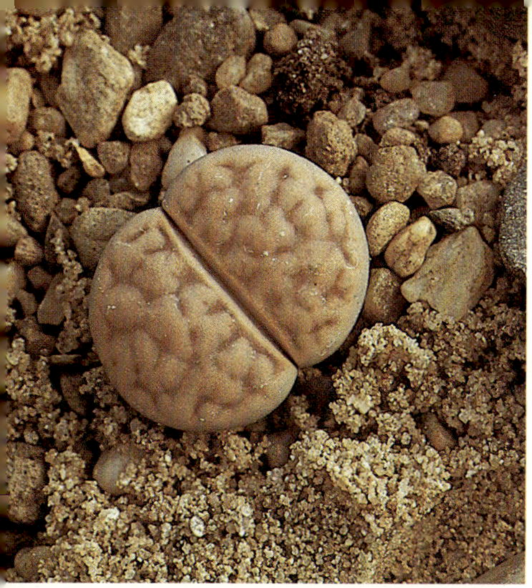
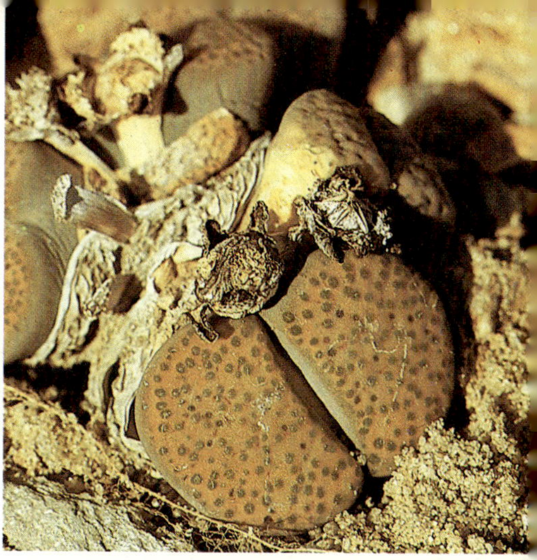
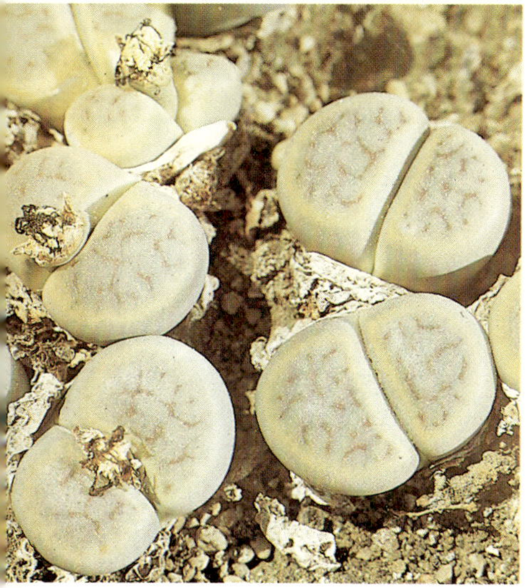
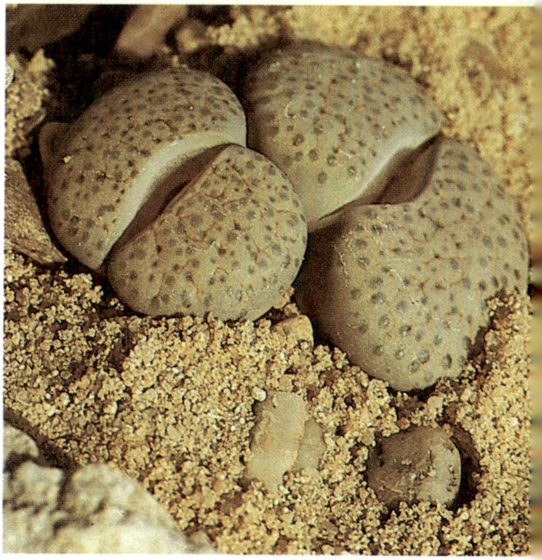

1 *L. erniana* Tisch. ex Jacobs. var. *aiaisensis* De Boer
2 *L. fulviceps* (N. E. Br.) N. E. Br. var. *fulviceps*
3 *L. schwantesii* Dint. var. *marthae* (Loesch et Tisch.) Cole
4 *L. fulviceps* (N. E. Br.) N. E. Br. var. *lactinea* Cole

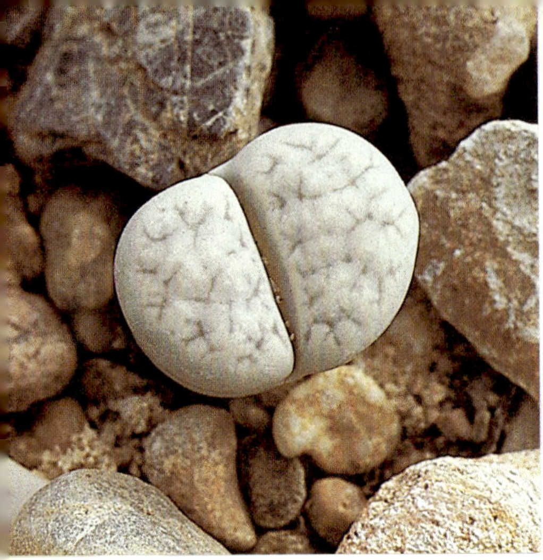
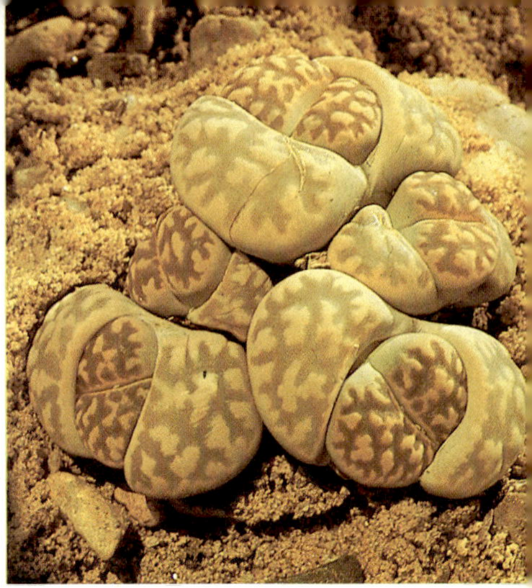
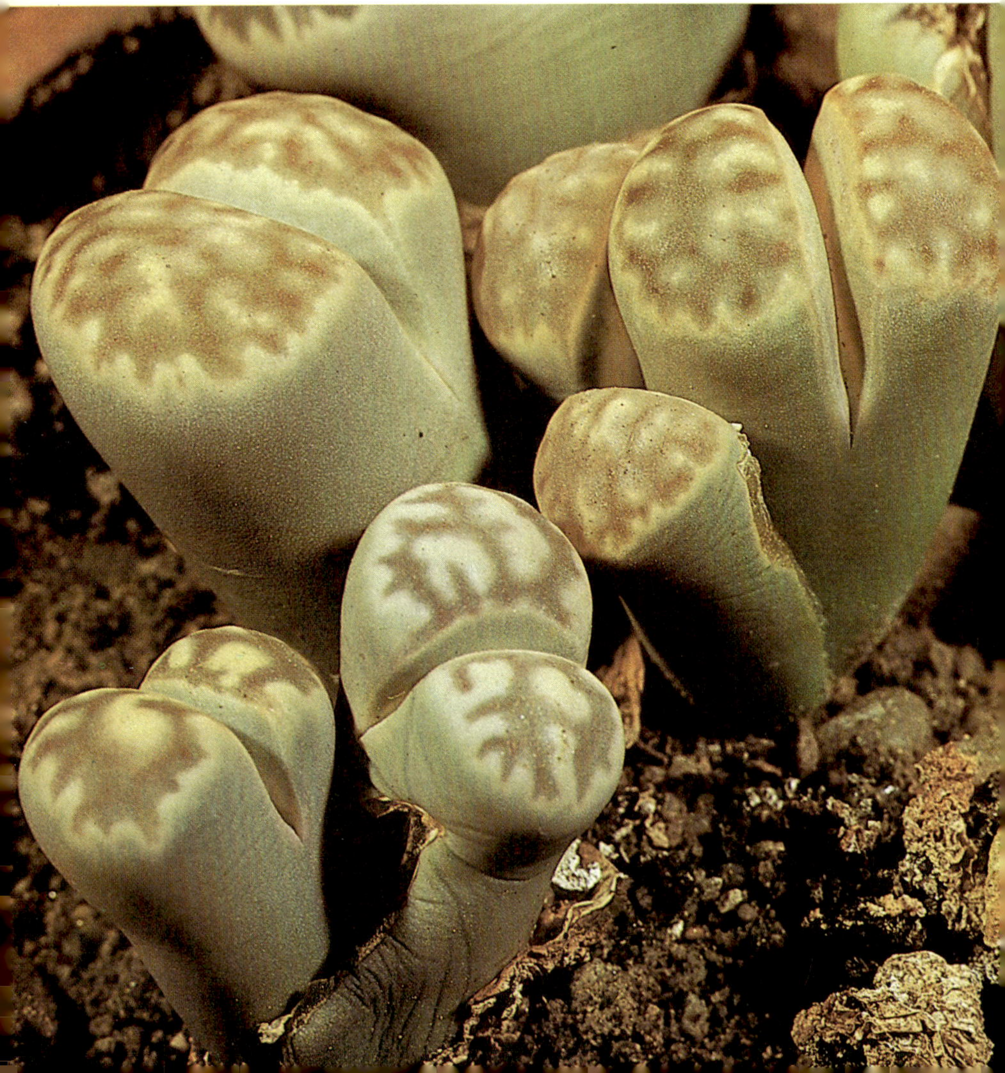

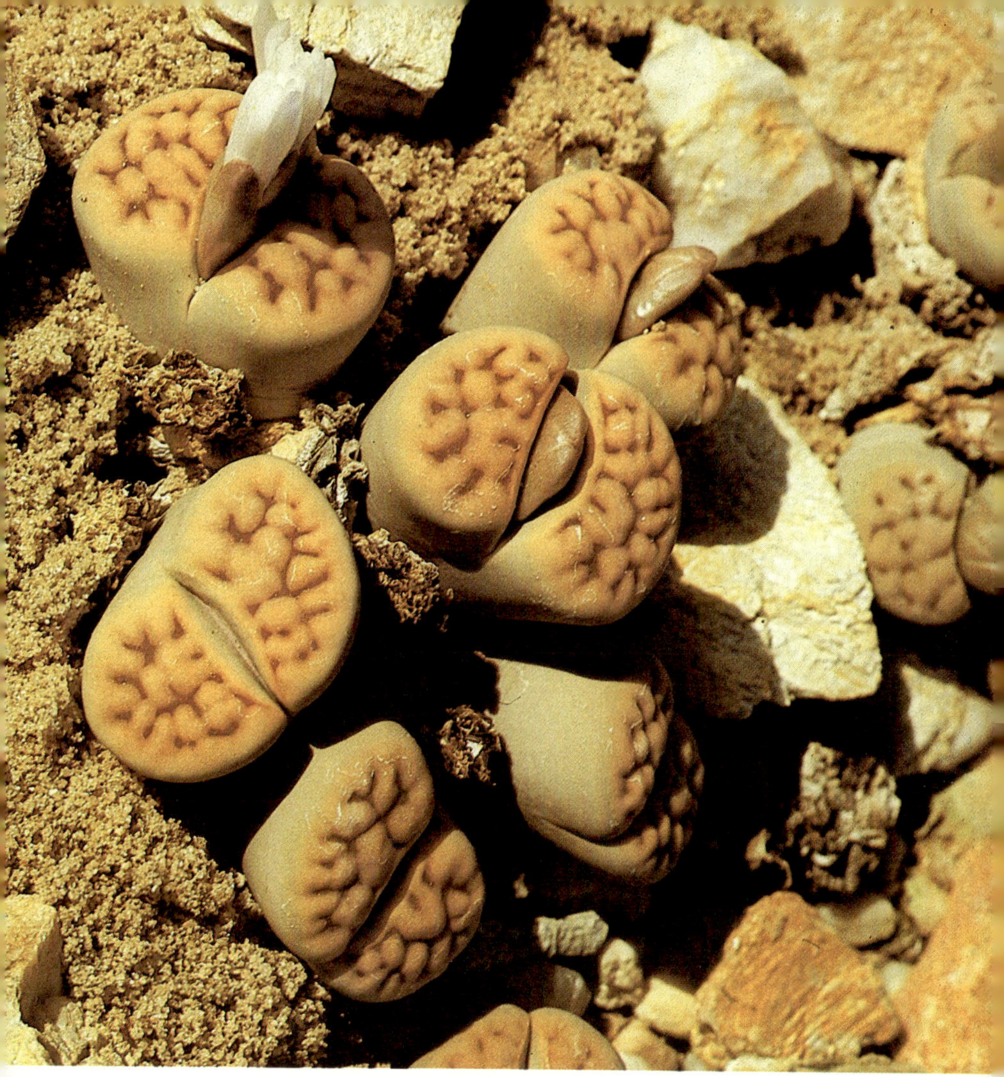

linke Seite:
1 *L. bella* (DINT.) N. E. BR. var. *eberlanzii* (DINT. et SCHWANT.) DE BOER et BOOM
2 und 3 *L. bella* (DINT.) N. E. BR. var. *bella*

L. karasmontana (DINT. et SCHWANT.) N. E. BR. var. *karasmontana*

1 *L. karasmontana* (DINT. et SCHWANT.) N. E. BR. var. *karasmontana* “opalina”
2 *L. karasmontana* (DINT. et SCHWANT.) N. E. BR. var. *karasmontana* “mickbergensis”

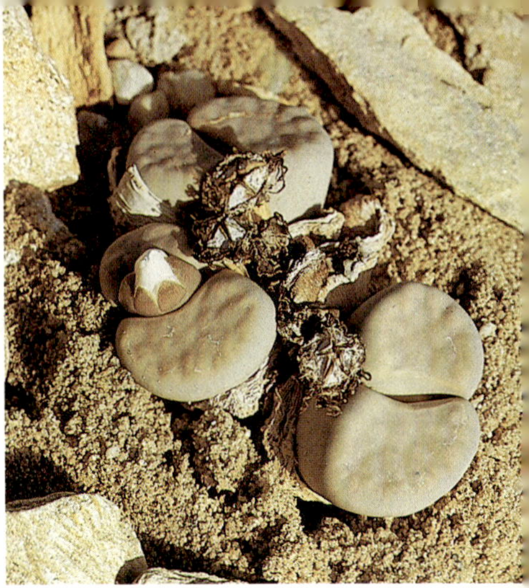

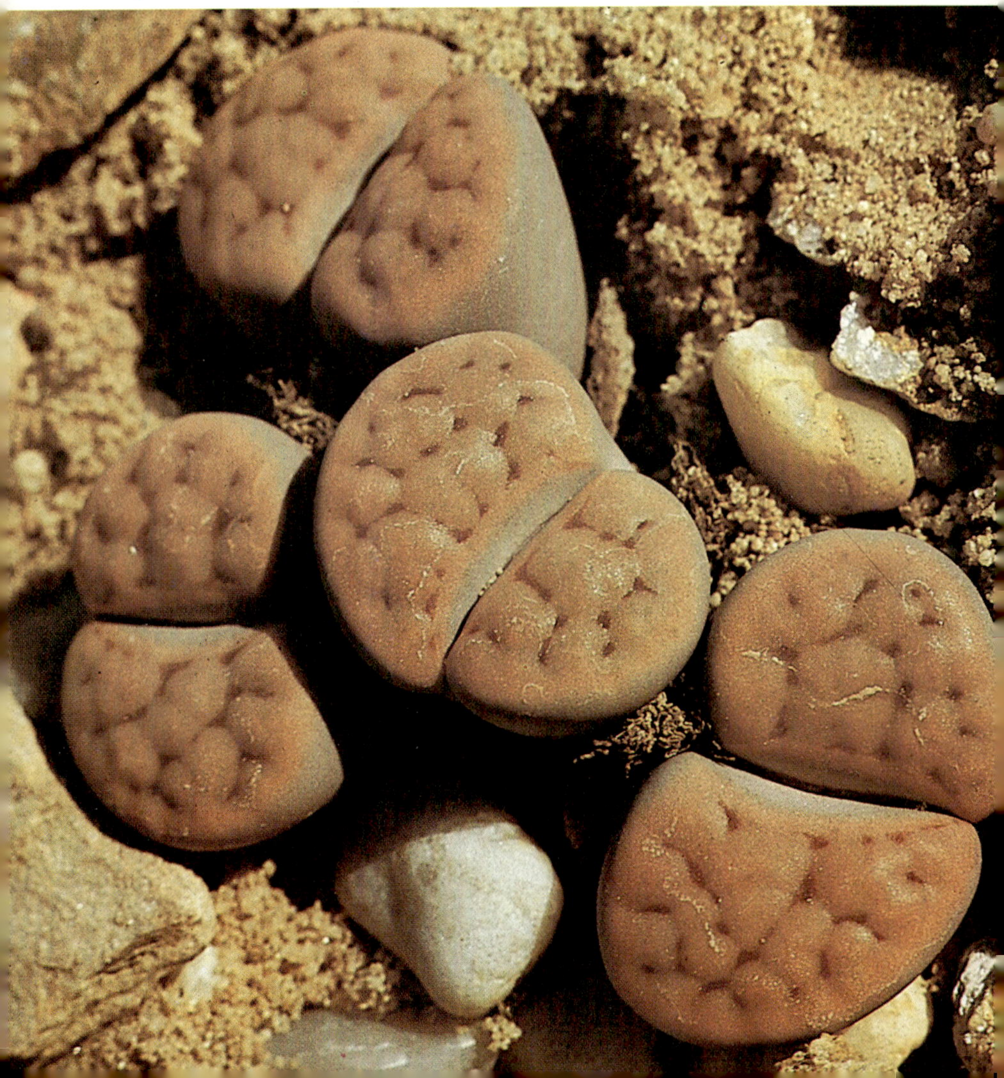

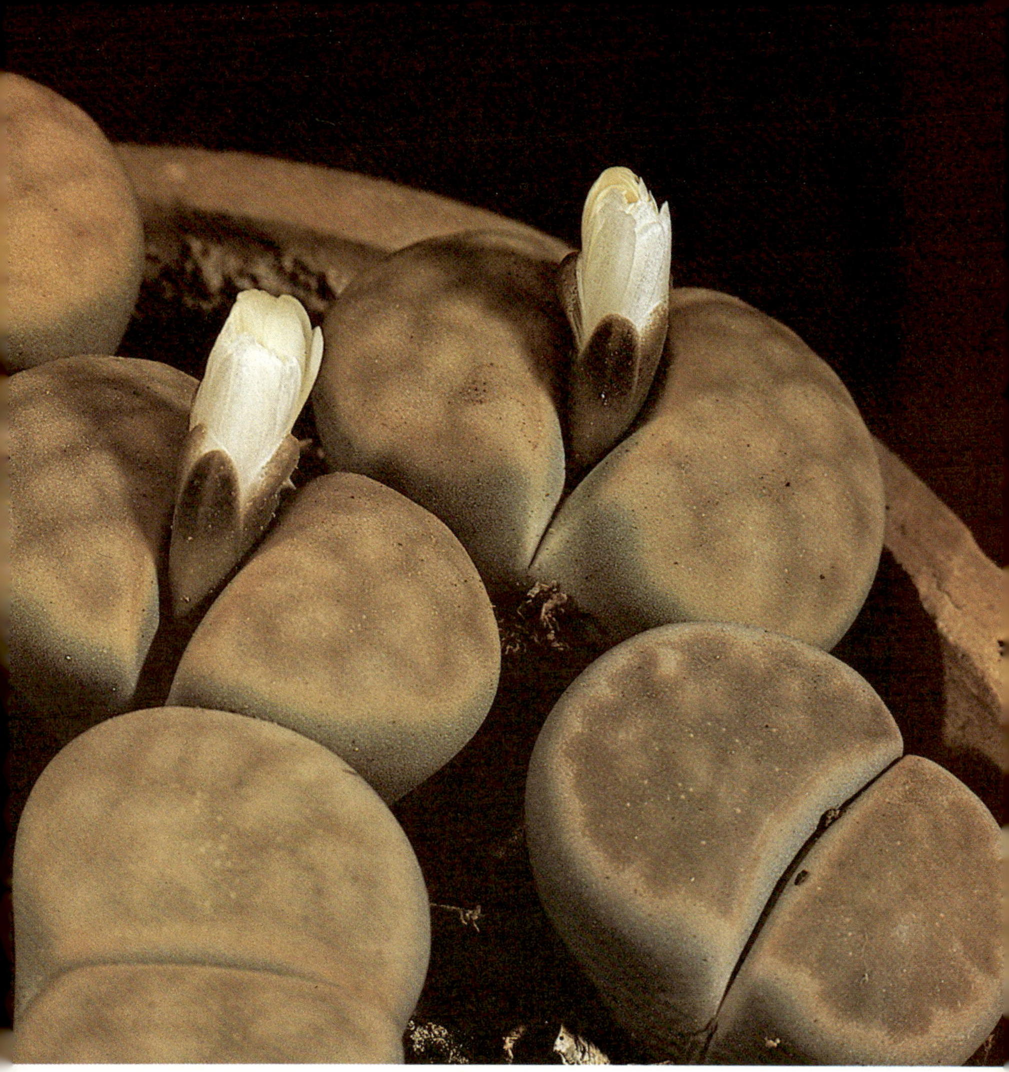

L. karasmontana (DINT. et SCHWANT.)
N. E. BR. var. *karasmontana*
"summitatum"
Bei "opalina", "mickbergensis" und "summitatum" handelt es sich nicht um Standortsvarianten, sondern um Abweichungen, die in der Variationsbreite der Art zu finden sind.

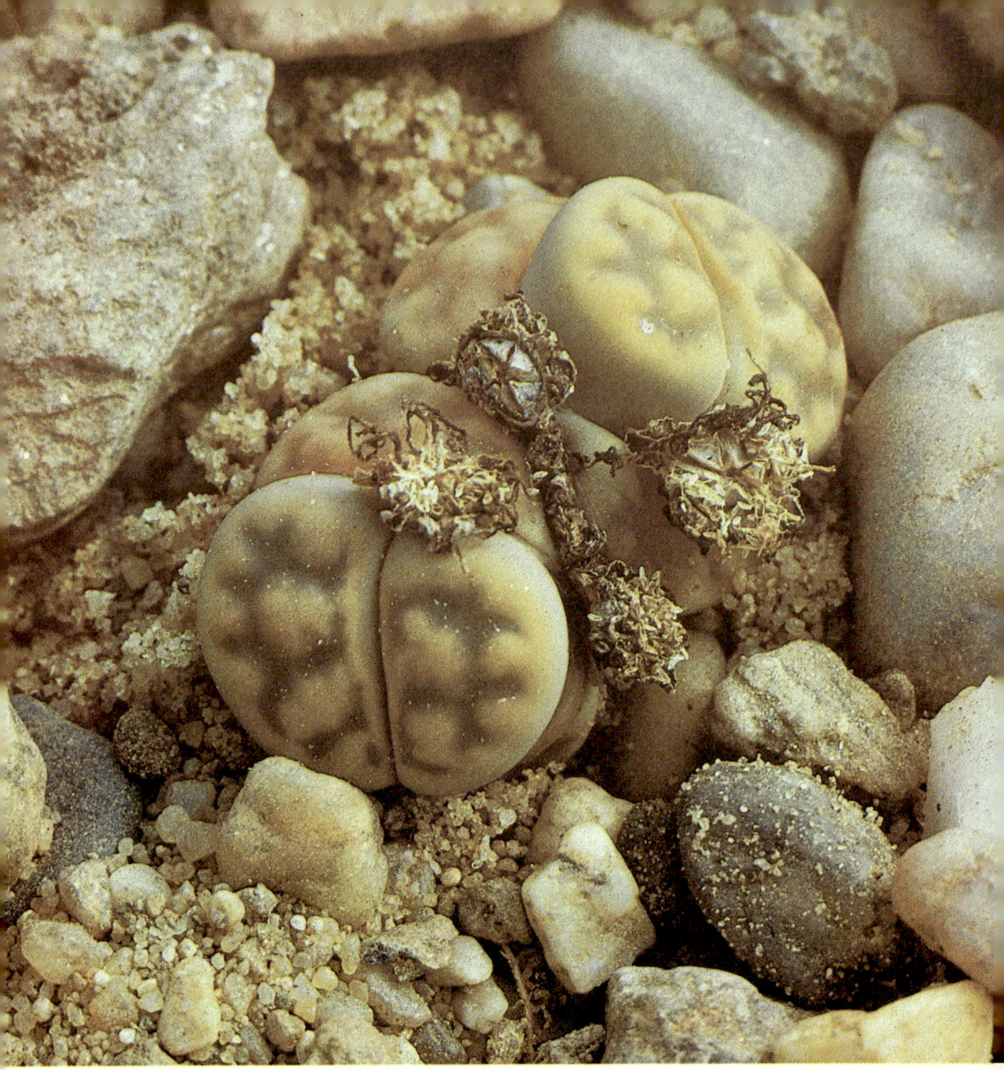

1 *L. karasmontana* (DINT. et SCHWANT.) N. E. BR. var. *lericheana* (DINT. et SCHWANT.) COLE

2 *L. karasmontana* (DINT. et SCHWANT.) N. E. BR. var. *tischeri* COLE – Diese Varietät wurde am 20.7.1970 von COLE nordwestlich von Karasburg (Namibia) gefunden.

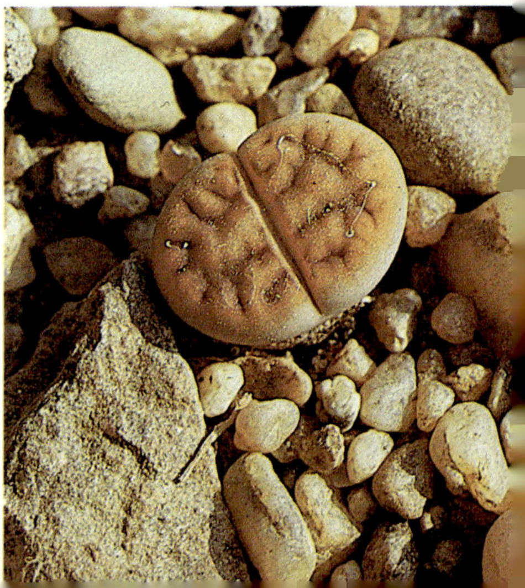

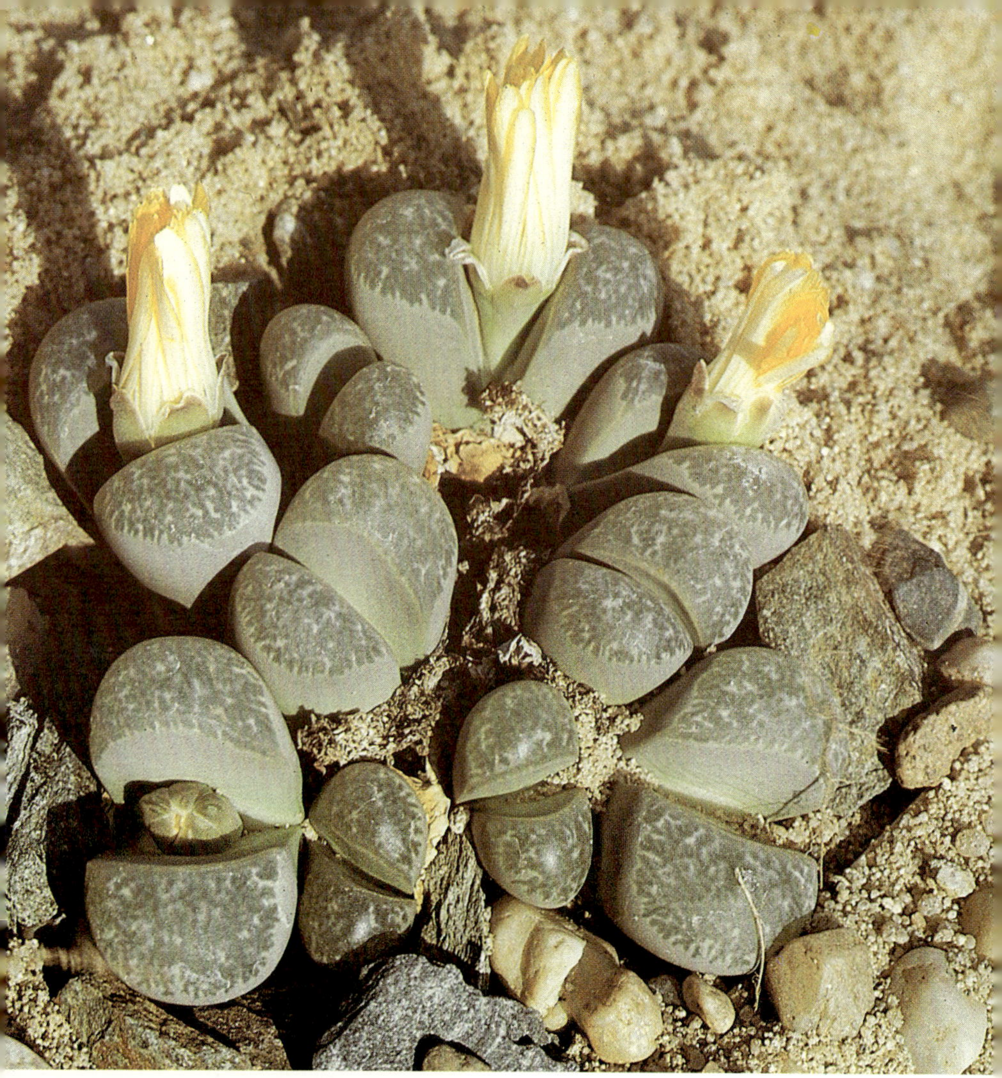

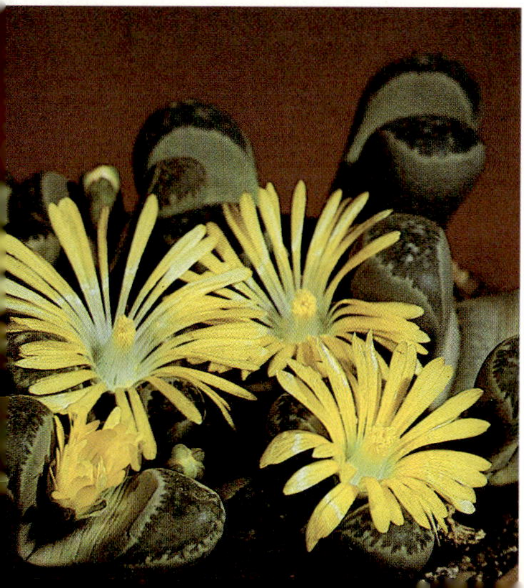

1 und 2 *L. helmutii* L. BOL.

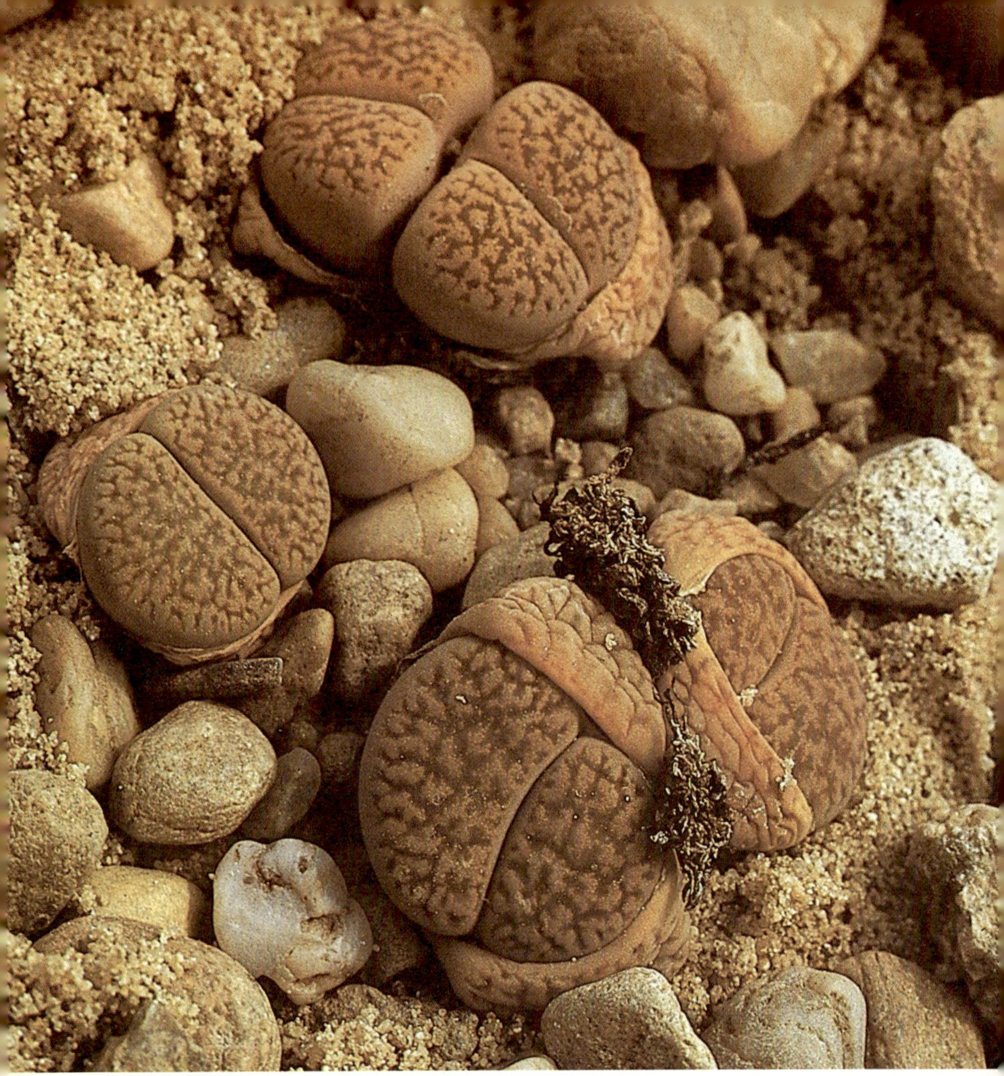

L. turbiniformis (HAW.) N. E. BR.
var. *marginata* (NEL) COLE

rechte Seite:
L. hallii DE BOER var. *hallii*

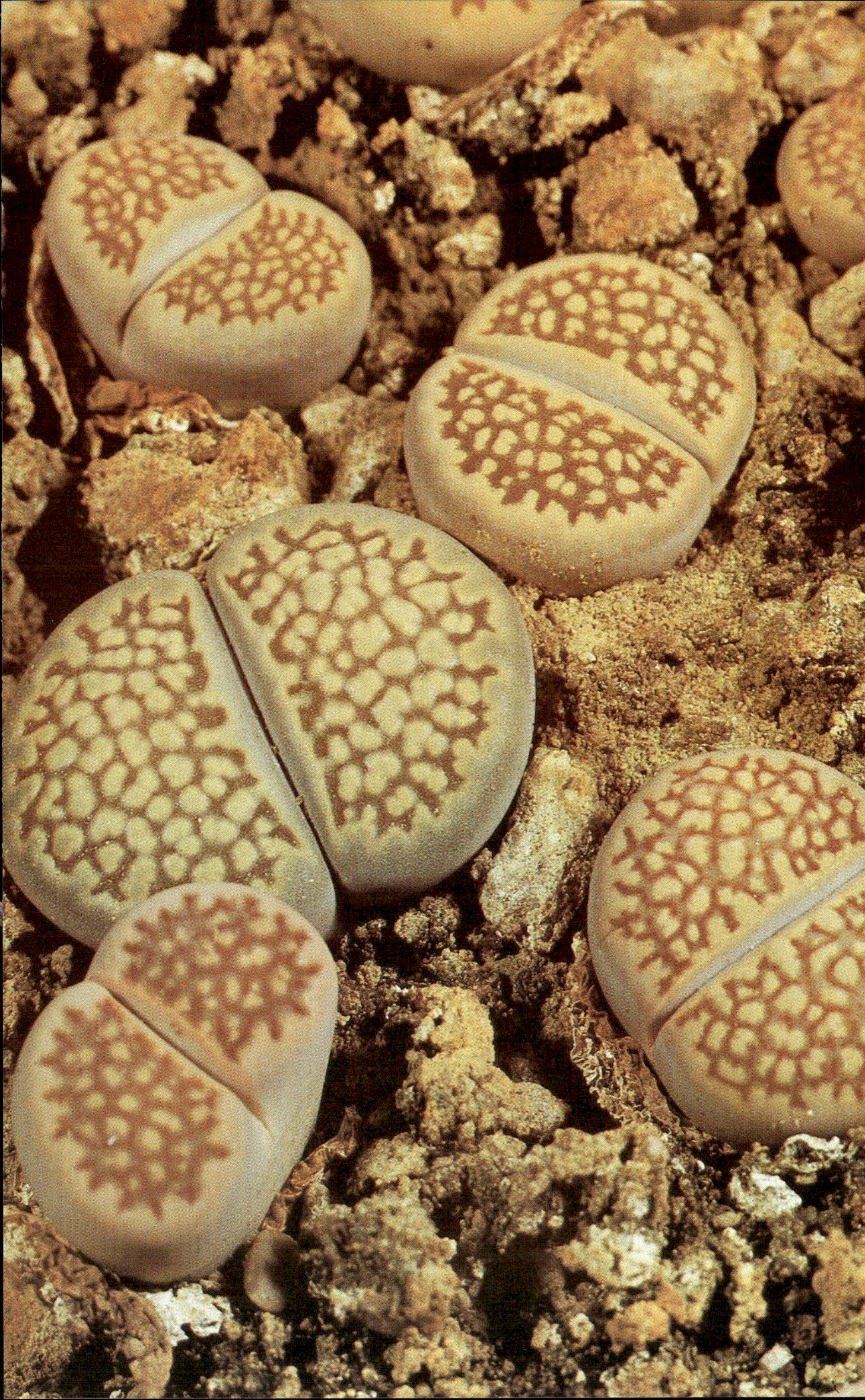

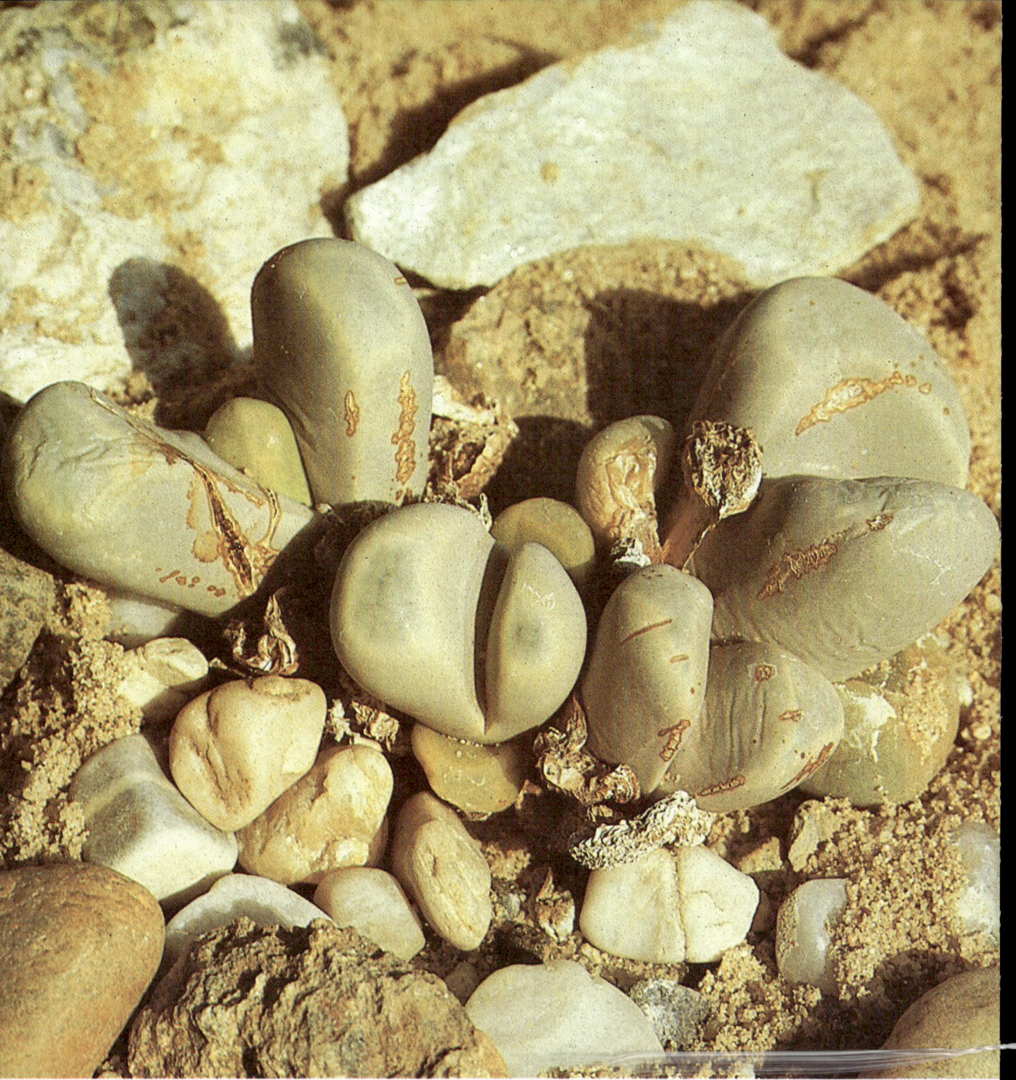
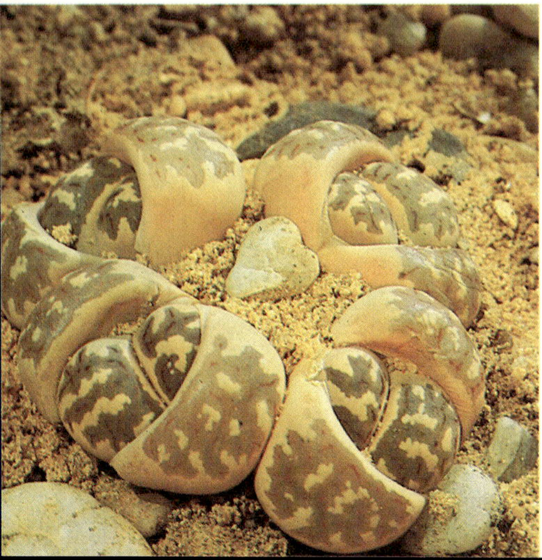
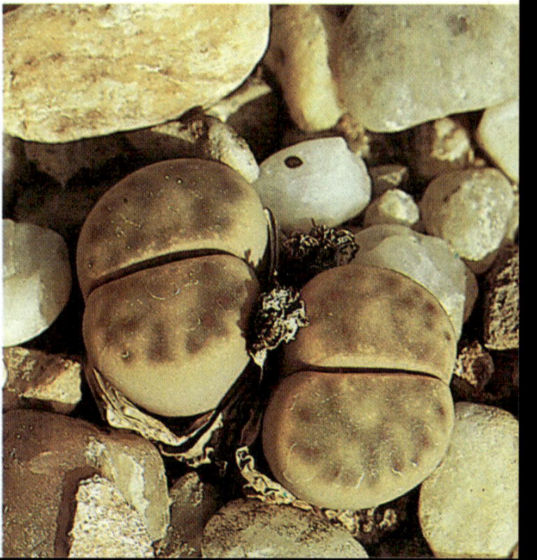

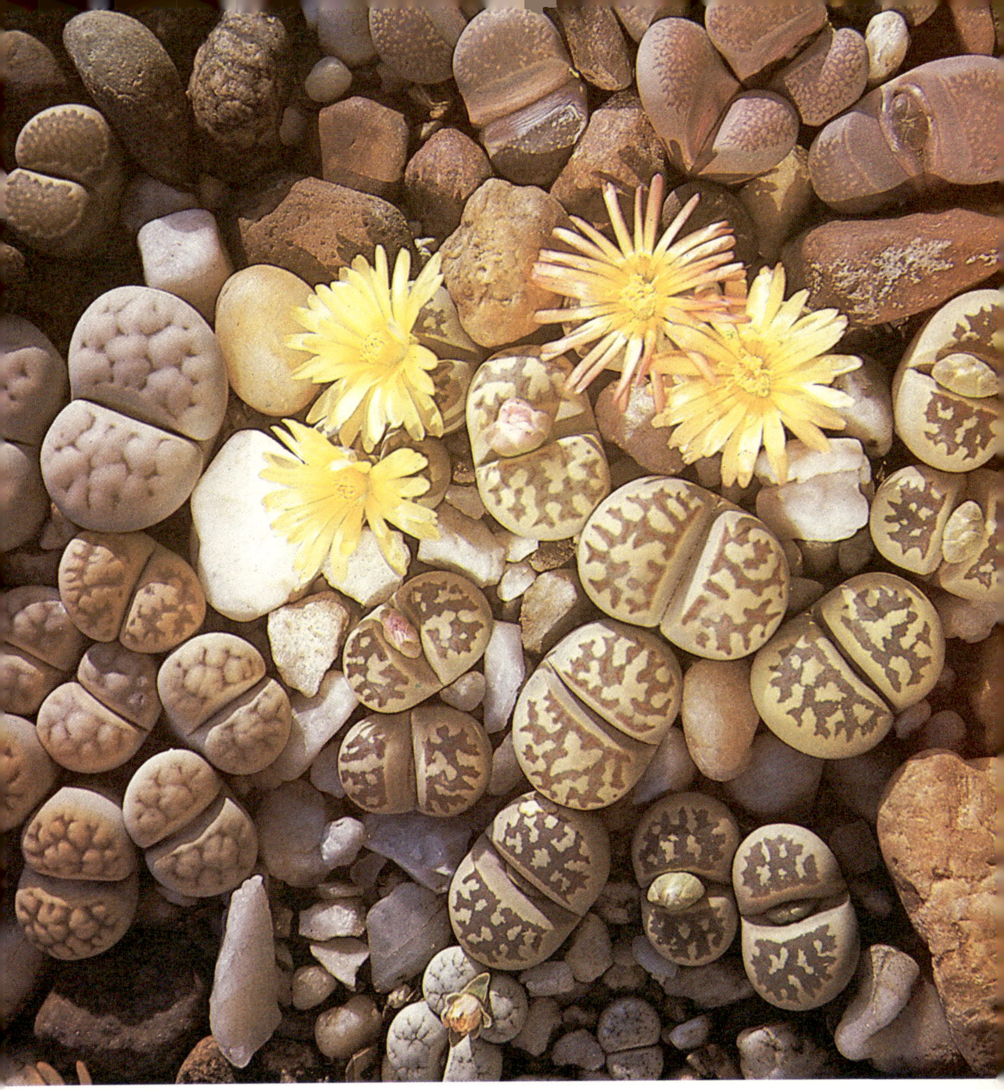

linke Seite:
1 *L. meyeri* L. Bol.
2 *L. dorotheae* Nel
3 *L. dinteri* Schwant. var. *dinteri*

Teil einer Liebhabersammlung mit *L. karasmontana* (Dint. et Schwant.) N. E. Br. var. *karasmontana*, *L. werneri* Schwant., *L. dorotheae* Nel und *L. comptonii* L. Bol. var. *comptonii*

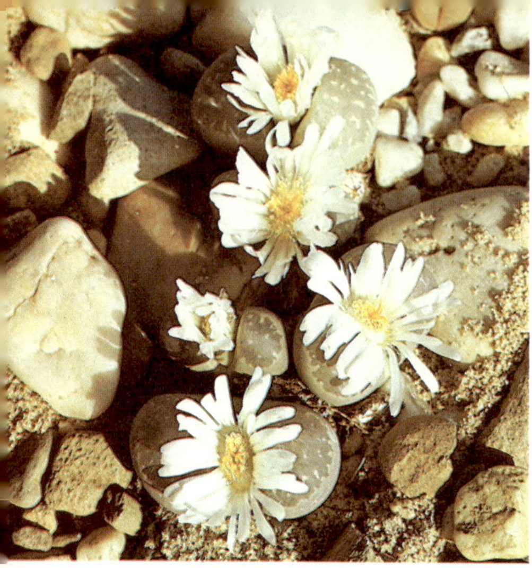
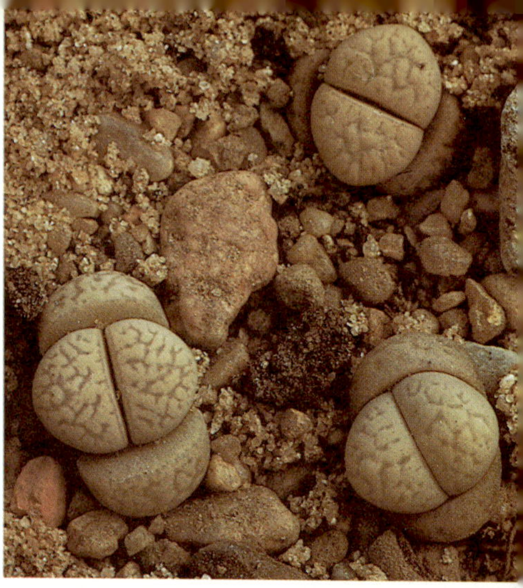
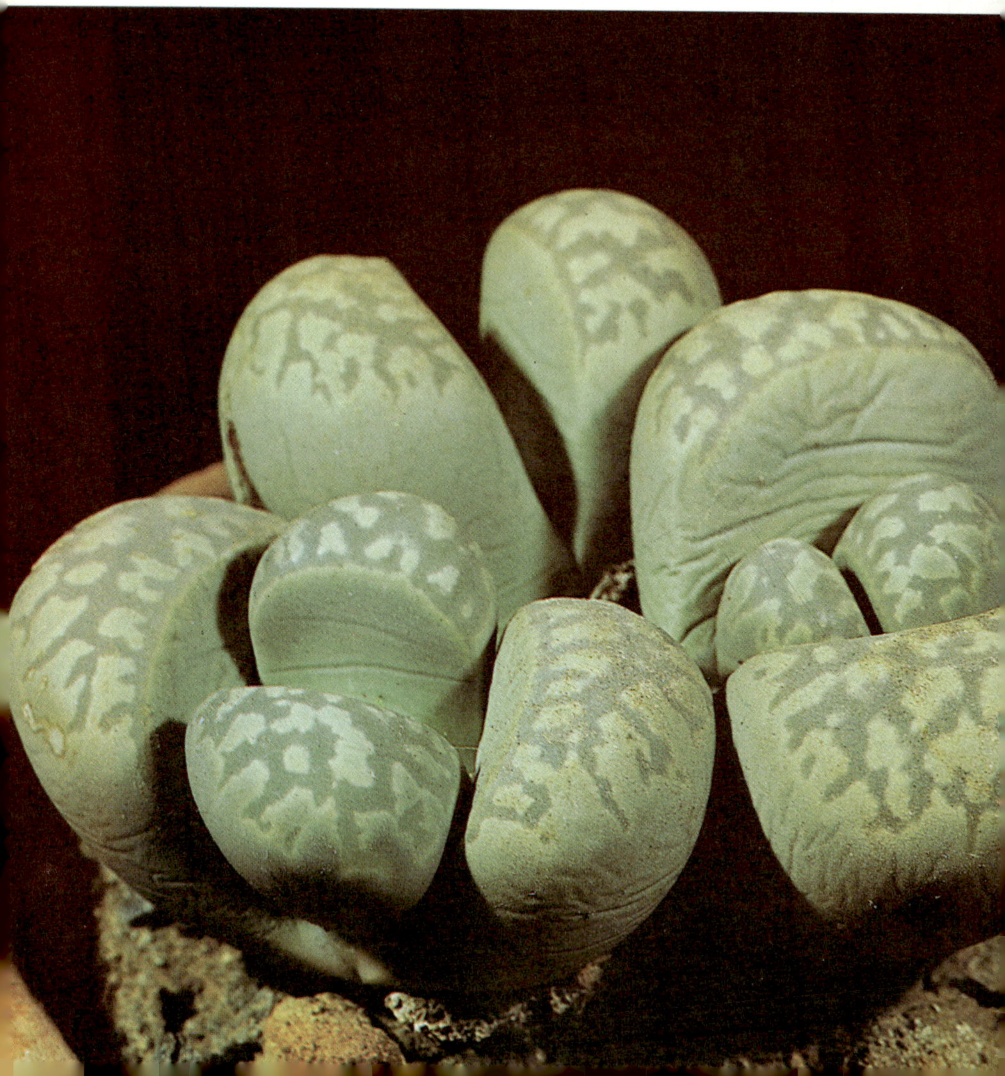

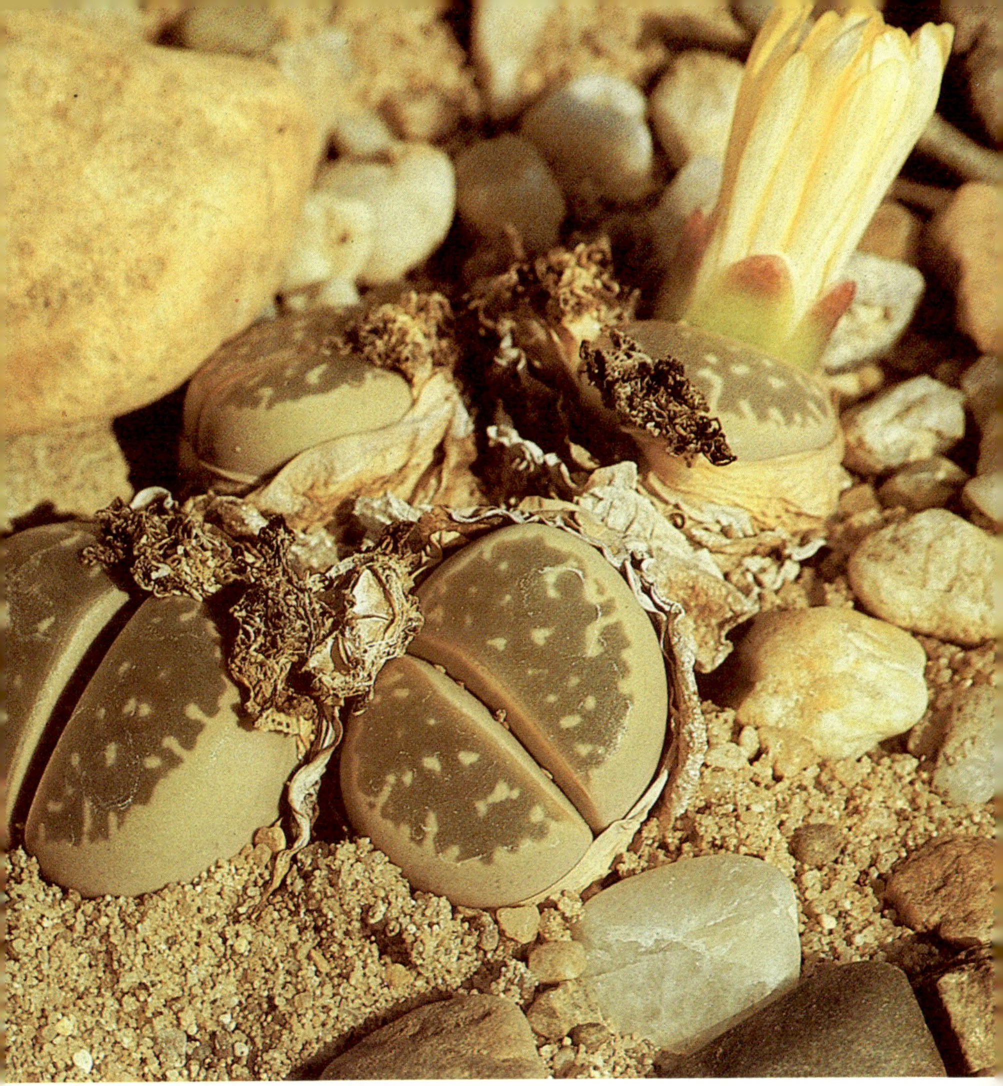

linke Seite:
1 *L. marmorata* (N. E. Br.) N. E. Br. – bräunliche Variante
2 *L. marmorata* (N. E. Br.) N. E. Br. var. *elisae* (De Boer) Cole
3 *L. marmorata* (N. E. Br.) N. E. Br. var. *marmorata* – grünliche Variante

L. olivacea L. Bol.

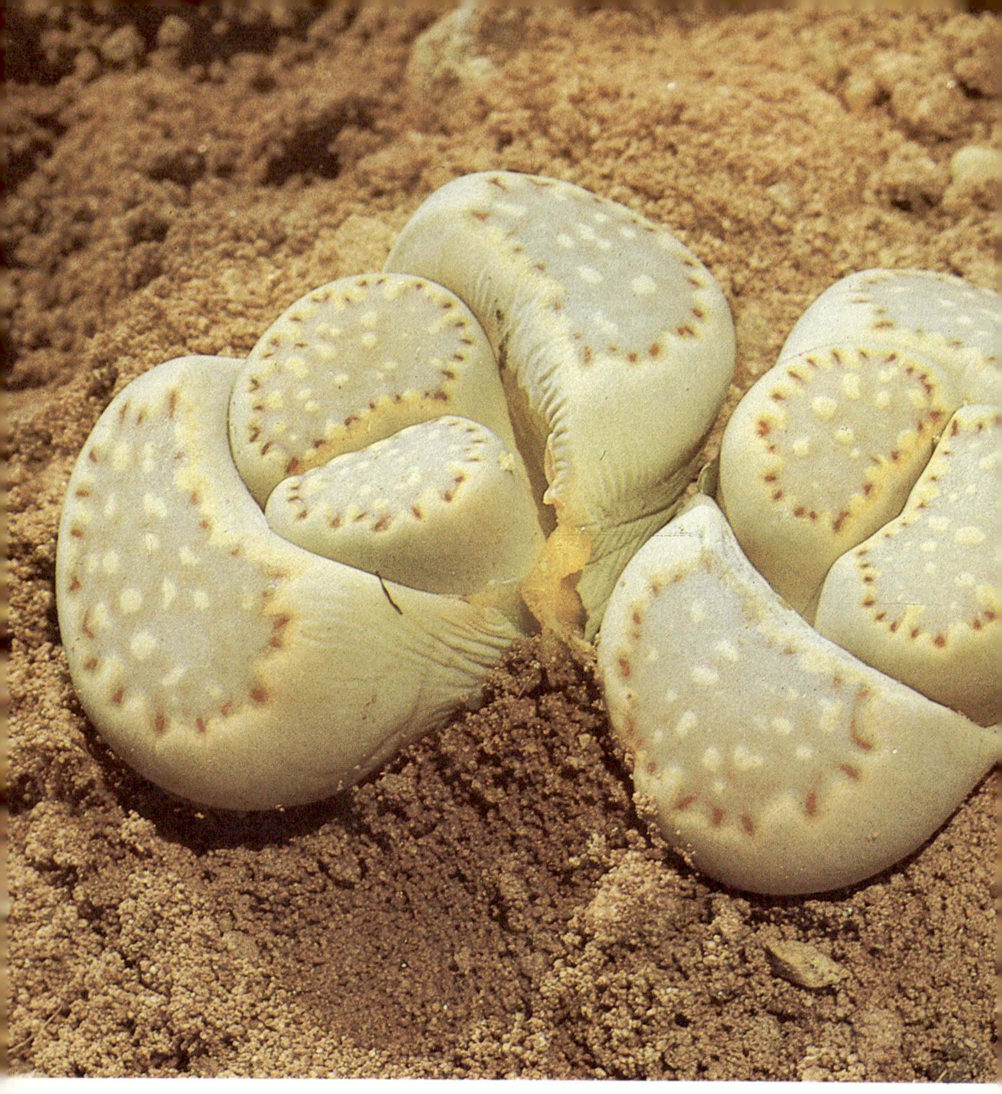

linke und rechte Seite:
L. fulleri N. E. Br. var. *fulleri*

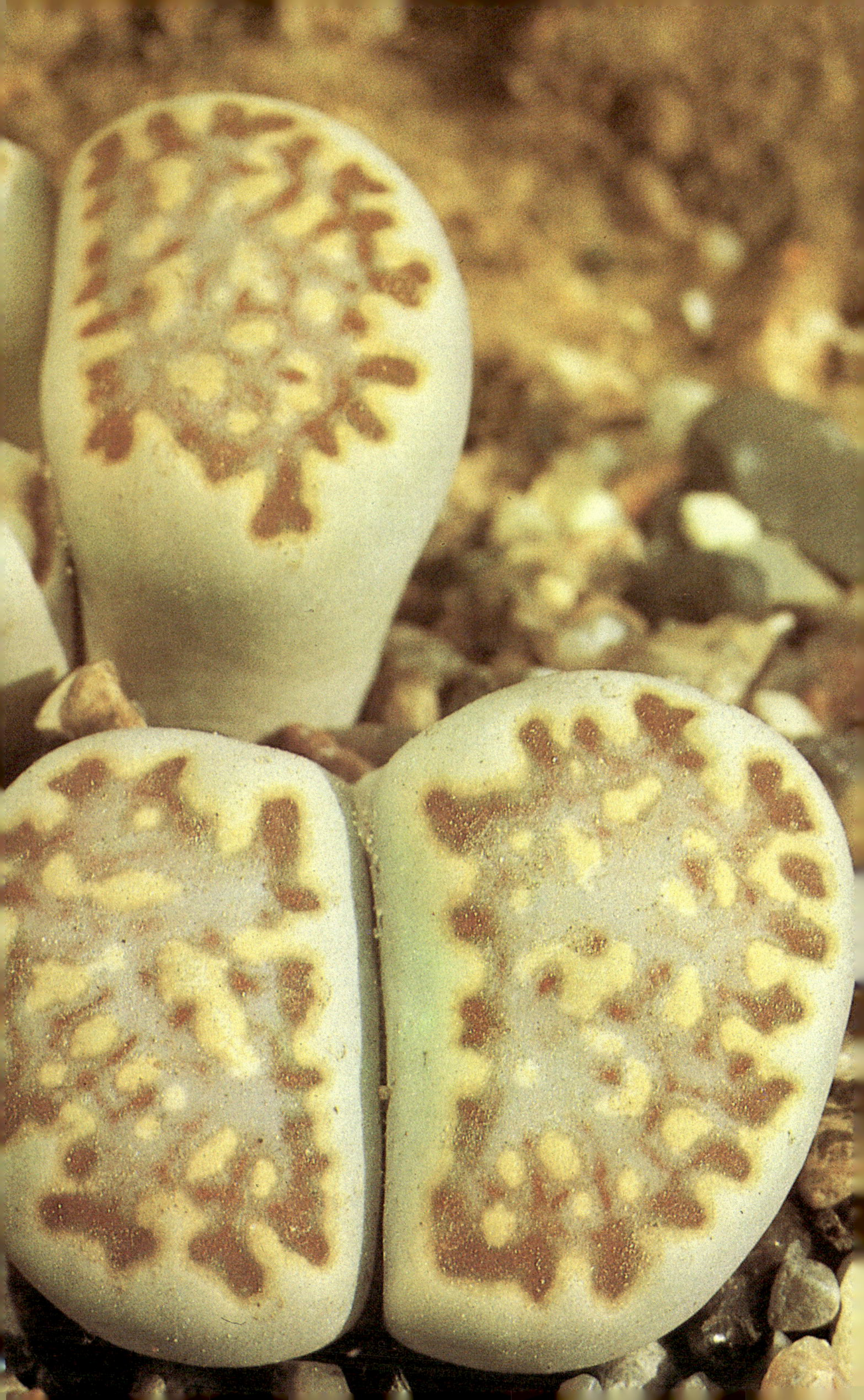

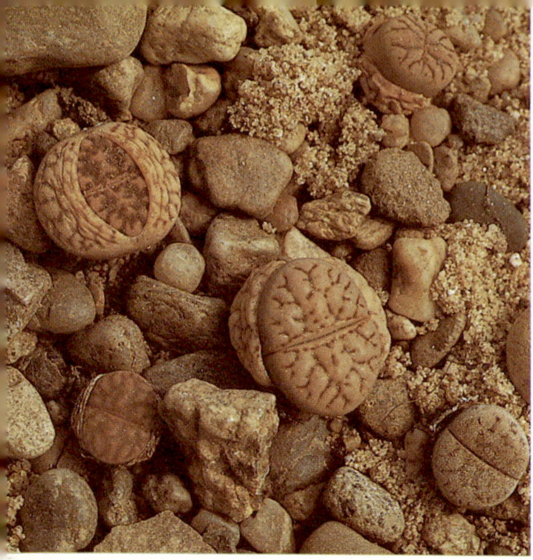
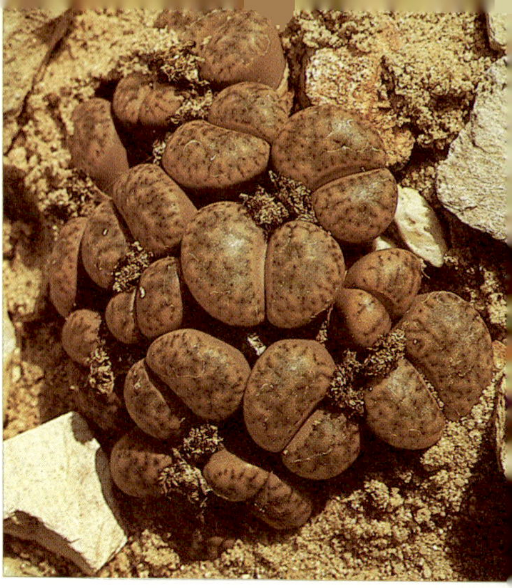
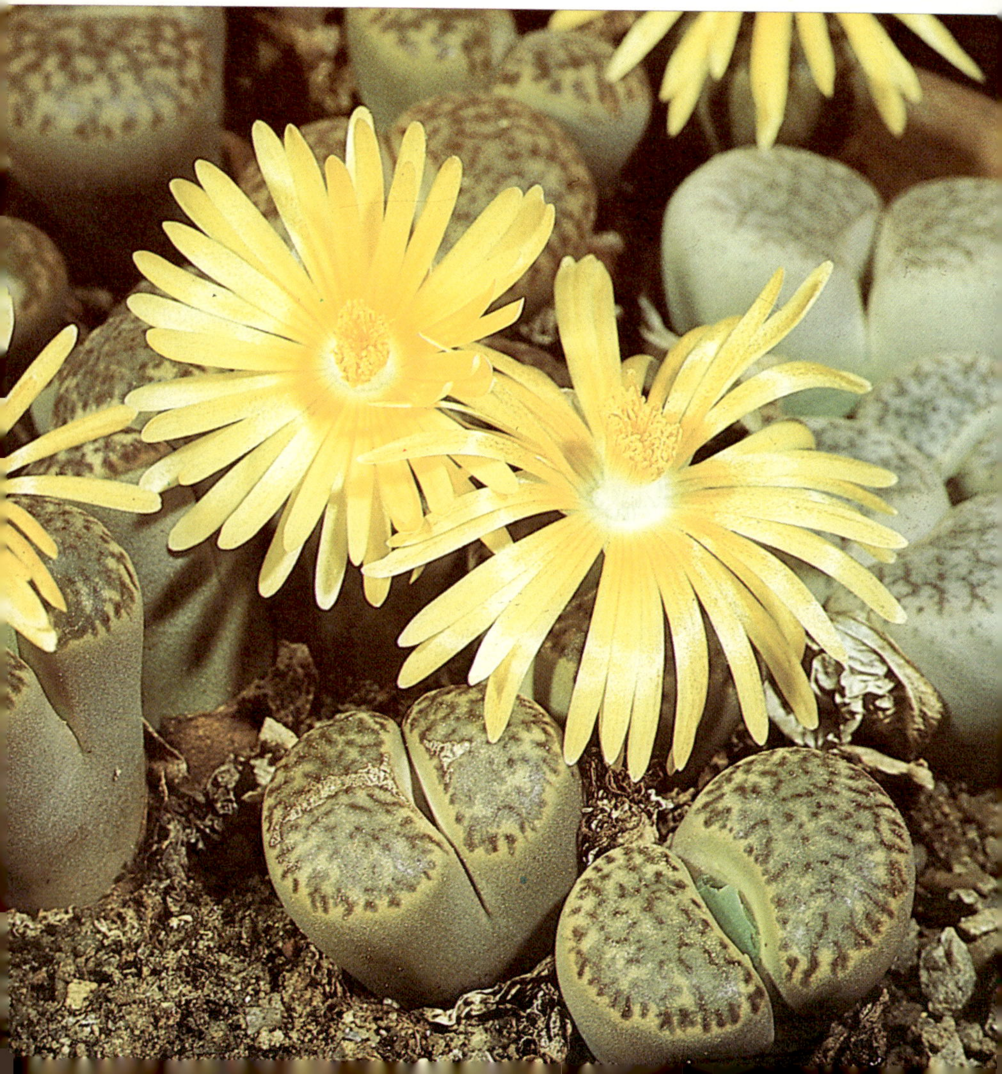

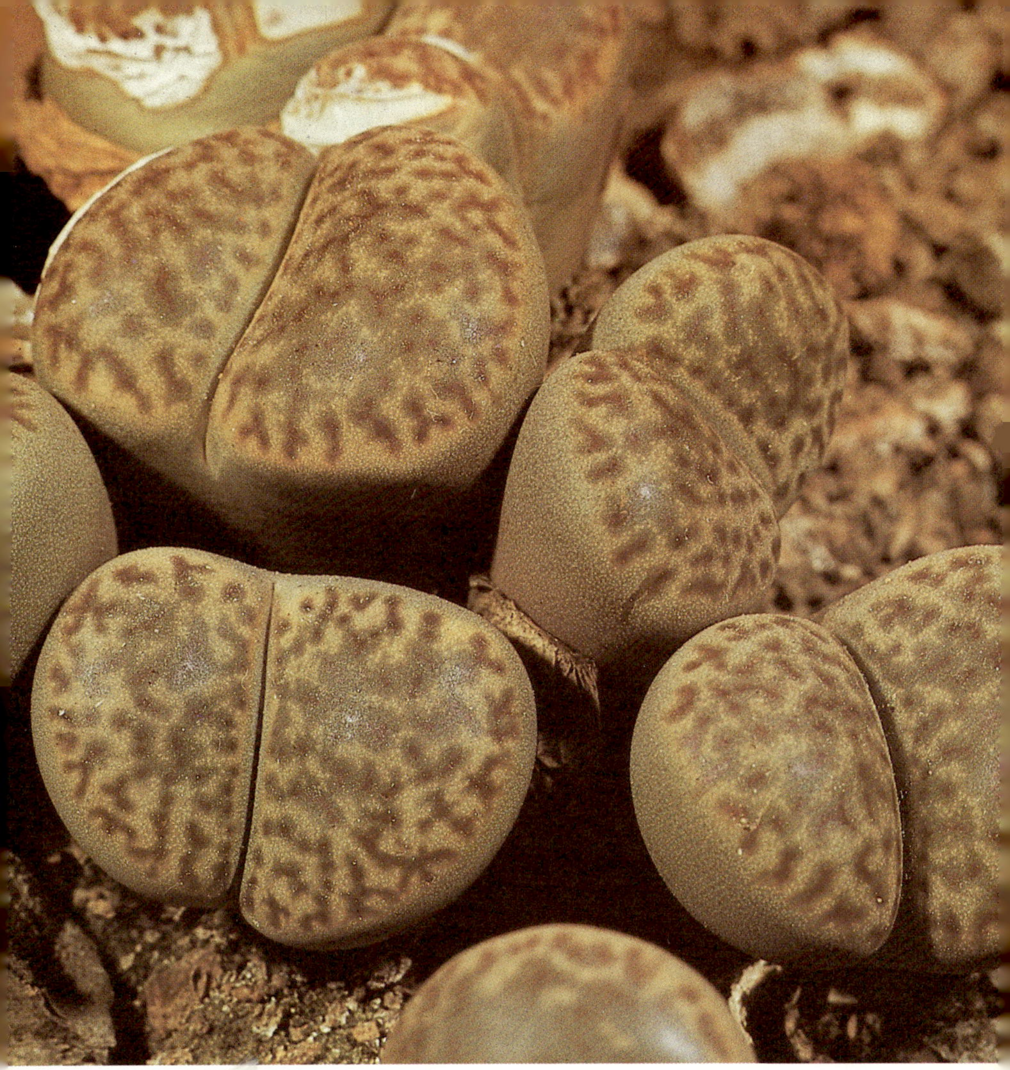

linke Seite:

1 *L. bromfieldii* L. BOL. var. *bromfieldii* – dreijährige Sämlinge

2 und 3 *L. bromfieldii* L. BOL. var. *insularis* (L. BOL.) FEARN

L. bromfieldii L. BOL. var. *mennellii* (L. BOL.) FEARN

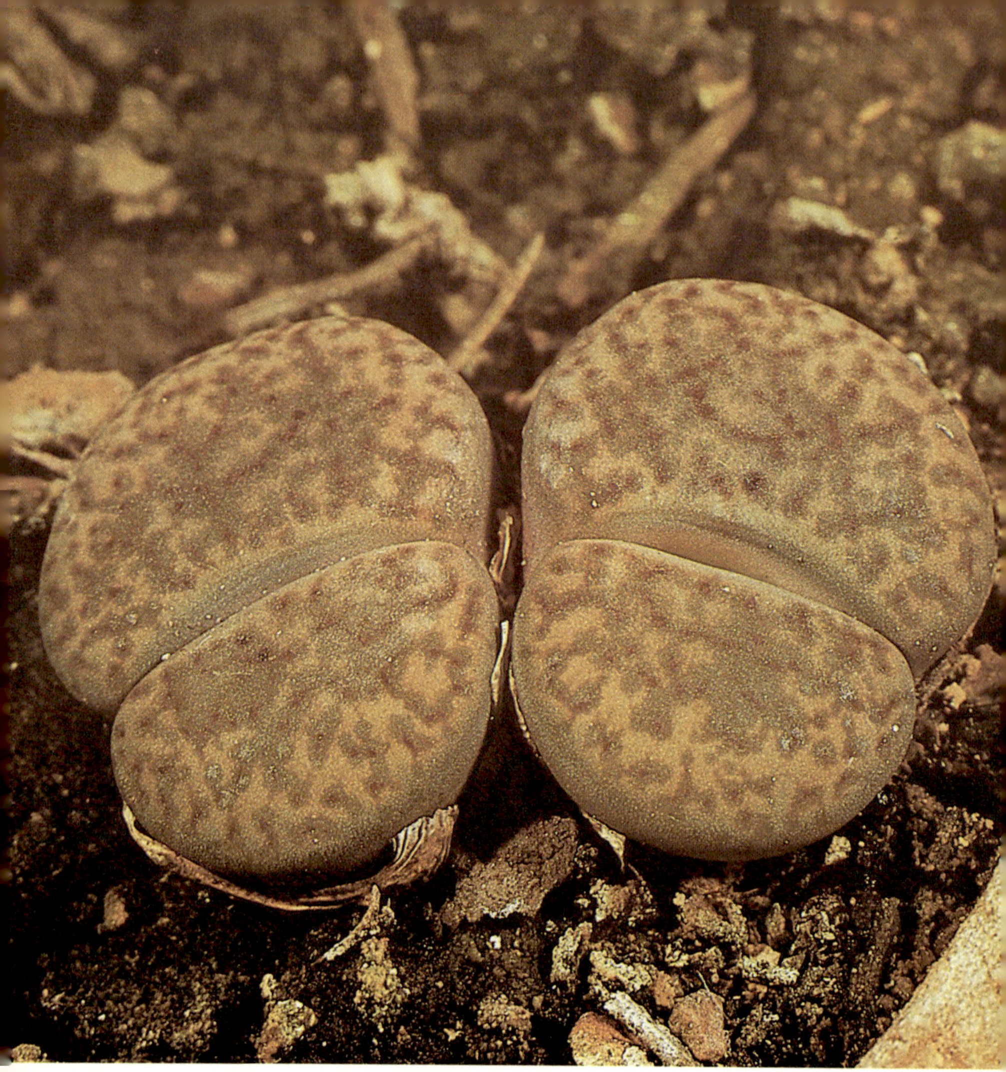

L. bromfieldii L. Bol. var.
glaudinae (De Boer) Cole

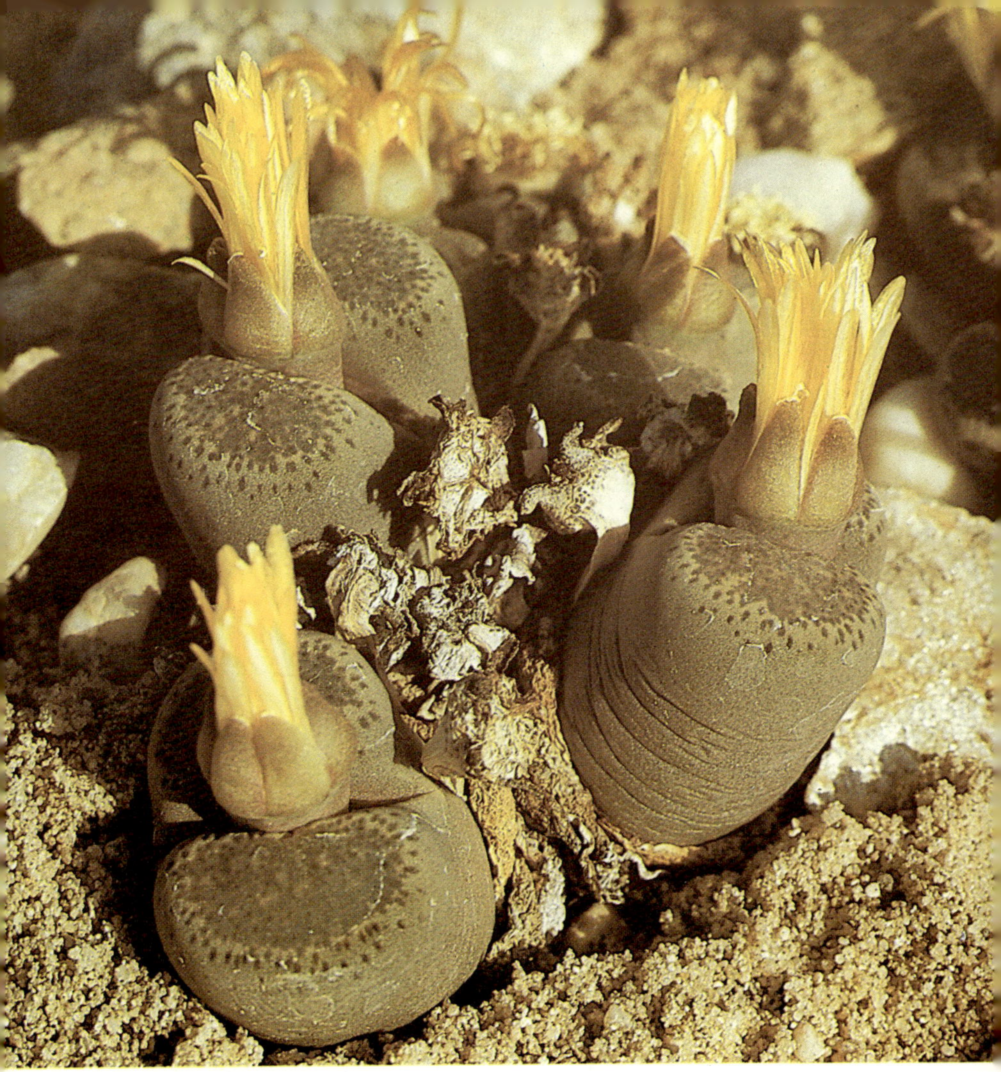

Es handelt sich hier um eine Pflanze, die von den südafrikanischen botanischen Gärten als L. hookeri (Berger) Schwant. abgegeben wurde und die Nel (1947) zu *L. terricolor* N. E. Br. stellte. Siehe hierzu die Bemerkungen bei *L. hookeri* (Berger) Schwant.

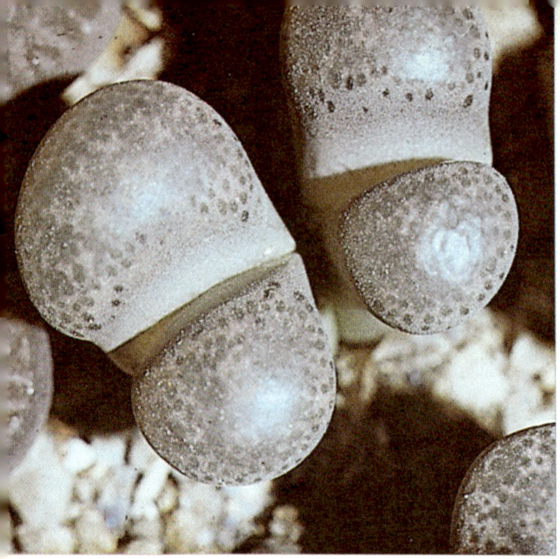
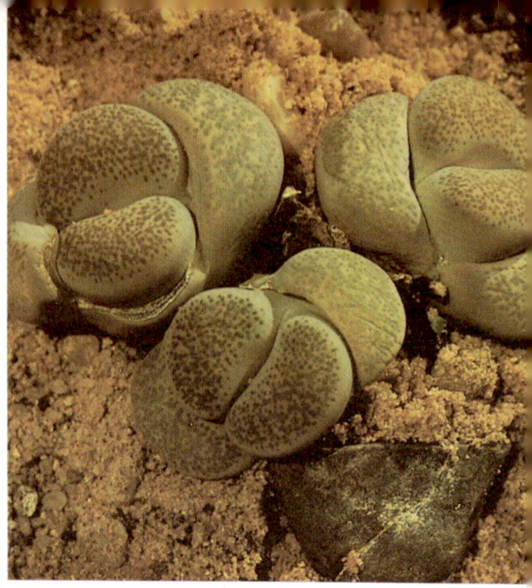
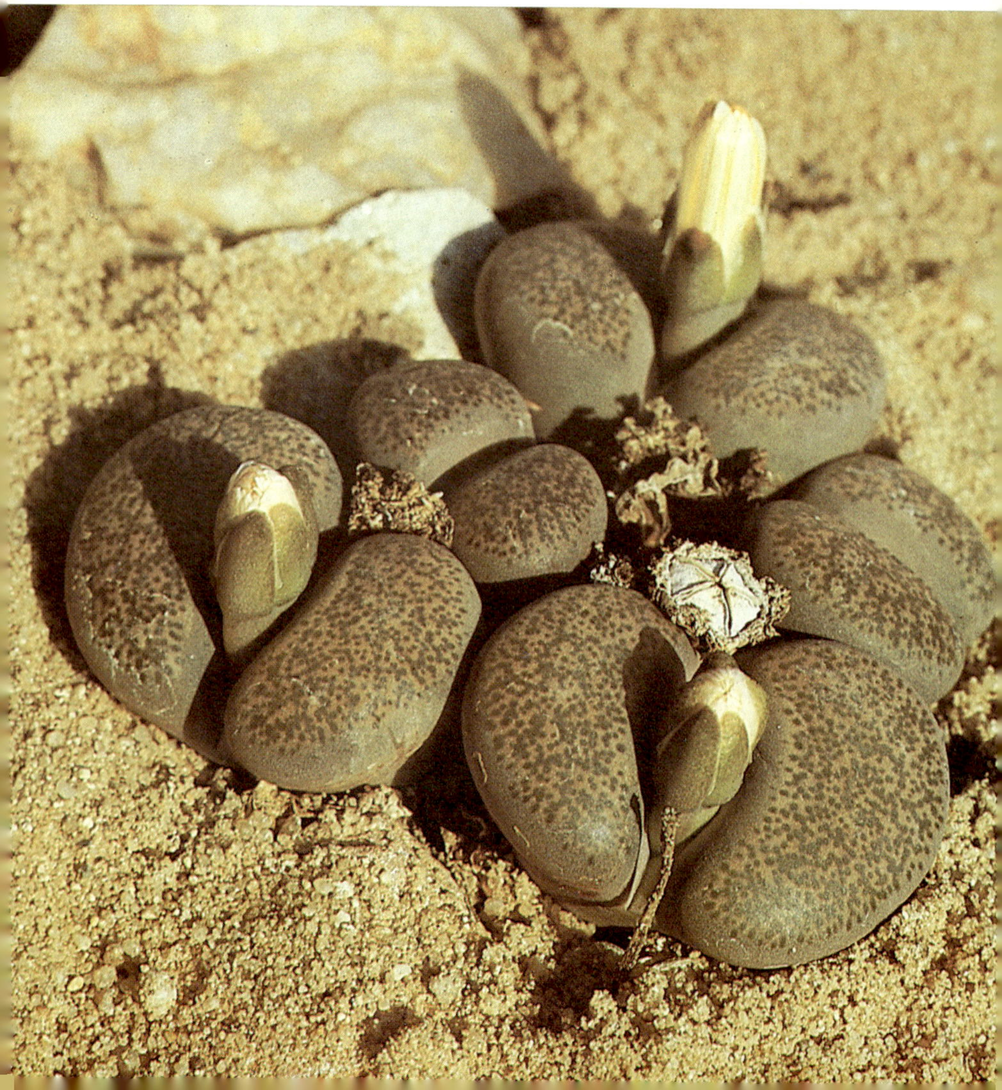

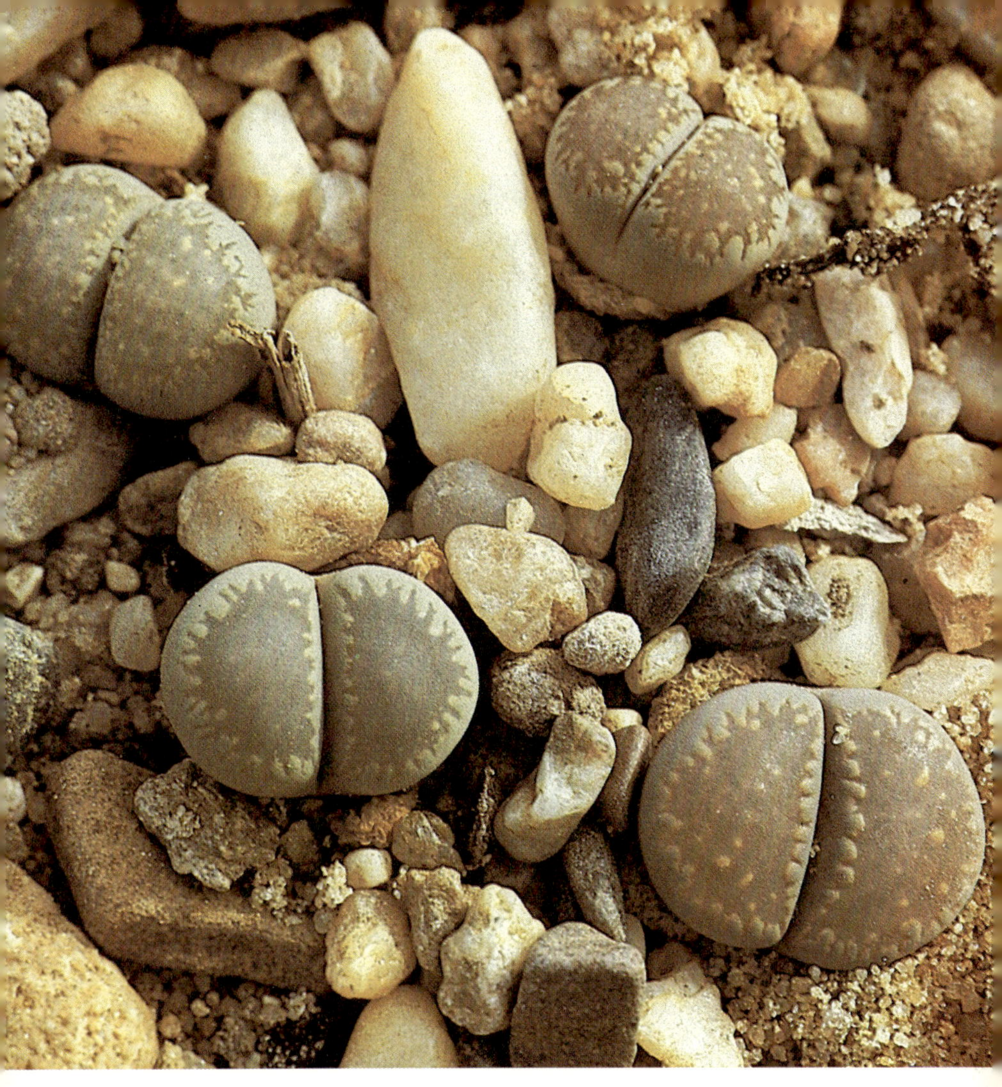

linke Seite:
1 *L. localis* (N. E. Br.) Schwant. – Standortsvariante von Prince Albert (Kapprovinz)
2 *L. localis* (N. E. Br.) Schwant. – Eine Standortsvariante, die wegen der etwas graueren Färbung als "terricolor" bezeichnet wird.
3 *L. localis* (N. E. Br.) Schwant.

L. villetii L. Bol. var. *villetii*

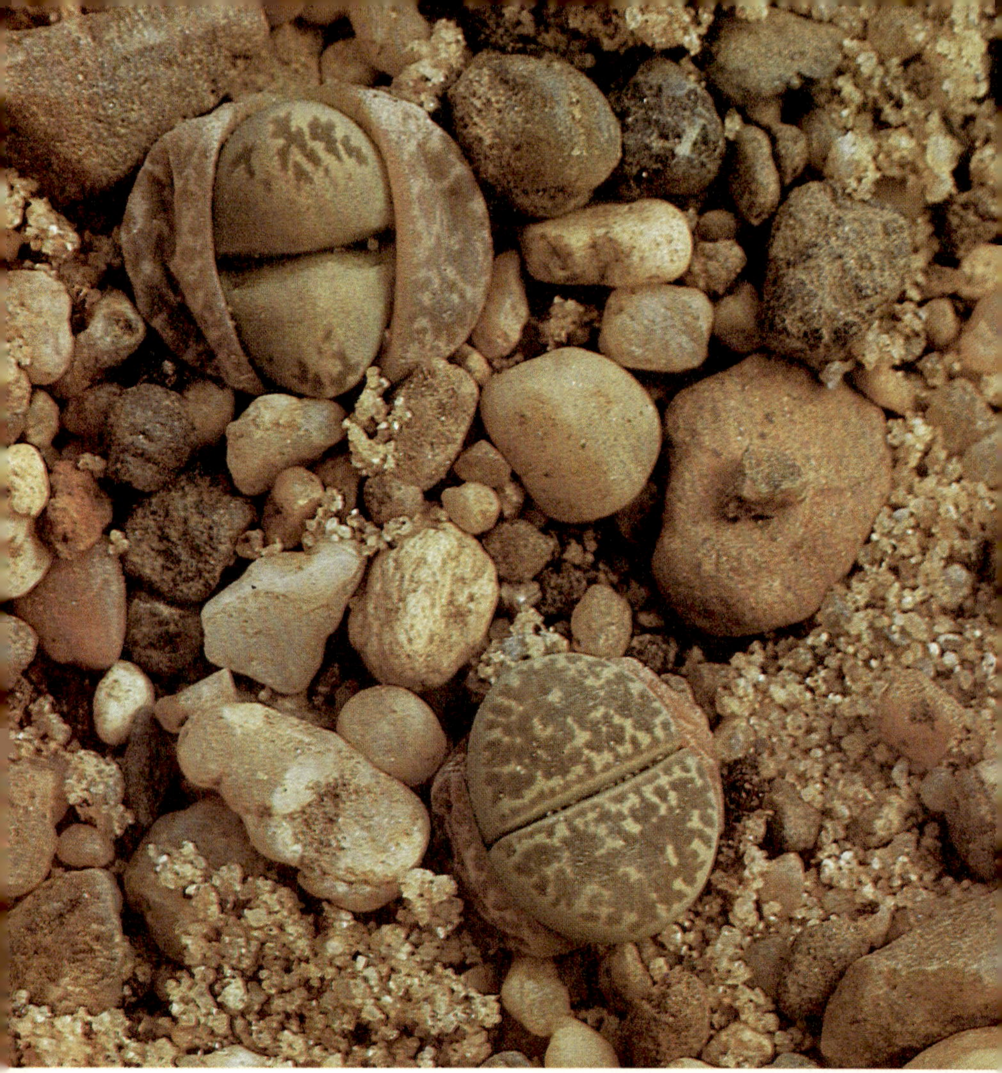

1 *L. naureeniae* COLE – dreijährige Sämlinge. Diese neue Art wurde 1976 von Peter V. BRUYNS südöstlich von Springbok (Kapprovinz) gefunden und 1980 von COLE beschrieben.
2 *L. deboerii* SCHWANT.

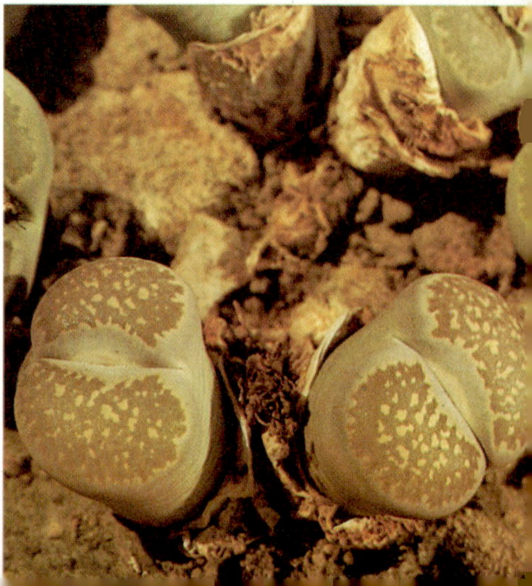

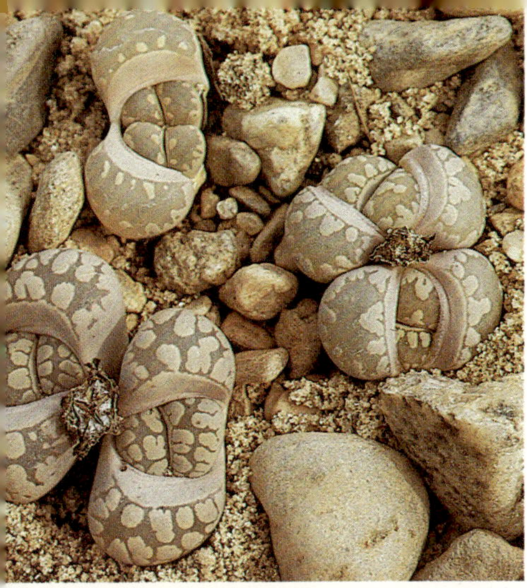

1 *L. otzeniana* NEL
2 *L. otzeniana* NEL (oben links) in einer Liebhabersammlung

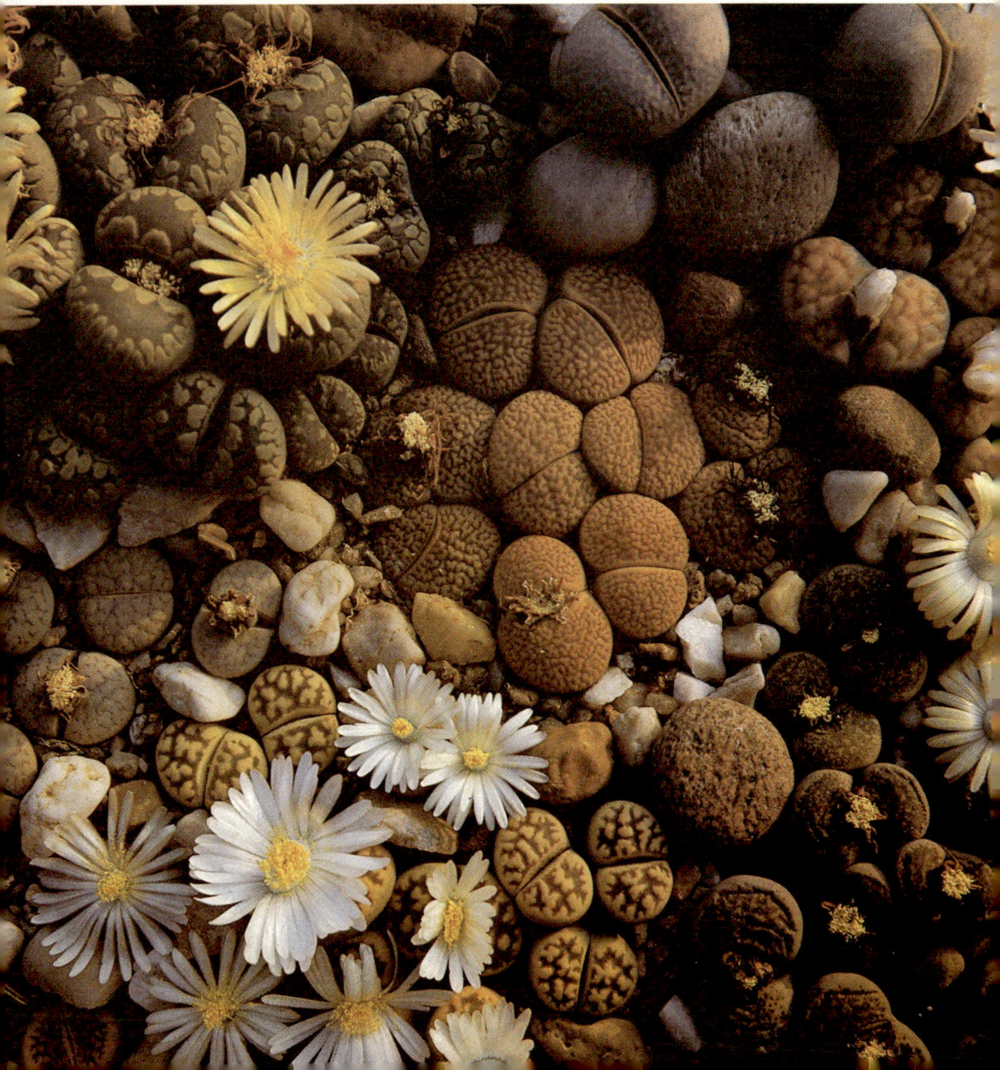

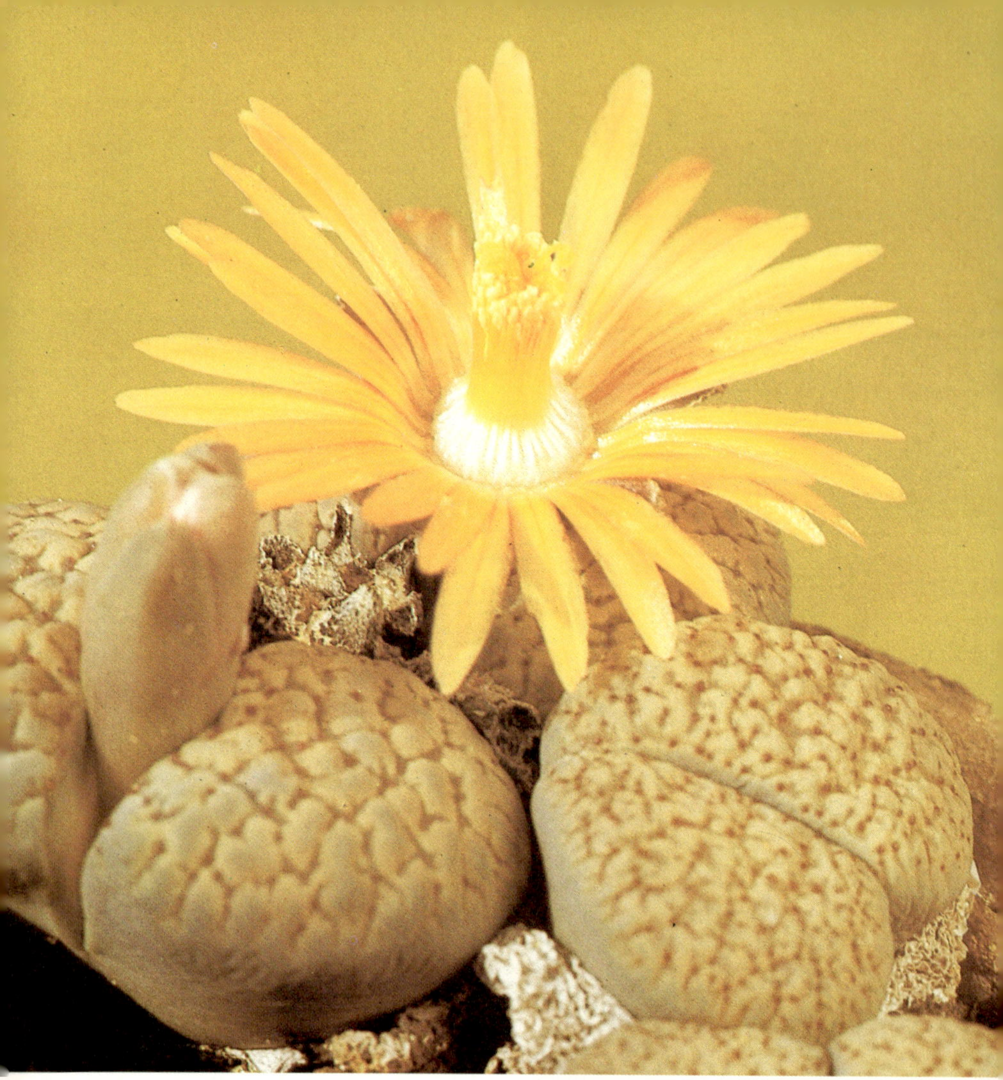

1 und 2 *L. verruculosa* NEL var. *verruculosa*

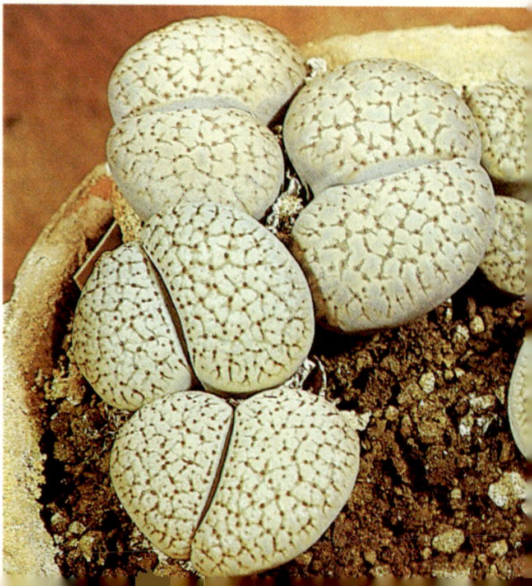

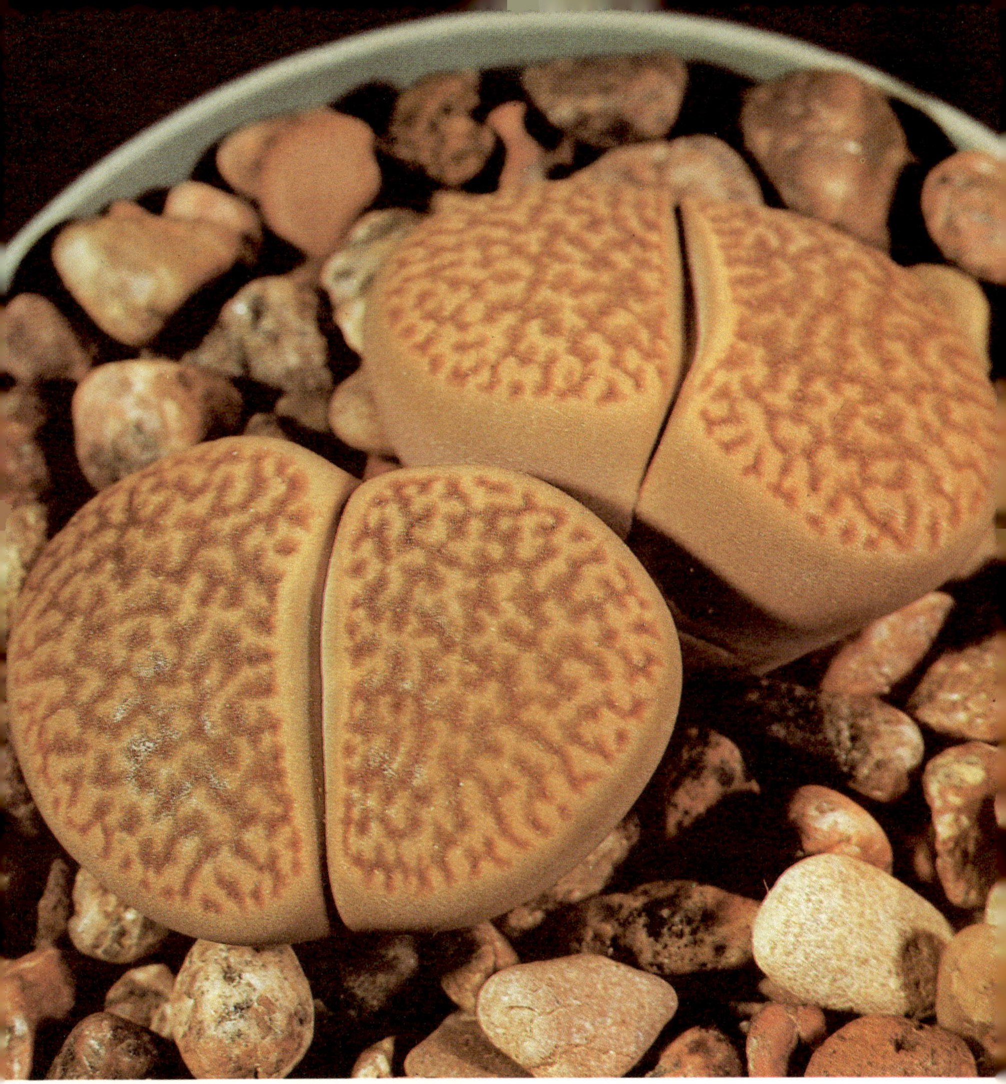

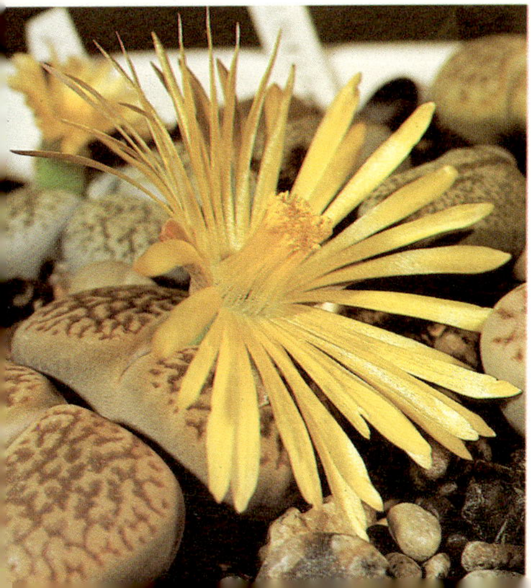

1 und 2 L. turbiniformis (HAW.) N. E. BR. var. *turbiniformis*

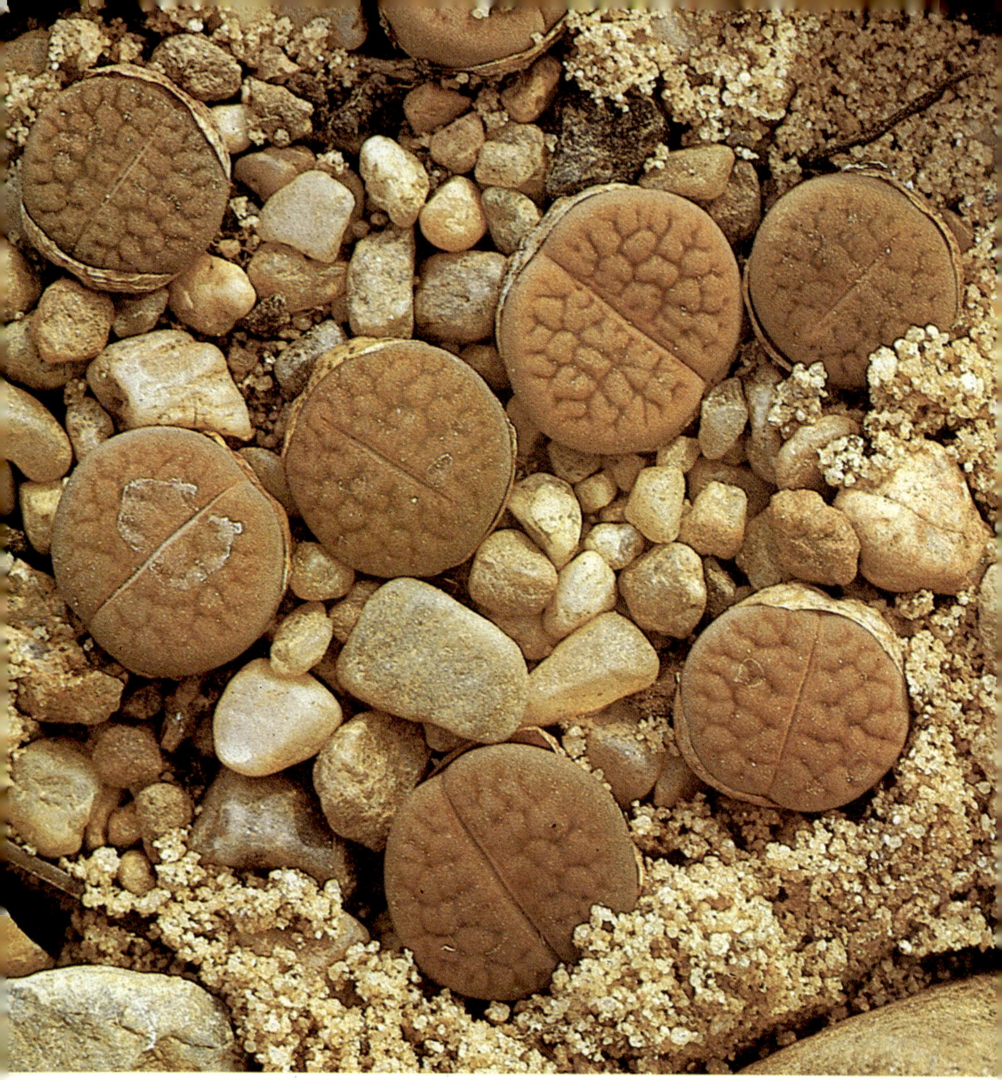

L. turbiniformis (HAW.) N. E. BR.
var. *susannae* COLE –
dreijährige Sämlinge

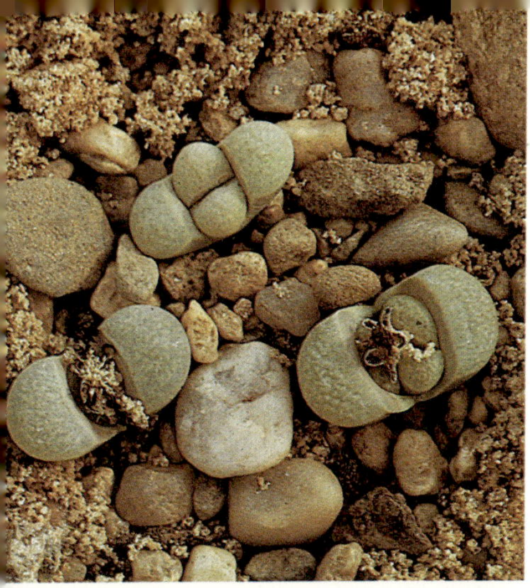

1 *L. divergens* L. Bol. var. *divergens*
2 *L. divergens* L. Bol. var. *amethystina* De Boer

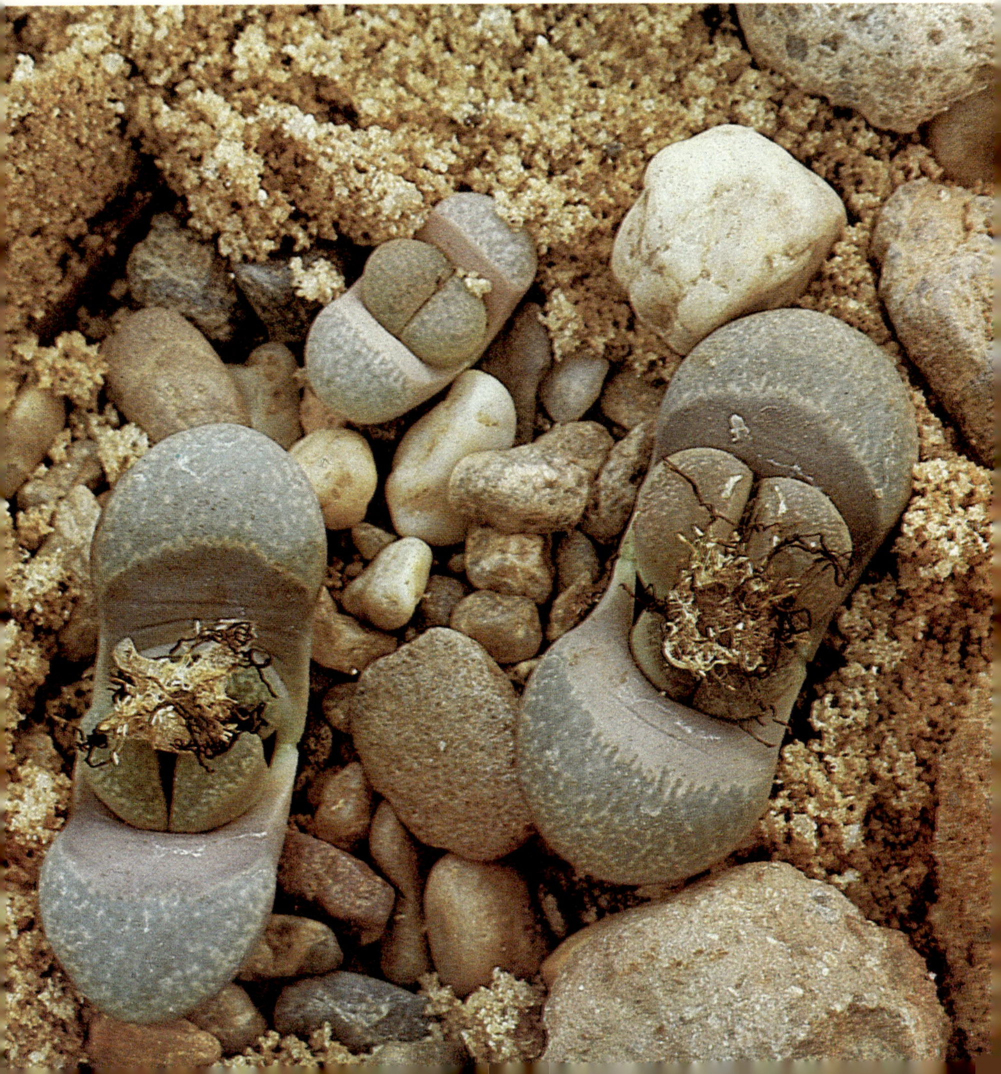

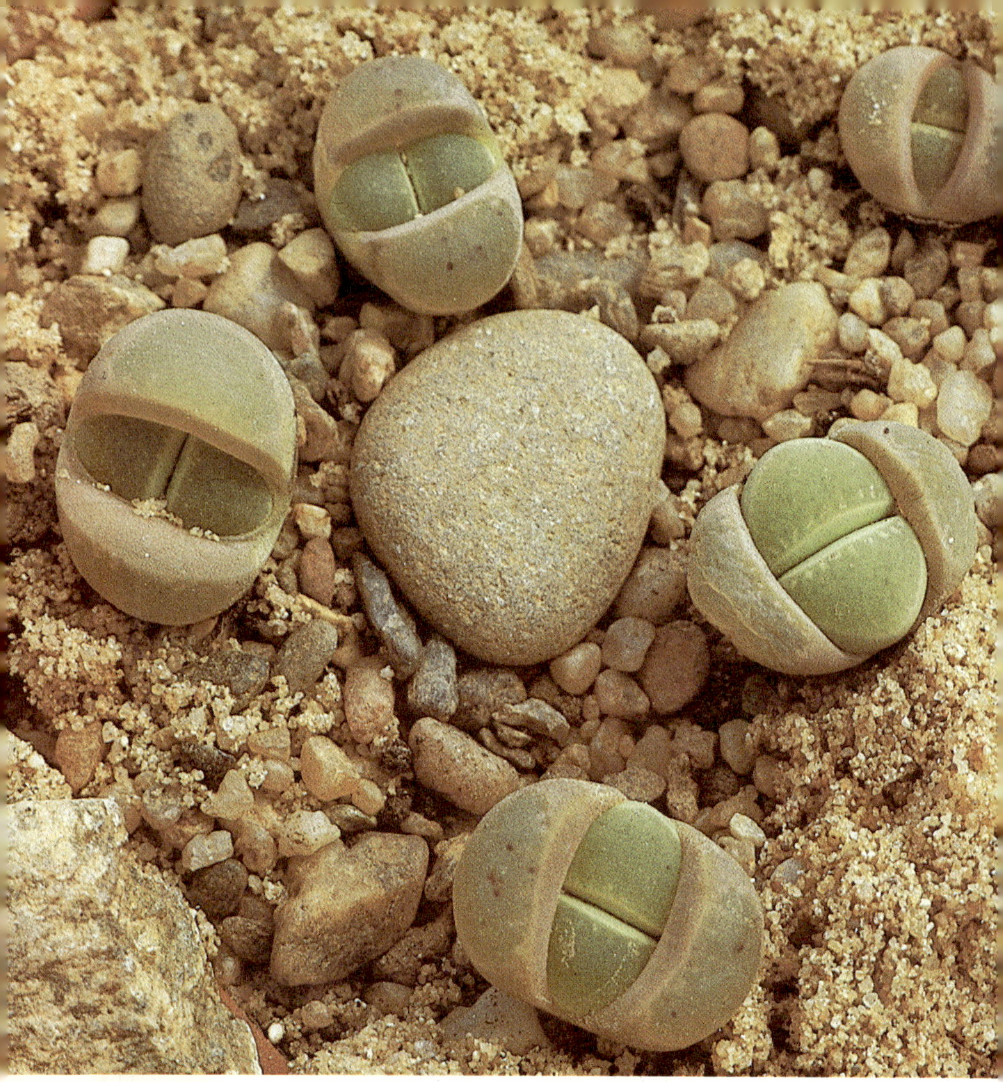
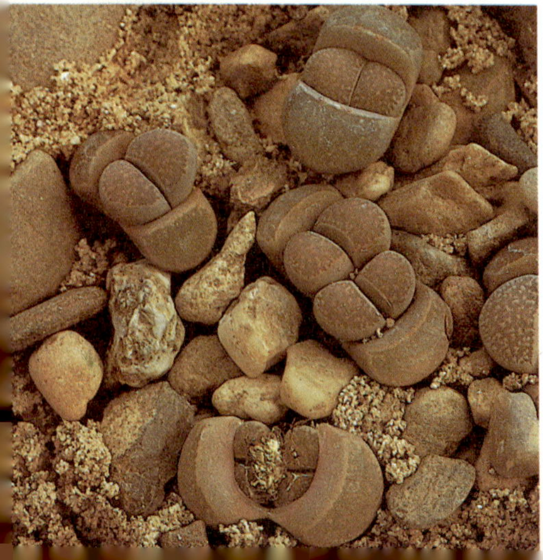
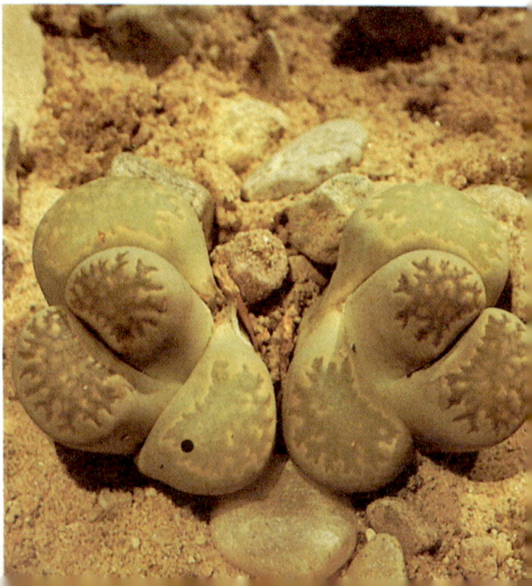

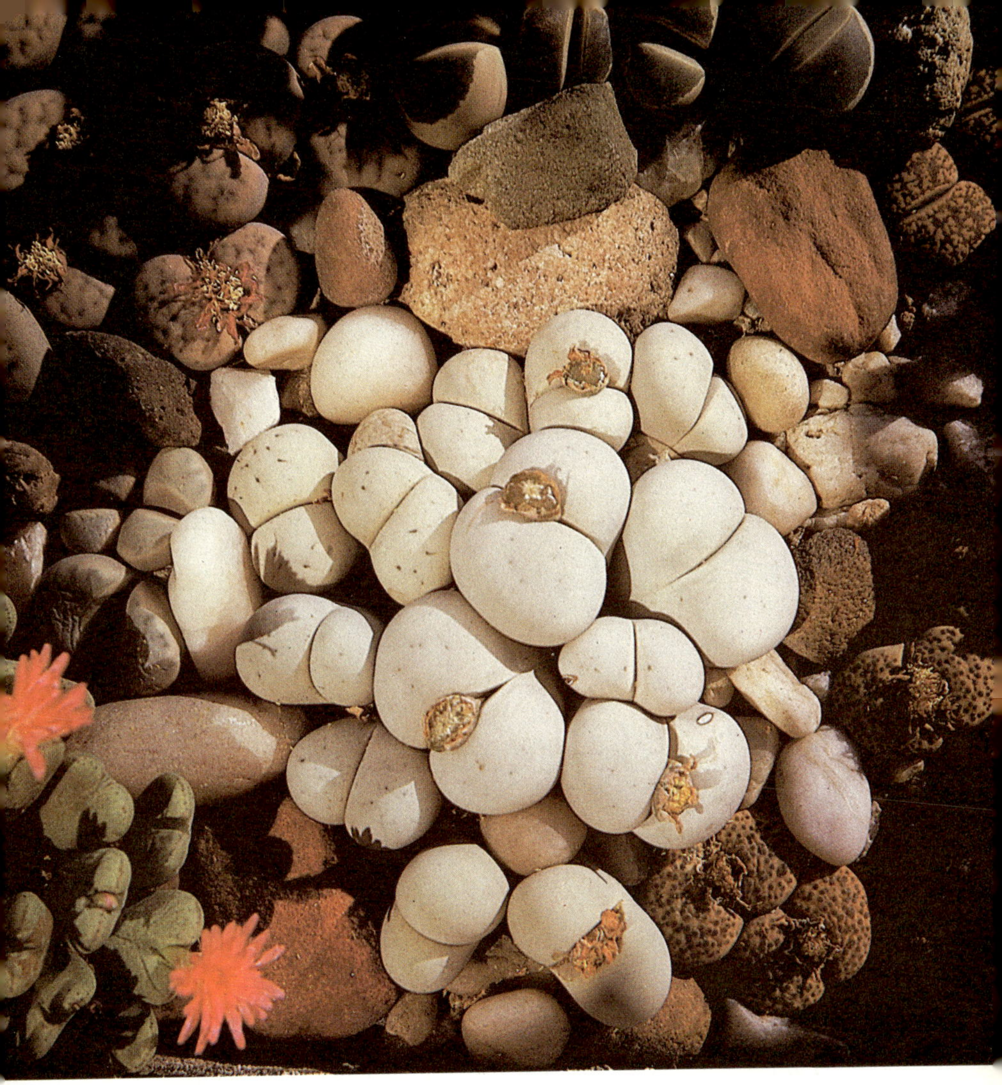

linke Seite:
1 *L. viridis* H. LUCKH. – dreijährige Sämlinge
2 *L. comptonii* L. BOL. var. *weberi* (NEL) COLE
3 *L. salicola* L. BOL.

Ein sehr schönes Exemplar von *L. ruschiorum* (DINT. et SCHWANT.) N. E. BR. var. *ruschiorum* in einer Liebhabersammlung

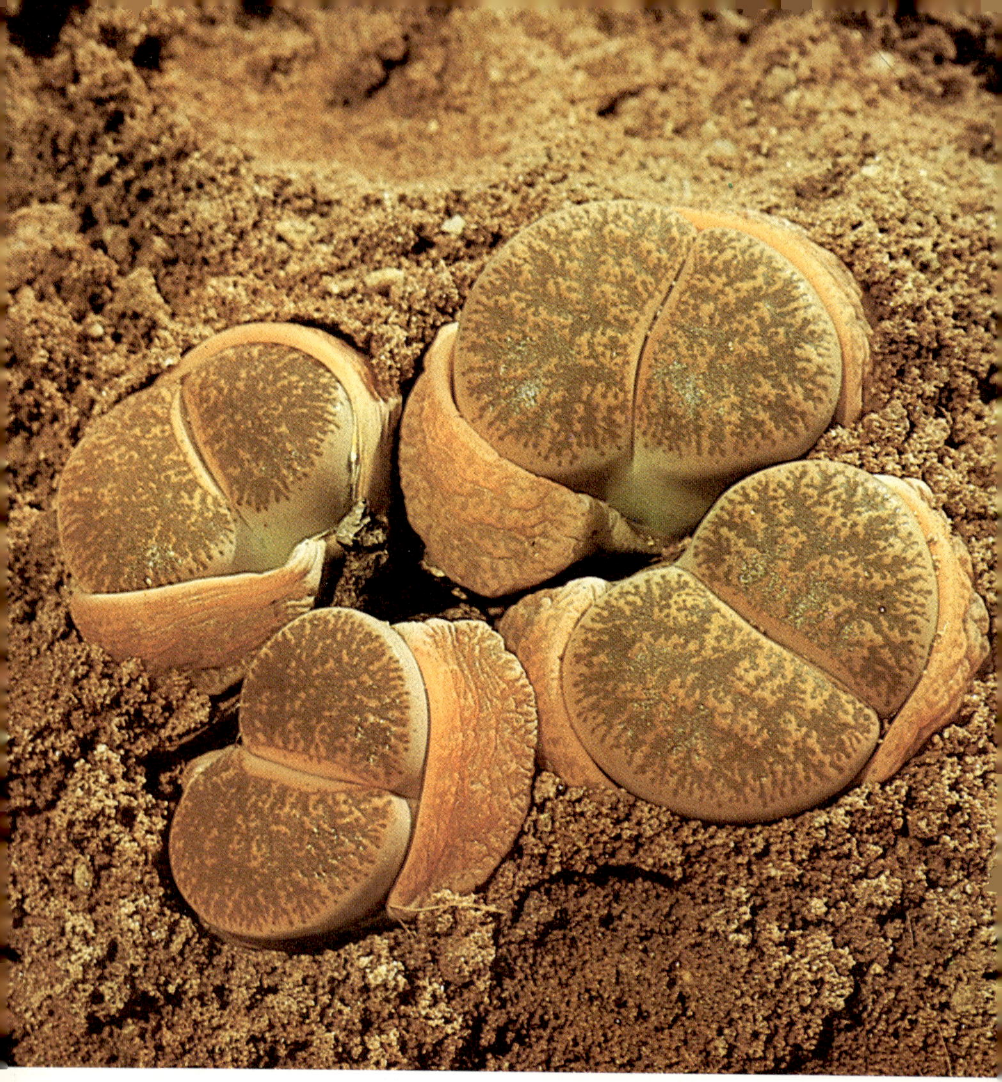

1 *L. lesliei* (N. E. Br.) N. E. Br. var. *lesliei* f. *lesliei*
2 *L. lesliei* (N. E. Br.) N. E. Br. var. *lesliei* f. *minor* (De Boer) Fearn

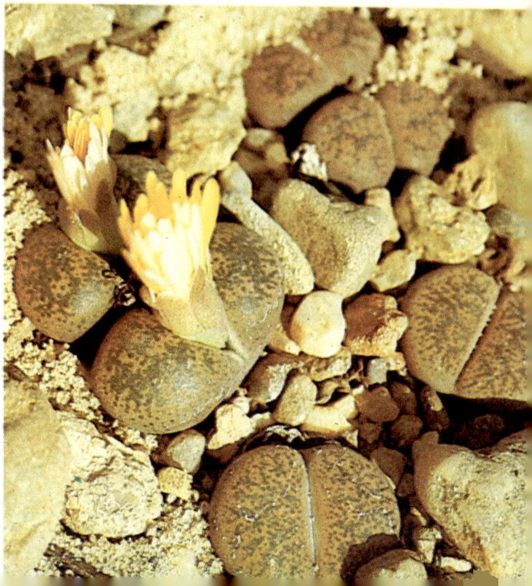

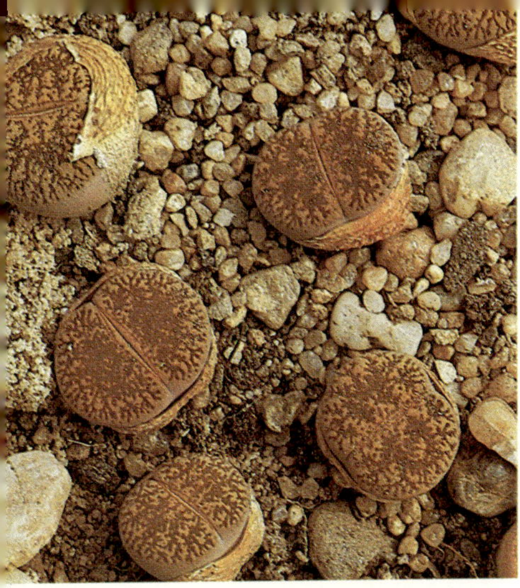

1 *L. lesliei* (N. E. Br.) N. E. Br. var. *hornii* De Boer
2 *L. lesliei* (N. E. Br.) N. E. Br. var. *mariae* Cole

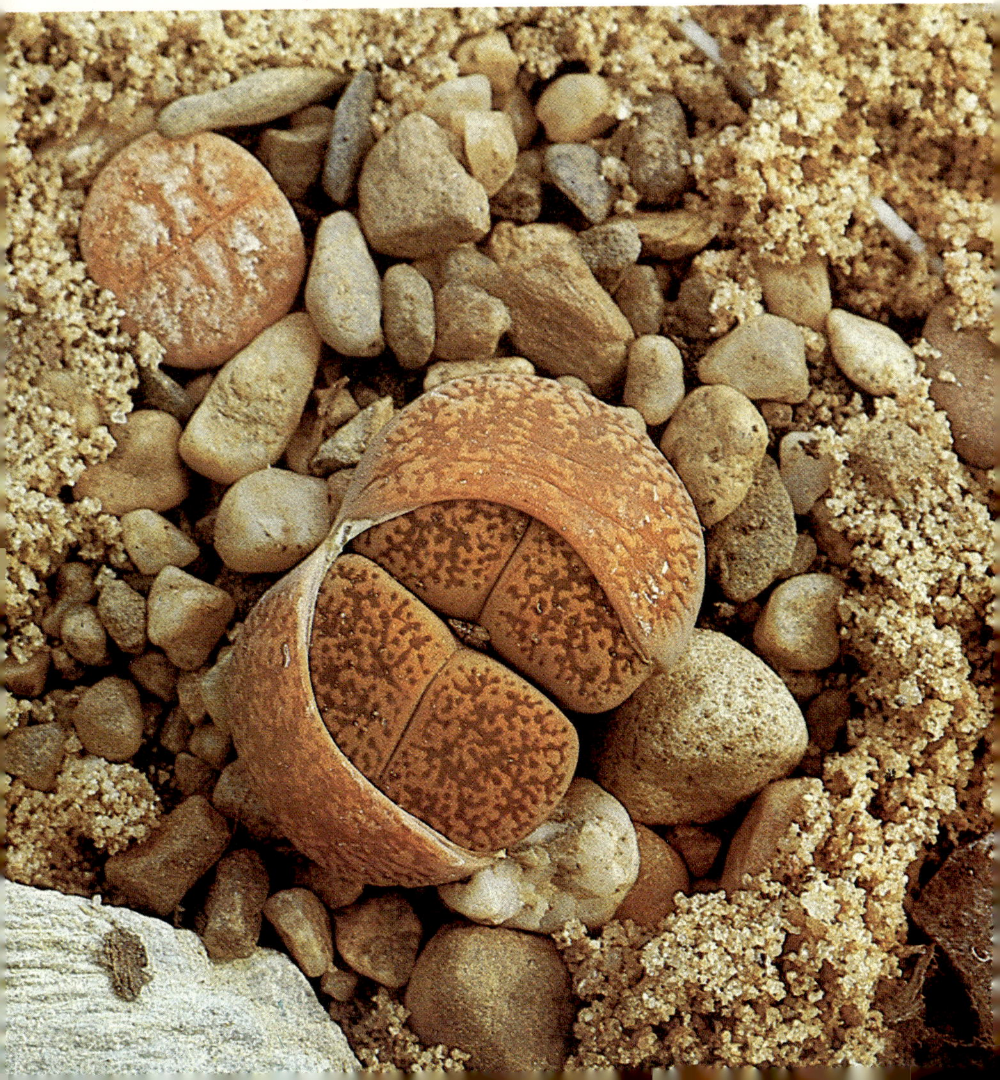

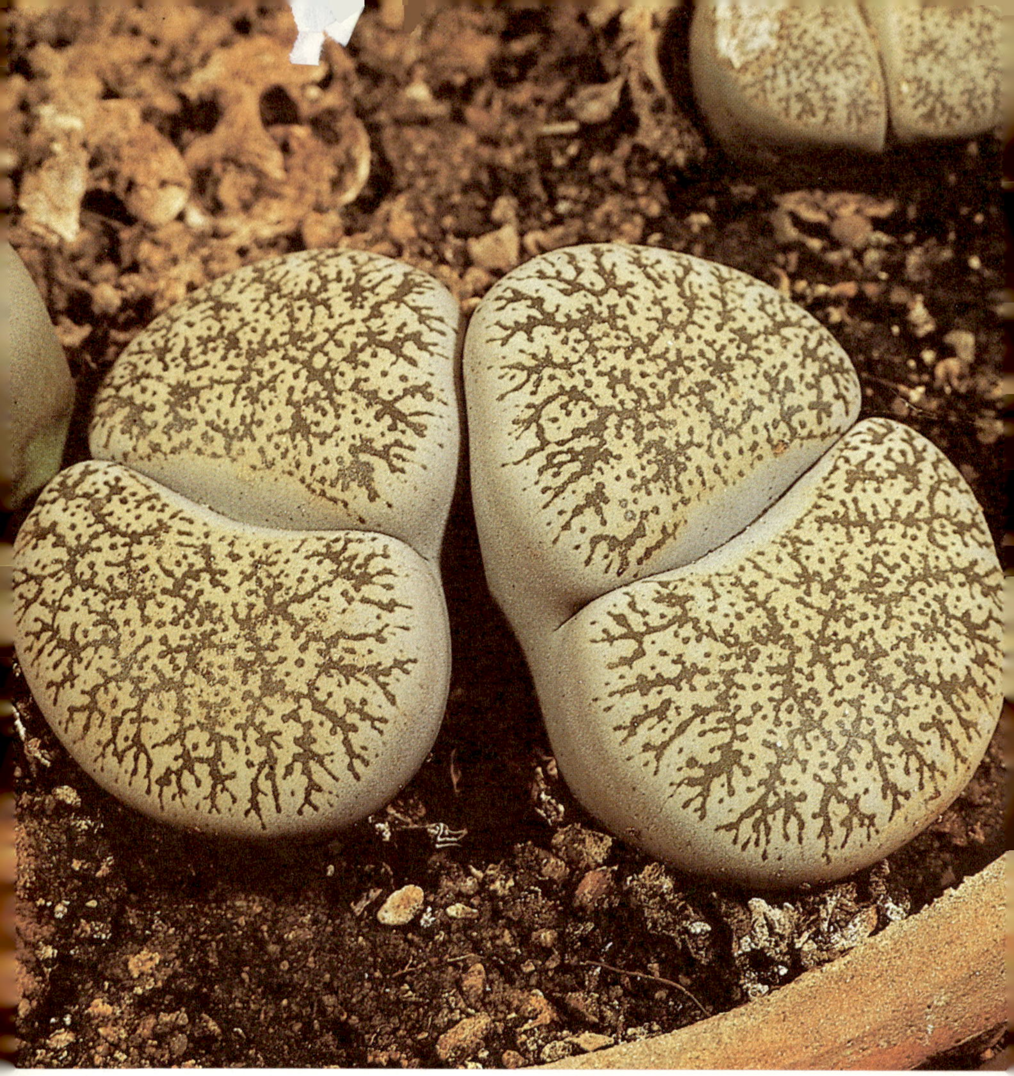

1 und 2 *L. lesliei* (N. E. Br.) N. E. Br. var. *venteri* (Nel) De Boer et Boom

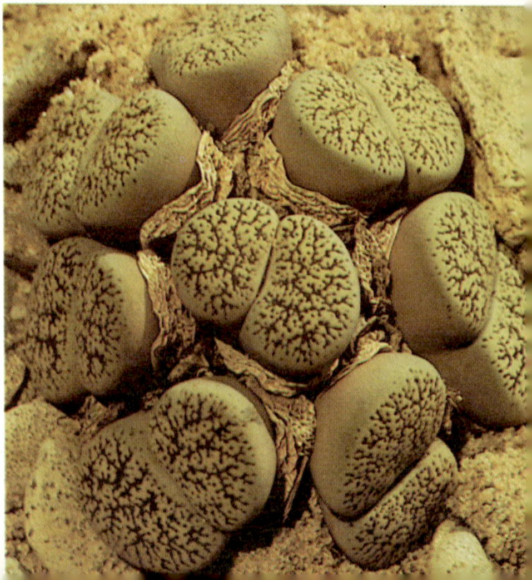

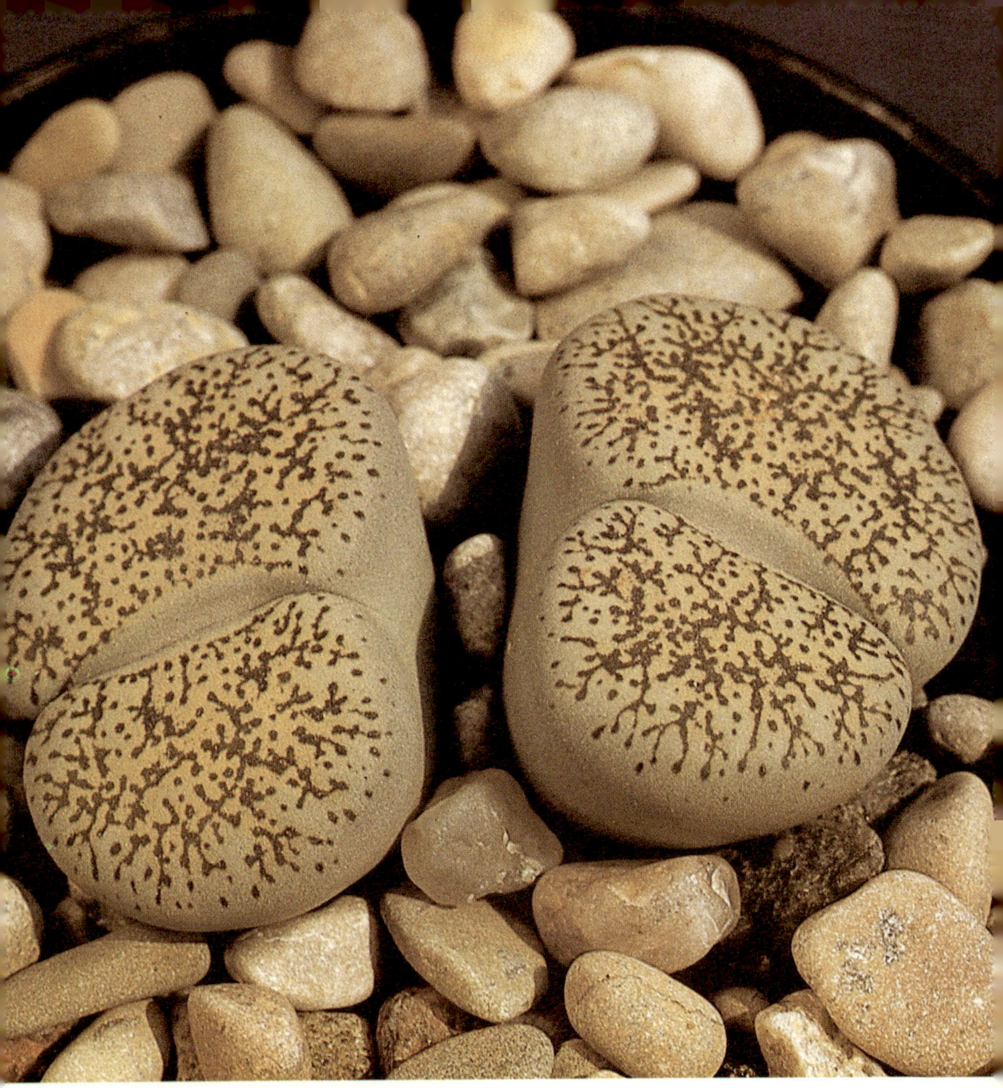

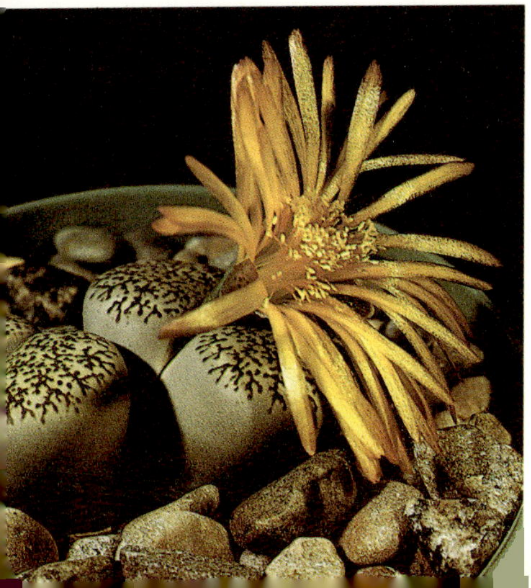

1 und 2 *L. lesliei* (N. E. Br.) N. E. Br. var. *venteri* (Nel) De Boer et Boom – Die Körperfarbe bei dieser Varietät geht von grau bis bräunlich.

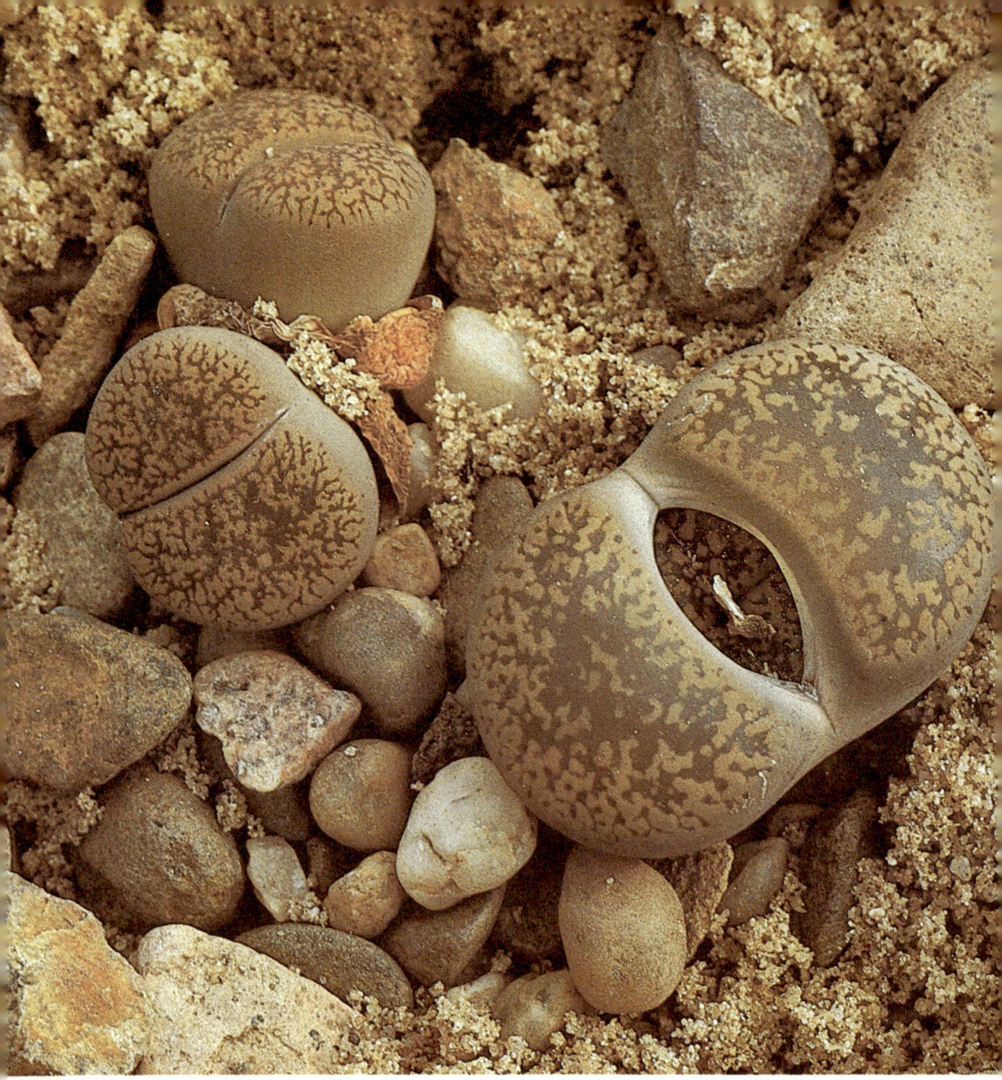
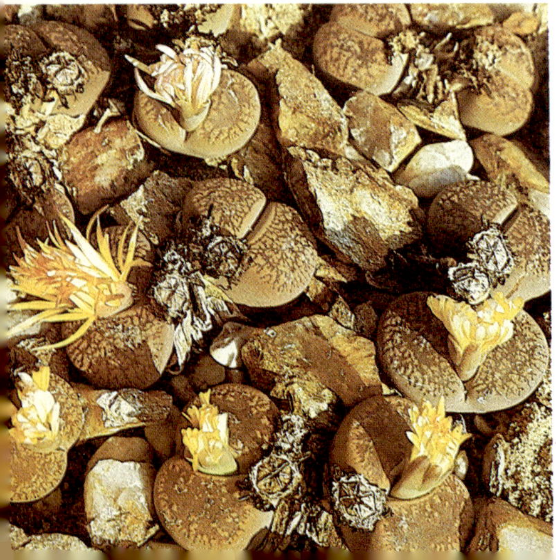
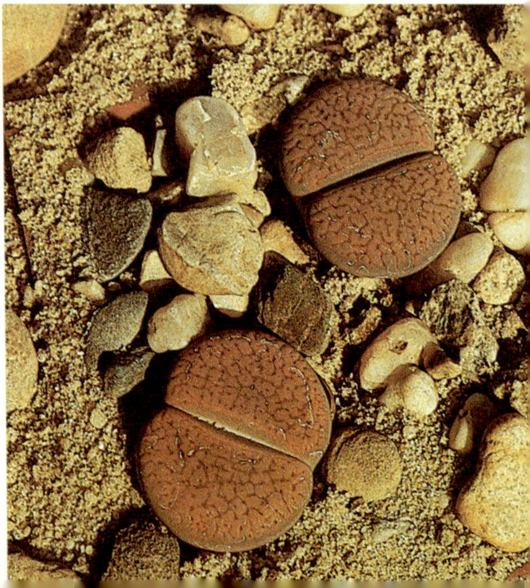

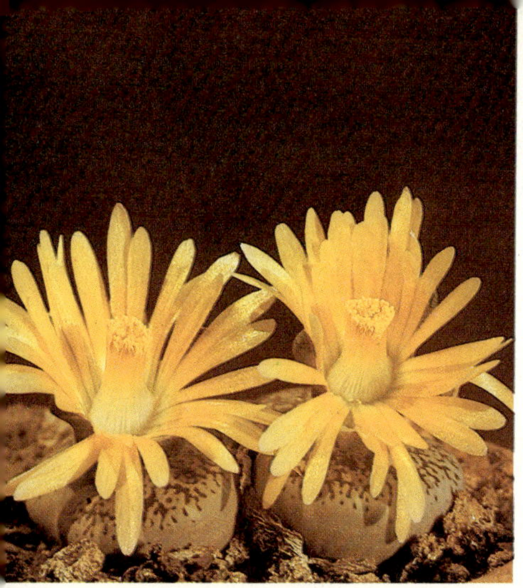

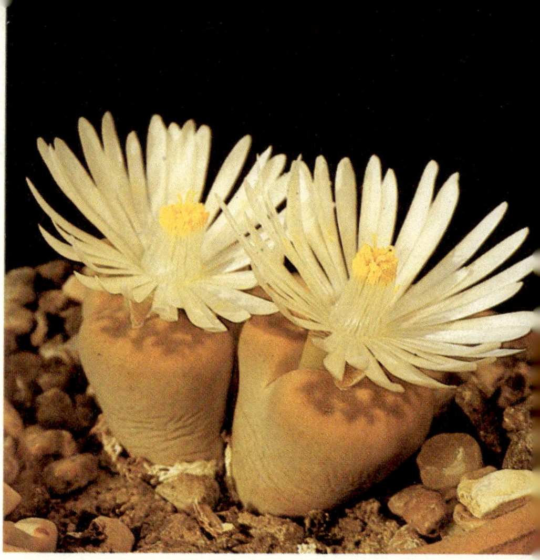

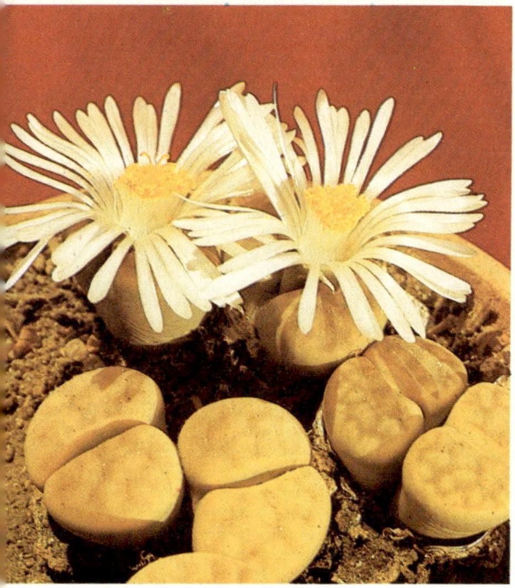

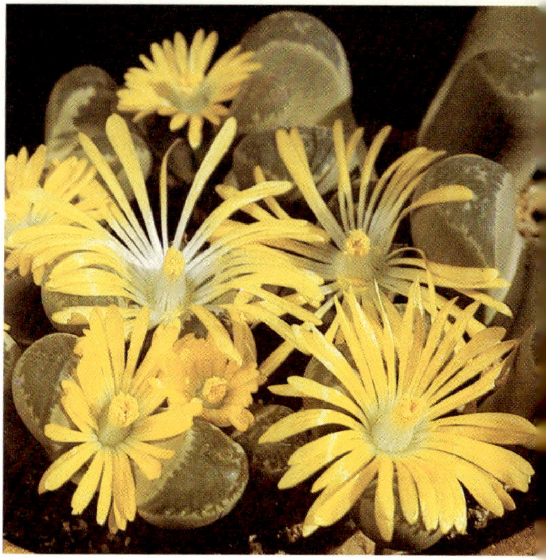

linke Seite:

1 *L. aucampiae* L. Bol. var. *aucampiae* – Standortsvariante von Danielskuil

2 *L. aucampiae* L. Bol. var. *aucampiae*

3 *L. aucampiae* L. Bol. var. *koelemanii* (De Boer) Cole

Blühende Lithops-Arten:

1 *L. lesliei* (N. E. Br.) N. E. Br. var. *venteri* (Nel) De Boer et Boom

2 *L. karasmontana* (Dint. et Schwant.) N. E. Br. var. *leri-cheana* (Dint. et Schwant.) Cole

3 *L. karasmontana* (Dint. et Schwant.) N. E. Br. var. *karasmontana* "summitatum"

4 *L. helmutii* L. Bol.

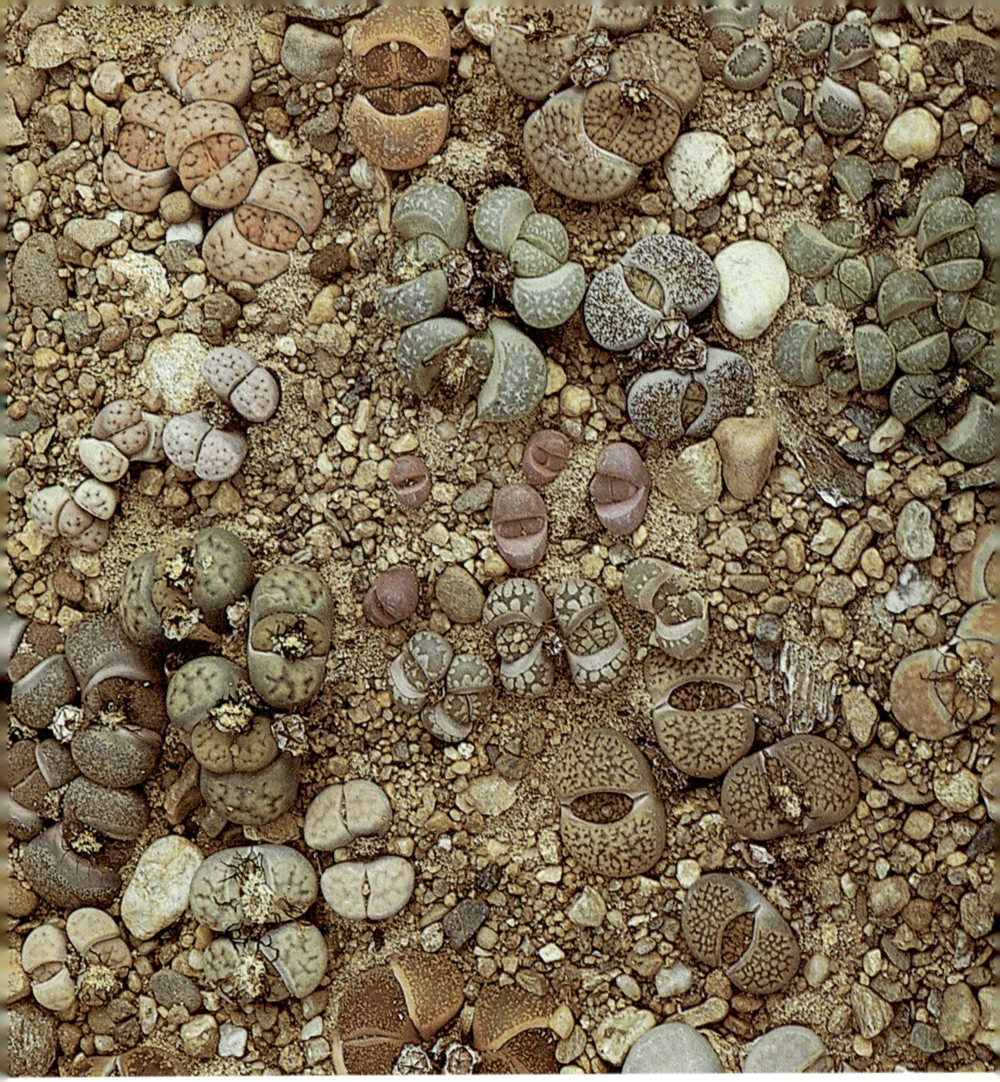

Die Abbildung zeigt deutlich die Vielfalt in Körperform und Körperfarbe der Gattung *Lithops* N. E. Br.

verzweigt, aber nicht wie oben: **2,** 12, **13, 15,** 19, 22, **24,** 31, 40
mit nach dem Rand gerichteten Ausläufern, wodurch eine ± muschelartige Kerbung entsteht: **13, 17, 30, 40**
kleiner als die Oberfläche: **7, 28, 33**
umgeben von einem meist hell gefärbten Saum: **7, 28, 33**

4C. Inseln
wenigstens teilweise längs des Fensterrandes angeordnet: 6, 22, **30,** 38, 40
grau, graugrün, gelblichgrau: 10, 12, 13, **18, 19, 25, 27, 28, 29, 30, 33,** 38, 40
gelblichbraun bis ockerfarbig: 3, **9,** 10, 22, 34, 35, 38
rotbraun: 2, 6, 15, 22, 41

5C. Durchscheinende Punkte
gleichmäßig über die Oberfläche verteilt: **14,** 22, **23**
baumförmig angeordnet: 22, **31, 41**
wenig vorhanden: **14**

3A. Blüten
Farbe der Kronenblätter:
weiß: **3, 6, 10, 11, 12, 13, 17, 20, 21,** 22, **25, 29, 33,** 37, **38**
orange (goldorange) oder rosa-violett: 37
die übrigen Nummern haben gelbe Blüten
Anzahl der Kelchblätter:
6 Kelchblätter: **2,** 6, 9, **12,** 13, **16,** 17, **24, 25,** 32, **35, 36, 38,** 41
7 Kelchblätter: 9, 31, 32
die übrigen Nummern haben einen 5teiligen Kelch

4A: Samengruppe
1: **2, 22, 31**
2: **15, 16, 24, 26, 34, 35, 36, 39, 41**
3: **3, 4, 9, 11, 12, 14, 19, 23, 30, 33, 38**
4: **5, 7, 8, 29**
5: **6, 7, 10, 13, 17, 18, 20, 21, 25, 27, 28, 32, 40**

Index

1. *L. archerae*
2. *L. aucampiae*
3. *L. bella*
4. *L. bromfieldii*
5. *L. comptonii*
6. *L. deboeri*
7. *L. dinteri*
8. *L. divergens*
9. *L. dorotheae*
10. L. elisae
11. *L. erniana*
12. *L. francisci*
13. *L. fulleri*
14. *L. fulviceps*
15. L. glaudinae
16. *L. gracilidelineata*
17. *L. hallii*
18. *L. helmutii*

19. *L. herrei*
20. *L. julii*
21. *L. karasmontana*
22. *L. lesliei*
23. *L. localis*
24. L. marginata
25. *L. marmorata*
26. L. mennellii
27. *L. meyeri*
28. *L. olivacea*
29. *L. opitca*
30. *L. otzeniana*
31. *L. pseudotruncatella*
32. *L. ruschiorum*
33. *L. salicola*
34. *L. schwantesii*
35. *L. turbiniformis*
36. *L. vallis-mariae*
37. *L. verruculosa*
38. *L. villetii*
39. *L. viridis*
40. L. weberi
41. *L. werneri*

Lithops naureeniae COLE ist in den vorstehenden Schlüsseln nicht aufgeführt, da die Beschreibung erst 1980 von COLE veröffentlicht wurde.
Als günstigster Schlüssel wird der von DE BOER und BOOM (1964) aufgestellte erachtet, da es mit ihm möglich ist, auch die Varietäten zu bestimmen. Der Schlüssel von FEARN (1970) ist zwar übersichtlicher und einfacher zu handhaben, doch können mit ihm nur die Arten bestimmt werden. Die Benutzung des Schlüssels von BOOM (1971) ist insofern etwas kompliziert, da die Auswahl der Kennzeichen mitunter Schwierigkeiten bereitet.

Beschreibung der Arten

L. alpina DINT. → *L. pseudotruncatella* (BERGER) N. E. BR. var. *pseudotruncatella*

L. angelica nom. nud. → *L. aucampiae* L. BOL. var. *euniceae* DE BOER

L. annae DE BOER → *L. gesinae* DE BOER var. *annae* (DE BOER) COLE

L. archerae DE BOER → *L. pseudotruncatella* (BERGER) N. E. BE. var. *archerae* (DE BOER) COLE

L. aucampiae L. BOL.
S. Afr. Gard. 1932, 22:276, 306
Größe: bis 40 mm lang und 20 mm breit am Spalt, meist ein- oder zweiköpfig;
Spalt: sehr eng;
Farbe: sienabraun bis mattbraun. Die Lobenoberfläche ist sehr variabel sowohl in der Farbe als auch in der Zeichnung. Es gibt Pflanzen mit deutlich ausgeprägtem Fenster, aber auch solche mit undeutlich ausgebildetem, wodurch Inseln entstehen. Die letzteren Pflanzen sind *L. lesliei* (N. E. BR.) N. E. BR. var. *hornii* DE BOER sehr ähnlich.
Fenster: dunkelolivgrün bis rötlichbraun mit zahlreichen geweihartigen Linien am äußeren Rand; Oberfläche der Loben auffallend flach. Durchscheinende Punkte sind einzeln vorhanden, aber nicht bei allen Pflanzen. Der Saum der Ränder ist rot gefärbt. Dies scheint ein konstantes Merkmal zu sein, das zur Unterscheidung von *L. lesliei* (N. E. BR.) N. E. BR. dient.
Blüten: gelb, ca. 25 mm Durchmesser, bei alten Pflanzen konnten Blütendurchmesser bis zu 45 mm festgestellt werden, 6zählig, September;
Sammler: Miss Aucamp und D. McCormick, 1931;
Typstandort: Kapprovinz (nördlich von Postmasburg, Griqualand West)
L. – var. **aucampiae**
Lithops loganae L. BOL.
Kapprovinz (Griqualand West, Transvaal);

Endfläche sienabraun, Fenster dunkelolivgrün bis rötlichbraun.
L. – var. **euniceae** DE BOER
Succulenta 1966, 45 (4): 49 bis 54
Lithops angelica nom. nud.
Endfläche mattbraun, ohne Fenster.

L. – var. – f. grisea COLE nom. nud. → *L. aucampiae* L. BOL. var. *fluminalis* COLE

L. – var. **fluminalis** COLE
Nat. Cact. Succ. J. 1970, 25 (1): 8
Lithops aucampiae L. BOL. var. euniceae DE BOER f. grisea COLE nom. nus.
Ähnlich var. *euniceae* DE BOER, doch Fenster mehr olivfarben bis grau, Ränder und Inseln mattgrau, strahlenförmige Linien und Furchen schmaler und selten.
L. – var. **koelemanii** (DE BOER) COLE
Excelsa 1973, 3: 53
Lithops koelemanii DE BOER, L. aucampiae L. BOL. var. koelemanii (DE BOER) DE BOER, L. aucampiae L. BOL. var. koelemanii (DE BOER) DE BOER et BOOM
Kapprovinz (Nordwestl. Kapprovinz);
Endfläche tief rotbraun, etwas rauh, ohne Fenster.

L. – var. koelemanii (DE BOER) DE BOER → *L. aucampiae* L. BOL. var. *koelemanii* (DE BOER) COLE

L. – var. koelemanii (DE BOER) DE BOER et BOOM → *L. aucampiae* L. BOL. var. *koelemanii* (DE BOER) COLE
Die Schreibweise koelemannii ist falsch.

Bemerkungen zu L. aucampiae L. BOL. Der Name L. loganae L. BOL. bezeichnet eine Variante mit deutlicher Zeichnung und einem deutlichen Fenster, das nicht von Inseln unterbrochen wird. Diese Variante fällt jedoch nicht echt aus Samen. Der Name ist deshalb als Synonym zu *L. aucampiae* L. BOL. var. *aucampiae* gestellt worden. *L. lesliei* (N. E. BR.) N. E. BR. var. *hornii* DE BOER ist *L. aucampiae* L. BOL. sehr ähnlich. Sie könnte als Bindeglied zwischen *L. lesliei* (N. E. BR.) N. E. BR. und *L. aucampiae* L. BOL. betrachtet werden. Es ist oft sehr schwer für den Liebhaber, beide zu unterscheiden. Die Art ist sehr veränderlich. Die Farbe des Körpers, die Farbe und die Beschaffenheit des Fensters und die Zeichnung auf der Lobenoberfläche sind keine sicheren Kriterien für die Bestimmung der Art. Die Färbung ist sicher auf die Beschaffenheit des Bodens, in dem die Pflanzen wachsen, zurückzuführen. So sind die in der Nähe von Griquatown gefundenen Pflanzen dunkler gefärbt als jene, die bei Vryburg gefunden worden sind. Es ist noch zu überprüfen, ob die aufgestellten Varietäten aufrecht erhalten werden können oder ob die Abweichungen in Farbe, Fensterbeschaffenheit und Zeichnung zur Variationsbreite der Typvarietät gehören. Im Handel befindliche Pflanzen wie L. aucampiae L. Bol. Danielskuil sind Standortvarianten und haben taxonomisch keinen Wert. Nel (1946) teilt mit, daß von Mr. Minaar Klumpen mit einem Durchmesser bis zu 20 cm gefunden wurden. Dies konnte bisher nicht bestätigt werden. Am Wildstandort gesammelte und in Kultur genommene Pflanzen haben nach 30 Jahren bisher nur zwei Köpfe gebildet.

L. aurantiaca L. Bol. → *L. turbiniformis* (Haw.) N. E. .Br. var. *turbiniformis*
Nel (1946) stellte diese Art als Varietät zu *L. turbiniformis* (Haw.) N. E. Br.; Jacobsen (1955) betrachtete sie als eigene Art; De Boer et Boom (1965) vertraten die Meinung Nels und stellten sie als Varietät zu *L. turbiniformis* (Haw.) N. E. Br.
Dem hat sich Jacobsen (1970) mit der Begründung angeschlossen, daß in der Angabe des Standortes durch den Sammler W. Triebner, Windhoek, ein Irrtum vorgelegen hat.

L. bella (Dint.) N. E. Br.
Gard. Chron. 1922, Ser. 3, 71:80
Mesembrianthemum bellum Dint., M. delaetianum Dint. nom. nud.
Größe: bis 35 mm lang und 25 mm breit am Spalt, klumpenbildend;
Spalt: ca. 8 mm lang;
Farbe: bräunlichgelb bis ockerfarben, mit schwach verästelter, etwas vertiefter, dunkler Zeichnung;
Endfläche: stark gewölbt, fein gekörnelt;
Fenster: groß, dunkelgrünlich oder bräunlich
Inseln: hellgelb, rötlichgelb oder hell bräunlichgelb, die Fenster werden von den Inseln unterbrochen;
Blüten: reinweiß, mehr oder weniger duftend, ca. 25 mm Durchmesser, 5- oder 6zählig, September/Oktober;
Sammler: E. C. Phillips, 1922;
Typstandort: Namibia (in der Nähe von Aus – Gubub/Great Nama Land).
L. – var. bella
Mesembrianthemum bellum Dint., M. delaetianum Dint. nom. nud., Lithops hildegardii nom. nud.

Namibia (in der Nähe von Aus);
Fensterränder dunkel, Inseln hellgelb, rosagelb oder hell bräunlich.
L. – var. **eberlanzii** (DINT. et SCHWANT.) DE BOER et BOOM
Succulenta 1961, (4):38
Mesembrianthemum eberlanzii DINT. et SCHWANT., Lithops eberlanzii (DINT. et SCHWANT.) N. E. BR., L. spec. Kovisberge nom. nud.
Namibia (Kovisberge, 25 km östlich Lüderitz, Rote Kuppe bei Halenberg); Fenster weniger eingesunken, weniger durchscheinend, an den Rändern mehr verzweigt, die Inseln grau bis bläulichgrau.

L. – var. lericheana (DINT. et SCHWANT.) DE BOER et BOOM → *L. karasmontana* (DINT. et SCHWANT.) N. E. BR. var. *lericheana* (DINT. et SCHWANT.) COLE
Diese Varietät wurde von COLE (1973) *L. karasmontana* (DINT. et SCHWANT.) N. E. BR. zugeordnet. Die Samenuntersuchungen von JUMP (1981) bestätigen die Richtigkeit dieser Neukombination.

L. bella N. E. BR. ist identisch mit *L. bella* (DINT.) N. E. BR.

L. brevis L. BOL. → *L. dinteri* SCHWANT. var. *brevis* (L. BOL.) FEARN

L. bromfieldii L. BOL.
Notes on Mesembr. 1934, 2:452
Größe: bis 15 mm lang und 18 mm breit am Spalt, sehr oft kleiner; Körper kreiselförmig. Nach Angabe von FEARN (1981) hat H. HALL ein 24köpfiges Exemplar gefunden, das einen Gesamtdurchmesser von nur 50 mm hatte. Bei dieser Angabe dürfte es sich um einen Irrtum handeln, denn der Durchmesser eines Körperchens beträgt 15 mm bis 18 mm.
Spalt: durchgehend, 3 mm bis 5 mm tief, die Endfläche in zwei ungleiche Hälften teilend;
Farbe: rötlichsienabraun, ockerbraun oder dunkelolivgrün;
Endfläche: flach oder leicht gewölbt, mit acht starken Buckeln auf jeder Hälfte, unregelmäßig gefurcht;
Fenster: zwischen den Buckeln liegend und zu Streifen reduziert, dunkelgrün mit blutroten bis dunkelbraunroten Linien, Linien am Rande der Fenster gegabelt;
Inseln: stark buckelig, gelblich, manchmal rötlichbraun;
Blüten: gelb, 35 mm bis 40 mm Durchmesser, 5zählig, Samengruppe 3;
Sammler: H. Bromfield, September 1933;
Typstandort: wahrscheinlich östlich von Upington, nördlich des Orange River.

L. – var. **bromfieldii**
Lithops rouxii nom. nud.
Bei Upington, nördlich des Orange River;
Seiten sienabraun, Endfläche ockerbraun oder dunkelolivgrün, buckelig, gefenstert und braunrot liniert.
L. – var. **glaudinae** (DE BOER) COLE
Excelsa 1973, 3:50
Lithops glaudinae DE BOER
Kapprovinz (Griqualand West, Hay-Distrikt);
bildet Klumpen von vier und mehreren Körpern, Seiten bläulichpurpurn; Endfläche bis 30 mm lang und 20 mm breit am Spalt; die Loben sind oft ungleich in der Größe und eng zusammengedrückt; Spalt sehr eng; Fenster groß, grünlichgrau, hell durchscheinend, unterbrochen durch viele rötlichbraune Inseln; rote, manchmal auch graugrüne Linien zwischen den Furchen; charakteristisch für diese Varietät sind zahlreiche große, glänzende, durchscheinende Punkte, die sichtbar werden, wenn die Pflanze gegen das Licht gehalten wird; Blüten gelb, 6zählig, Samengruppe 2. FEARN (1981) ist der Meinung, L. glaudinae DE BOER als eigene Art zu belassen. Durch die Ergebnisse der Samenuntersuchungen von JUMP (1981) ist die Einordnung als Varietät bei *L. bromfieldii* L. BOL. gerechtfertigt.
L. – var. **insularis** (L. BOL.) FEARN
Cact. Succ. J. Amer. 1970, 42 (2):92
Lithops insularis L. BOL.
Kapprovinz (Insel Keimos im Orange River bei Upington);
Endfläche leicht gewölbt, glatt oder leicht buckelig; Fenster dunkelgrün, durchscheinend, mit zahlreichen blutroten Flecken oder kurzen Linien.
L. – var. **mennellii** (L. BOL.) FEARN
Cact. Succ. J. Amer. 1970, 42 (2):92
Lithops mennellii L. BOL.
Kapprovinz (nördlich des Orange River bei Upington);
Endfläche leicht gewölbt, rosabraun, nicht gefenstert, dunkelbraune Linien, die vom Spalt nach den Rändern netzartig durcheinanderlaufen.

L. christinae DE BOER → *L. schwantesii* DINT. var. *christinae* (DE BOER) FEARN

L. chrysocephala NEL → *L. julii* (DINT. et SCHWANT.) N.E. BR.

L. commoda DINT. nom. nud. → *L. karasmontana* (DINT. et SCHWANT.) N.E. BR. var. *karasmontana*

L. comptonii L. BOL.
S. Afr. Gard. 1930, 20:212, 214

Größe: ziemlich klein, bis 25 mm lang und 15 mm breit am Spalt, selten mehr als 2köpfig; NEL (1946) berichtet von einem 15köpfigen Exemplar;
Spalt: tief, die Blätter oft klaffend, seitlich etwas abgeplattet;
Farbe: dunkelgrün, purpurgrün oder purpurrot, manchmal gräulichrot oder bräunlich;
Fenster: groß, dunkelgrün, manchmal purpurn schattiert, oft das Fenster stark geteilt, Ränder graugrün;
Blüten: gelb, 15 mm bis 25 mm Durchmesser, 5zählig, Samengruppe 4;
Sammler: R.H. Compton;
Typstandort: Bei der Typbeschreibung und später auch bei NEL (1946) wurde dieser fehlerhaft mit Matjiesfontein und Karroo Port angegeben. Nach Mitteilung von Prof. R.H. Compton fand er die Pflanzen zwischen diesen beiden Orten in der Nähe der Farm Sterkfontein nördlich des Bonteberges.

L. – var. **comptonii**
In der Nähe der Farm Sterkfontein nördlich des Bonteberges;
Spalt tief, Endfläche mit großem Fenster, dunkelgrün, purpurgrün oder purpurrot, mitunter das Fenster auch stark unterteilt, Ränder graugrün.

L. – var. divergens (L. BOL.) FEARN → *L. divergens* L. BOL. var. *divergens*

L. – var. divergens (L. BOL.) FEARN f. amethystina (DE BOER) FEARN → *L. divergens* L. BOL. var. *amethystina* DE BOER

L. – var. viridis (H. LUCKHOFF) FEARN → *L. viridis* H. LUCKHOFF

L. – var. **weberi** (NEL) COLE
Excelsa 1973, 3:69
Lithops weberi NEL, L. otzeniana NEL var. weberi (NEL) FEARN
Kapprovinz (Calvinia-Distrikt, Ceres-Distrikt, Karroo);
Spalt ca. 15 mm breit; Loben fast gleichlang; Endfläche flach oder wenig gerundet, mit einigen großen, durchsichtigen Fenstern; lichtgrün bis graugrün oder auch purpurgrün; in den Fenstern eine Anzahl grau gefärbter Inselchen von verschiedener Form.
FEARN (1970) betrachtet L. weberi NEL als eine Varietät ihres nördlichen Nachbarn *L. otzeniana* NEL. COLE (1973) ist der Meinung, daß sie mehr Ähnlichkeit mit dem südlichen Nachbarn *L. comptonii* L. BOL. hat und stellt L. weberi NEL als Varietät zu dieser, weil sie in charakteristischen Merkmalen wie Form der Loben, dem klaffenden Spalt und dem Muster der Fenster und Inseln mehr *L. comptonii* L. BOL. ähnelt. Die Samen von *L. comptonii* L. BOL. und L. weberi NEL besitzen eine Papille, die den Samen von *L. otzeniana* NEL fehlt. Außerdem ist das Rostrum bei *L. compto-*

nii L. BOL. und L. weberi NEL länger als bei *L. otzeniana* NEL. Auch diese Merkmale dürften die Eingliederung als Varietät bei *L. comptonii* L. BOL. rechtfertigen.
Bemerkungen zu L. comptonii L. BOL.: *L. comptonii* L. BOL. mit den breit auseinanderklaffenden Blättern ist eine der primitivsten Arten der Gattung. Aus ihr haben sich vermutlich viele andere Arten der Gattung entwikkelt. In der Kultur ist die Art seltener zu finden.

L. dabneri L. BOL. → *L. turbiniformis* (HAW.) N.E.BR. var. *marginata* (NEL) COLE

L. damarana (N.E.BR.) N.E.BR. → *L. karasmontana* (DINT. et SCHWANT.) N.E.BR. var. *karasmontana*

L. deboeri SCHWANT.
Nat. Cact. and Succ. Journ. 1952, 7:42
Lithops villetii L. BOL. var. deboeri (SCHWANT.) COLE
Größe: bis zu 40 mm lang und 25 mm breit am Spalt. Loben gleichlang; seltener mehr als zwei Körper zusammen;
Spalt: 7 mm bis 9 mm tief, an der Basis der Loben ist eine auffallende rosa Blase vorhanden;
Farbe: Seiten bläulichgrau, Endfläche bläulichgrau oder bräunlich;
Fenster: groß, sehr dunkel bläulichgrau, durchscheinend, oft durch das Vorhandensein von vielen braunen oder rötlichen Inseln zu netzartigen Linien reduziert. Es gibt Pflanzen mit wenigen oder keinen Inseln im Zentrum des Fensters, welches dann besonders hervortritt. Die Randzone des Fensters ist fransenartig;
Blüten: weiß, 20 mm bis 30 mm Durchmesser, 6zählig, Samengruppe 5;
Sammler: unbekannt, H.W. de Boer erhielt die Pflanzen von G.C. Nel, Stellenbosch;
Typstandort: Kapprovinz (Stafvlei)
Bemerkungen: zu L. deboeri SCHWANT.: Nach FEARN (1981) schreibt DE BOER zur Herkunft der Pflanzen folgendes: »Nach 1945 erhielt ich von Prof. G.C. Nel zwei Pflanzen, die mit Lithops verruculosa bezeichnet waren. Weder durch die Beschreibung noch durch die Abbildung bei NEL (1946) paßte der Name zu diesen Pflanzen. Man könnte meinen, es handle sich um eine weißblühende Abart von L. weberi, aber diese Ähnlichkeit trifft nur auf die Form der Fenster und Inseln zu, die Farbe ist völlig verschieden«. JACOBSEN (1955) hält es für wahrscheinlich, daß es sich bei *L. deboeri* SCHWANT. um eine Standortform von *L. lesliei* N.E.BR. handelt, die in Südafrika sehr weit verbreitet ist.

Sämtliche Pflanzen, die sich in Kultur befinden, entstanden aus Samen von DE BOERS beiden Originalpflanzen und deren Nachkommen. Am Typstandort wurde die Art nicht wiedergefunden. COLE (1972) entdeckte sie 1971 in Bushmanland.
COLE (1973) schlägt vor, die Art als Varietät *L. villetii* L. BOL. zuzuordnen. FEARN (1981) ist jedoch der Meinung, daß es besser ist, sie als eigene Art zu belassen. Dies wird durch die Samenuntersuchungen von JUMP (1981) unterstützt. Die Samen von *L. villetii* L. BOL. sind länger (durchschnittlich 0,70 mm) als die von *L. deboeri* SCHWANT. (durchschnittlich 0,49 mm), sie sind eindeutig warzig und haben meist eine Papille. Die ventrale Oberfläche der Samen von *L. villetii* L. BOL. ist oft flach, im Gegensatz zu den gerundeten Samen von *L. debeori* SCHWANT..

L. dendritica NEL → *L. pseudotruncatella* (BERGER) N. E. BR. var. *dendritica* (NEL) DE BOER et BOOM

L. dendritica NEL Population brandbergensis SCHWANT. nom. nud. → *L. pseudotruncatella* (BERGER) N. E. BR. var. *brandbergensis* DE BOER

L. dinteri SCHWANT.
Zeitschr. f. Sukk. 1927, 3 (5 bis 6): 97 bis 99
Größe: bis zu 22 mm lang und 15 mm breit am Spalt; Loben beinahe gleichgroß; bildet Klumpen von 8 und mehr Köpfen;
Farbe: hell bräunlichgrün, manchmal rot überhaucht;
Fenster: immer vorhanden;
Endfläche: flach oder leicht gewölbt, am Rande unregelmäßig bräunlichgelb; rote Punkte in unterschiedlicher Anzahl (3 bis 15) immer vorhanden, Durchmesser der Punkte bis zu 0,5 mm, rote Linien bis 3 mm lang, nur manchmal vorhanden; hellblaue oder dunkelblaue Punkte vorhanden, manchmal undeutlich;
Inseln: vorhanden oder nicht vorhanden; wenn vorhanden, dann hell bräunlichgelb gefärbt;
Blüten: gelb, 6zählig, Samengruppe 5;
Sammler: Ernst Rusch, 1926;
Typstandort: Namibia: Witsand (südlich von Warmbad, im Quarzkies).
L. – var. **brevis** (L. BOL.) FEARN
Cact. Succ. J. Amer. 1970, 42 (2): 92
Lithops brevis L. BOL.
Kapprovinz (Little Nama Land, Hügel ca. 10 km südlich,
Vioolsdrift, am Orange River);
Spitze der Loben flach; Fenster groß, hellgrün, durchscheinend, mit eini-

gen ellipsenförmigen blutroten Linien nahe der inneren Ränder oder hier und da blutrote Flecke, äußere Ränder leicht gebuchtet oder klein gezähnt, innere Ränder gerade; die Fenster mit bräunlichen Rand.

L. – var. dinteri

Namibia (Great Nama Land, Witsand, Eendoorn, südlich Warmbad);
Seitenflächen milchfarbig-perlgrau, Endfläche etwas gestutzt, stark gewölbt, rötlichgraugelb, mit deutlichen, durchscheinenden, dendroid verzweigten, dunklen Fensterflecken, mit wenig hellen Flecken; Fensterfläche von verstreuten dunklen Punkten umgeben, auf der Fensterfläche jeder Lobe 5 bis 12 regellos verstreute rote Punkte.

L. – var. frederici COLE

Madoqua 1973, Ser. I, 7:33 bis 35

Kapprovinz (nahe Pella);

meist 2- oder 3köpfig, höchstens 5köpfig; Loben gleich- bis ungleich lang, Endfläche mehr oder weniger glatt, deutlich gewölbt, gelbweiß bis graugelb, mit einer unterschiedlichen Zahl von durchsichtigen blaugrünen Punkten, die mitunter zu Flecken zusammenfließen, sowie mit einer Anzahl matter dunkelroter Punkte (12 und mehr), die oft in den blaugrünen Flecken zu finden sind; Fenster fast eingeschlossen von winzigen ledergelben Punkten, oft jedoch fehlend; Blüten gelb, 5zählig.

Mit einer Abmessung der Endfläche von 10 mm × 7 mm bis 17 mm × 12 mm ist var. *frederici* COLE nicht nur die kleinste der Art, sondern der gesamten Gattung. Sie unterscheidet sich von den anderen Varietäten durch die deutlich gewölbte Oberfläche und das meist fehlende Fenster.

L. – var. marthae (LOESCH et TISCH.) FEARN → *L. schwantesii* DINT. var. *marthae* (LOESCH et TISCH.) COLE

L. – var. multipunctata DE BOER

Succulenta 1966, 45 (2):21 bis 22

Lithops pringlei nom. nud.

Namibia (ca. 15 km nördlich des Orange River und ca. 45 km südwestlich Warmbad);

Endfläche ockerfarben, 15 bis 25 rote Punkte; durchscheinende Punkte fehlen.

Bemerkungen zu L. dinteri SCHWANT.: *L. dinteri* SCHWANT. ist eine seltene Art, die wenig in Kultur ist. Bei den in Kultur befindlichen Pflanzen handelt es sich meist um *L. dinteri* SCHWANT. var. *brevis* (L. BOL.) FEARN. Nach MERXMÜLLER (1970) treten gelegentlich Formen auf, bei denen das Fenster in der Endfläche nicht deutlich transparent erscheint, sondern mehr von ockerfarbenen, inselartigen Flecken überlaufen ist. Die sehr deutlichen blutroten Punkte dieser Formen weisen auf die Zugehörigkeit zu *L. dinteri* SCHWANT. hin.

L. diutina L. BOL. → *L. marmorata* (N. E. BR.) N. E. BR.

L. divergens L. BOL.
Notes on Mesem. 1922, 2:345
L. comptonii L. BOL. var. divergens (L. BOL.) FEARN
Größe: bis 25 mm lang und 15 mm breit am Spalt, einzeln oder wenigköpfige Klumpen; Loben anfangs ungleich lang, später gleichlang;
Spalt: tief, meist klaffend;
Endfläche: schief, mehr oder weniger gerundet;
Farbe: grün;
Fenster: groß, hellgraugrün, durchscheinend, glatt oder sehr fein runzelig, mit einer unterschiedlichen Anzahl von weißlichen Linien;
Blüten: gelb, 5zählig, Samengruppe 4;
Typstandort: Kapprovinz (Little Nama Land).
L. – var. **amethystina** DE BOER
Succulenta 1961 (4):40
Lithops comptonii L. BOL. var. divergens (L. BOL.) FEARN f. amethystina (DE BOER) FEARN
Namibia (Nieuwfontein);
Körper amethystfarben.
L. – var. **divergens**
Lithops comptonii L. BOL. var. divergens (L. BOL.) FEARN
Kapprovinz (Little Nama Land, Vanrhynsdorp-Distrikt);
Pflanzen völlig graugrün, Loben ziemlich lang, stark spreizend.

L. dorotheae NEL
Succulenta 1939, 21 (7):77 bis 79
Lithops eksteeniae L. BOL.
Größe: bis zu 30 mm lang und 20 mm breit am Spalt; selten Klumpen bildend, meist nicht mehr als 2köpfig;
Farbe: hell bräunlichgelb; die Fenster heben sich stark von den Inseln und dem Rand ab;
Fenster: schwach gewölbt, groß, durchscheinend, glatt, dunkelgrau mit roten Punkten und roten, manchmal verzweigten Linien. Bei manchen Pflanzen ist das Fenster durch die hell gefärbten Inseln beinahe eingeschlossen;
Blüten: gelb, 5zählig, Samengruppe 3.
Bemerkungen zu L. dorotheae NEL: Es hat viel Verwirrung bezüglich des Typstandortes, des Sammlers und der Identität der Person, nach welcher NEL die Pflanze benannte, gegeben.

Cole (1970) hat in einer vortrefflichen Arbeit die Situation geklärt. Er folgerte, daß

- der Typstandort von *L. dorotheae* Nel in der Nähe von Pofadder, Bushmanland/Kapprovinz liegt und nicht Pella ist, wie von Nel berichtet und von anderen Autoren übernommen wurde;
- die Art von Mrs. Aletta Helena Eckstein entdeckt und gesammelt wurde, vermutlich 1935;
- die Benennung nach Dr. Dorothea van Hyssteen erfolgte, nicht Huysten, wie von Nel berichtet, und auch nicht nach Mrs. Dorothea Ek-steen, wie von Schwantes (1957) mitgeteilt.

L. dorotheae Nel steht wahrscheinlich in enger Beziehung zu *L. dinteri* Schwant. Fearn (1981) hat Kreuzungen mit *L. dinteri* Schwant. vorgenommen. Die Hybriden der F_1-Generation sollen *L. dinteri* Schwant. var. *multipunctata* De Boer sehr ähnlich sehen.

L. eberlanzii (Dint. et Schwant.) N. E. Br. → *L. bella* N. E. Br. var. *eberlanzii* (Dint. et Schwant.) De Boer et Boom

L. edithae N. E. Br. → *L. pseudotruncatella* (Berger) N. E. Br. var. *edithae* (N. E. Br.) De Boer et Boom

L. eksteeniae L. Bol. → *L. dorotheae* Nel

L. elavata L. Bol. → *L. herrei* L. Bol. var. *herrei*
Über die Zuordnung dieser Art gibt es unterschiedliche Auffassungen. Eine Klärung war bisher nicht möglich. Die Pflanze wurde seit der Entdekkung durch W. Triebner nicht wieder gefunden.

L. elisae De Boer → *L. marmorata* (N. E. Br.) N. E. Br. var. *elisae* (De Boer) Cole

L. elisabethae Dint. → *L. pseudotruncatella* (Berger) N. E. Br. var. *elisabethae* (Dint.) De Boer et Boom

L. erniana Tisch. ex Jacobs.
Jacobsen, H., Die Sukkulenten 1933, 145
Lithops erniana Loesch et Tisch.
Größe: bis zu 30 mm lang und 15 mm breit am Spalt;
Farbe: Seiten blaugrau, Endfläche leicht grünlichgelb bis bräunlichgelb, gelegentlich rosa überhaucht;
Endfläche: leicht runzelig, Zeichnung oft undeutlich, gewöhnlich rötlich-

braun; Linien oft sternförmig und am äußeren Rand in drei verzweigten Linien endend; mit einigen winzigen blaugrünen Fenstern;
Blüten: weiß, ca. 30 mm Durchmesser, 5zählig, Samengruppe 3;
Sammler: H. Erni;
Typstandort: Namibia (in der Nähe von Pockenbank). Nach Bericht von Triebner sind die Originalstandorte Ernis bei Pockenbank und in den Quarzschotterflächen südlich Pockenbank durch Winderosion zerstört, dort sind keine Pflanzen mehr vorhanden.

L. – var. **aiaisensis** De Boer
Succulenta 1964, 43 (1): 6 bis 7
Namibia (Great Nama Land, östlich Ai Ais);
Endfläche gewölbt, hellgelblich bis bläulichgrau, Zeichnung dunkel.

L. – var. **erniana**
Lithops erniana Loesch et Tisch.
Namibia (Great Nama Land, Witpütz);
Endfläche gelblich- bis rötlichgrau, Zeichnung dunkelbraun, sternförmig verlaufend.

L. – var. **witputzensis** De Boer
Succulenta 1964, 43 (1): 5 bis 6
Namibia (Great Nama Land, Witpütz);
variable Abart, Endfläche abgeflacht, hellgelblichgrau, Linien dunkelbläulich, unterbrochen.

L. farinosa Dint. nom. nud. → *L. pseudotruncatella* (Berger) N. E. Br. var. *dendritica* (Nel) De Boer et Boom

L. fergusonii nom. nud. von Swüste in Cact. Journ. 3 (1): 4 (September 1934) angegeben. Es ist nicht geklärt, um welche Art es sich handelt.

L. floris albis nom. nud. In Monatsschr. Deutsch. Kakt. Ges. führt Dinter diese Art in einer Liste ohne jeden weiteren Hinweis an. In Cact. Journ. 3 (1): 6 bis 7 (September 1934) wird sie von Swüste beschrieben als ähnlich *L. bella* N. E. Br., jedoch größer, in der Farbe dunkler und mit ausgeprägterer Zeichnung. Eine Zuordnung zu einer Art ist nicht möglich.

L. fossulifera Tisch. nom. nud. → *L. karasmontana* (Dint. et Schwant.) N. E. Br. var. *tischeri* Cole

L. framesii L. Bol. → *L. marmorata* (N. E. Br.) N. E. Br. var. *marmorata*

L. francisci (Dint. et Schwant.) N. E. Br.
Gard. Chron. 1926, 79: 102

Mesembrianthemum francisci DINT. et SCHWANT., Lithops halenbergensis TISCH.
Größe: bis zu 40 mm lang und 20 mm breit am Spalt; bildet Klumpen von 6 und mehr Köpfen;
Spalt: bis 15 mm tief;
Farbe: veränderlich, bläulichgraugrün bis gräulichgelbbraun;

Endfläche: besetzt mit vielen durchscheinenden Punkten, gelegentlich verschmelzen einige dieser Punkte und bilden größere transparente Flächen, andere rote, braune oder blaue Punkte sind gelegentlich vorhanden;
Blüten: 10 mm bis 18 mm Durchmesser, 5zählig;
Sammler: Professor Kurt Dinter;
Typstandort: Namibia (Halenberg, 40 km östlich Lüderitz Bay).
Bemerkungen zu L. francisci (DINT. et SCHWANT.) N. E. BR.: Diese Art wurde von Mr. Eberlanz und Mrs. Stober am 9. August 1924 auch in den Kovisbergen gefunden. Oft wird die Schreibweise franciscii (mit zwei i am Ende) verwendet. Diese Schreibweise ist falsch. Bei francisci handelt es sich um den Genitiv von Franciscus. Die Schreibweise Mesembrianthemum Francisci, die DINTER (1932) verwendete, ist richtig.

L. – var. annae (DE BOER) FEARN → *L. gesinae DE BOER var. annae* (DE BOER) COLE

L. – var. gesinae (DE BOER) FEARN →*L. gesinae* DE BOER var. *gesinae*

L. friedrichiae (DINT.) N. E. BR. → *Ophthalmophyllum friedrichiae* (DINT.) DINT. et SCHWANT.

L. fulleri N. E. BR.
Gard. Chron. 1927, 81:70
Lithops julii (DINT. et SCHWANT.) N. E. BR. ssp. fulleri (N. E. BR.) FEARN, L. maughanii N. E. BR., L. fulleri N. E. BR. var. tapscottii L. BOL.
Größe: bis 40 mm lang und 25 mm breit am Spalt;
Farbe: variabel, Seiten hellgrau, manchmal gelb schattiert;
Fenster: groß, bläulichgraupurpurn bis gelblichbraun, Linien im Fenster immer vorhanden, überwiegend rot, bei manchen Pflanzen sind sie braun und verbinden sich untereinander zu einer netzartigen Zeichnung. Am äußeren Rand unterschiedliche rote, seltener braune, strahlenförmige Linien. Zwischen den Linien und den Seiten der Loben eine dünne gelblichgraubraune Linie. Endfläche unterschiedlich gefurcht;
Inseln: wenige, nur etwas dunkler als die Seiten;

Blüten: weiß, ca. 30 mm Durchmesser, 5- oder 6zählig, Samengruppe 5;
Sammler: R. E. Fuller;
Typstandort: Kapprovinz (20 km südwestlich von Kenhardt, zwischen Kenhardt und Groot Riet, westlich des Hartbeest River).

L. – var. **brunnea** DE BOER
Succulenta 1962, (6):68
Lithops julii (DINT. et SCHWANT.) N. E. BR. ssp. fulleri (N. E. BR.) FEARN var. brunnea (DE BOER) FEARN
Kapprovinz (bei Pofadder);
dunkelbraune Fenster bis an den Rand reichend, rotbraune Flecken in den Spitzen der Fenster.

L. – var. chrysocephala (NEL) DE BOER → *L. julii* (DINT. et SCHWANT.) N. E. BR.

L. – var. **fulleri**
Lithops julii (DINT. et SCHWANT.) N. E. BR. ssp. fulleri (N. E. BR.) FEARN, L. maughanii N. E. BR., L. fulleri N. E. BR. var. tapscottii L. BOL.
Kapprovinz (Kenhardt – Distr.);
taubengrau bis opalfarben, Zeichnung ca. 0,5 mm breit, Inseln unterschiedlich groß.

L. – var. kennedyi DE BOER → *L. villetii* L. BOL. var. *kennedyi* (DE BOER) COLE

L. – var. **rouxii** (DE BOER) COLE
Excelsa 1973, 3:64
Lithops julii (DINT. et SCHWANT) N. E. BR. var. rouxii DE BOER
Namibia (Great Nama Land);
Endfläche dunkel- bis hellgraurosa, das Netzwerk ist verschwommen, in der Jugend ein halbdurchscheinendes Fenster bildend.

L. – var. tapscottii L. BOL. → *L. fulleri* N. E. BR. var. *fulleri*

L. fulviceps (N. E. BR.) N. E. BR.
Gard. Chron. 1922, 71:55
Mesembryanthemum fulviceps N. E. BR., Mesembrianthemum ortendahlii DINT. nom. nud., Lithops lydiae L. BOL. nom. err., L. lydiae JACOBS.
Größe: bis zu 25 mm lang und 15 mm breit am Spalt; bildet Klumpen bis zu 4 Körpern, meist jedoch nur 2;
Spalt: sehr eng, die Loben dicht zusammengepreßt;

Farbe: hellbraun bis kaffee- oder rostbraun, gelegentlich stumpf grünlich; *Endfläche:* ohne Fenster, flach bis leicht gewölbt. Diese Art ist durch die gut sichtbaren dunkelgrünen Punkte (bis zu 0,5 mm Durchmesser) charakterisiert. Die Punkte sind leicht erhaben und machen dadurch die Oberfläche rauh. Zwischen den grünen Punkten sind öfter verschiedene dünne rote Linien und Punkte vorhanden.
Blüten: gelb, ca. 30 mm Durchmesser, 5zählig, gelegentlich 4- oder 6zählig, Samengruppe 3;
Sammler: H. H. W. Pearson;
Typstandort: Namibia (Great Nama Land, Grunau-Farm bei Süd-Narudas in den Großen Karasbergen).
L. – var. **fulviceps**
Mesembryanthemum fulviceps N. E. Br., Mesembrianthemum ortendahlii Dint. nom. nud., L. lydiae L. Bol. nom. err., L. lydiae Jacobs.
Kapprovinz (Little Nama Land; Namibia: Great Nama Land);
meist einköpfig, seltener 2 bis 4 Körper; Endfläche flach oder wenig gewölbt, hellbraun bis kaffee- oder rostbraun; Zeichnung besteht aus kreisrunden Flecken, dazwischen dunkelorangefarbige Linien oder Flecken.
L. – var. **lactinea** Cole
Excelsa 1973, 3:56
Namibia (ca. 100 km südöstlich von Keetmanshoop);
Endfläche milchig bläulichweiß mit einem Schein von blaßlachsfarbig bis cremefarbig.
Bemerkungen zu L. fulviceps (N. E. Br.) N. E. Br.: Die Art gehört zu den *Lithops*-Arten, die schon sehr zeitig einwandfrei bestimmt wurden. Die zahlreichen dunkelgrünen Punkte sind charakteristisch für diese Art und kommen bei keiner anderen vor. Nach Angaben von Fearn (1981) befand sich in De Boers Sammlung eine purpurfarbene Form von *Lithops fulviceps* (N. E. Br.) N. E. Br.. Sie wurde aber nicht beschrieben.

L. geoffreyi nom. nud. → *L. verruculosa* Nel var. *glabra* De Boer

L. gesinae De Boer
Succulenta 1955, (1):2 bis 3
Lithops francisci (Dint. et Schwant.) N. E. Br. var. gesinae (De Boer) Fearn
Größe: 22 bis 32 mm lang und 14 mm bis 18 mm breit am Spalt;
Spalt: durchgehend, klaffend, 10 mm bis 12 mm tief;
Farbe: grau-ockerfarben;
Endfläche: ockerfarben, gerundet, zu den Seitenflächen deutlich abgesetzt, gefenstert;

Fenster: in Größe und Form verschieden, aus graugrünen, unregelmäßig verzweigten und miteinander verbundenen Streifen, Linien und Punkten bestehend; längs des Spaltes deutliche Punkte und Flecken, die mit den Fenstern verbunden sind;
Blüten: gelb, ca. 35 mm Durchmesser, 6zählig, Samengruppe 3;
Sammler: W. Triebner, Windhoek;
Typstandort: Namibia (Namibberge, 80 km östlich Lüderitz Bay).
L. – var. **annae** (DE BOER) COLE
Excelsa 1973, 3:45
Lithops annae DE BOER; L. gesinae DE BOER var. annae (DE BOER) DE BOER, L. francisci (DINT. et SCHWANT.) N.E.BR. var. annae (DE BOER) FEARN, L. herbertii SCHWANT. nom. nud.
Namibia (in der Nähe der Tiras Hochfläche);
Spalt wenig klaffend; Seiten hellviolett-ockerfarben;
Endfläche rosa bis tief ockerfarben, völlig bedeckt mit großen, dunkelrosafarbenen bis braunen Fenstern, deren Außenrand geweihartig verzweigt ist, in den Fenstern Inseln und dunkelblaugraue Flecken.
L.– var. **gesinae**
Lithops francisci (DINT. et SCHWANT.) N.E.BR. var. gesinae (DE BOER) FEARN, L. namtibense nom. nud., L. namtibergensis nom. nud., L. namtipbergensis TISCH. nom. nud.
Namibia (Namib);
Spalt 10 mm bis 12 mm tief; Endfläche ockerfarben, Fenster schmutziggrün, geweihartige Äste spärlich, zahlreiche durchscheinende bläuliche Punkte.
Bemerkungen zu L. gesinae DE BOER: MERXMÜLLER (1970) erkennt L. annae DE BOER als eigene Art an, stellt aber *L. gesinae* DE BOER als Synonym zu *L. francisci* (DINT. et SCHWANT) N.E.BR..
L. gesinae DE BOER und die var. *annae* (DE BOER) COLE werden von FEARN (1970) als Varietäten von *L. francisci* (DINT. et SCHWANT.) N.E.BR. angesehen. JUMP (1981) stellte bei der Untersuchung der Samen fest, daß diese bei *L. francisci* (DINT. et SCHWANT.) N.E.BR. kleiner (durchschnittlich 0,63 mm) sind als die von *L. gesinae* DE BOER var. *gesinae* und var. *annae* (DE BOER) COLE (durchschnittlich 0,75 mm). Samen von *L. francisci* (DINT. et SCHWANT.) N.E.BR. besitzen eine glatte Oberfläche. Bei *L. gesinae* DE BOER var. *gesinae* und var. *annae* (DE BOER) COLE ist sie meist leicht warzig.

L. geyeri NEL → *L. herrei* L. BOL. var. *geyeri* (NEL) DE BOER et BOOM

L. glaudinae DE BOER → *L. bromfieldii* L. BOL. var. *glaudinae* (DE BOER) COLE

L. gracilidelineata DINT.
S. W. Afr. Lithopsarten 1928, 18
Lithops streyi SCHWANT., L. pseudotruncatella (BERGER) N. E. BR. var. gracilidelineata (DINT.) FEARN
Größe: ca. 30 mm lang und ca. 20 mm breit am Spalt; einköpfige Art, sehr selten zweiköpfig;
Spalt: durchgehend, 3 mm bis 5 mm tief, nicht klaffend;
Farbe: hell gelbgrau;
Endfläche: hell milchteefarben über gelb und grau bis rot, gebuckelt, die Buckel durch scharfe, dunkelbraune, mehr oder weniger verzweigte Linien getrennt;
Blüten: gelb, 28 mm bis 30 mm Durchmesser, 6zählig, Samengruppe 5;
Sammler: Ernst Rusch, 1927;
Typstandort: Namibia (zwischen Uis und Neineis am Brandberg).
L. – var. **gracilidelineata**
Lithops pseudotruncatella (BERGER) N. E. BR. var. gracilidelineata (DINT.) FEARN
Namibia (Great Nama Land, bei Khanpforte, bei Paradies, bei Ameib, bei Franzfontein, bei Witklip);
Farbe je nach Standort von fast weiß über gelb, grau bis hellrosa, über ziegelrot bis tiefrot; Linien dunkelbraun, netzartig, dünn.
L. – var. **waldronae** DE BOER
Succulenta 1963, (2): 19 bis 21
Lithops pseudotruncatella (BERGER) N. E. BR. var. gracilidelineata (DINT.) FEARN f. waldronae (DE BOER) FEARN
Namibia (45 km südöstlich von Walvis Bay in den Vogelsbergen);
Endfläche stark gebuckelt, blasig, blaß gelbgrau, genetzt, feine Linien doppelt verästelt, blaß rotbaun.

L. grunau nom. nud. → *L. karasmontana* (DINT. et SCHWANT.) N. E. BR. var. *karasmontana*

L. gulielmi L. BOL. → *L. schwantesii* DINT. var. *schwantesii*

L. halenbergense TISCH. ist eine unkorrekte Schreibweise in Monatsschr. Deutsch. Kakt. Ges. 1932, 4: 281 bis 283 für L. halenbergensis TISCH..
L. halenbergensis TISCH. wurde als gelbblühende Art beschrieben (NEL, 1964). Der Einordnung nach JACOBSEN (1955, 1970, 1981) als Synonym bei L. eberlanzii (DINT. et SCHWANT.) N. E. BR. kann nicht zugestimmt werden. Sie ist synonym zu *L. francisci* (DINT. et SCHWANT.) N. E. BR..

L. hallii De Boer
Succulenta 1957, (7): 85 bis 86
Lithops salicola L. Bol. var. reticulata De Boer, L. julii (Dint. et Schwant.) N. E. Br. ssp. fulleri (N. E. Br.) Fearn var. hallii (De Boer) Fearn
Größe: 20 mm bis 25 mm lang und 14 mm bis 20 mm breit am Spalt;
Farbe: Seiten blaß blaubraun;
Endfläche: fast flach, blaßbraun, mit dunkelbraunem Netzwerk und Punkten;
Fenster: meist nicht vorhanden;
Spalt: wenig offen, ca. 5 mm tief;
Blüten: weiß, ca. 30 mm Durchmesser, 6zählig, Samengruppe 5;
Typstandort: Kapprovinz (in der Nähe von Prieska).

L. – var. **hallii**
Lithops salicola L. Bol. var. reticulata De Boer, L. julii (Dint. et Schwant.) N. E. Br. ssp. fulleri (N. E. Br.) Fearn var. hallii (De Boer) Fearn
Kapprovinz (südlich Prieska);
Endfläche leicht, aber deutlich gewölbt, Furchen meist nicht vom äußeren zum inneren Rand verlaufend, daher die Endfläche selten netzartig gezeichnet, braune Linien an der Vereinigung oft breiter.

L. – var. **ochracea** (De Boer) Cole
Excelsa 1973, 3: 61
Lithops fulleri N. E. Br. var. ochracea De Boer, L. julii (Dint. et Schwant.) N. E. Br. ssp. fulleri (N. E. Br.) Fearn var. ochracea (De Boer)Fearn
Kapprovinz (in der Nähe von Upington);
Körper kleiner als beim Typ, Seiten hell ockerfarben, Fenster dunkel ockerfarben.
Bemerkungen zu L. hallii De Boer: Im Juni 1959 wurde von Dr. A. L. Geyer 45 km südlich von Hopetown in der Nähe von Kraankuil/Kapprovinz eine Pflanze entdeckt, die von De Boer *L. salicola* L. Bol. zugeordnet und 1960 als L. salicola L. Bol. var. reticulata De Boer beschrieben wurde. Die Pflanze weicht im Aussehen von *L. salicola* L. Bol. sehr ab. Sie sieht *L. hallii* De Boer ähnlich und wurde deshalb von Cole (1973) als Synonym zu dieser gestellt. Durch Untersuchungen und Kreuzungen hat Fearn (1981) festgestellt, daß *L. fulleri* N. E. Br. var. *brunnea* De Boer, *L. halli* De Boer var. *hallii* und *L. hallii* De Boer var. *ochracea* (De Boer) Cole sehr eng verwandt sind. Es handelt sich dabei wahrscheinlich um endemische, geographisch isolierte Populationen, die durch Hybridisation zwischen *L. fulleri* N. E. Br. und *L. julii* (Dint. et Schwant.) N. E. Br. entstanden sind.

L. helmae TRIEBNER nom. nud. → *L. julii* (DINT. et SCHWANT.) N. E. BR.

L. helmutii L. BOL.
S. Afr. Gard. 1933, 23:218
Größe: bis zu 25 mm lang und 15 mm breit am Spalt, bildet große Klumpen bis zu 20 Körpern;
Spalt: sehr tief, Loben klaffend;
Farbe: Seiten gräulichgrün, Endfläche hell olivgrün;
Fenster: groß, mit vielen kleinen Inseln, Endfläche schief gerundet;
Blüten: gelb, ca. 30 mm Durchmesser, duftend, 5zählig, Samengruppe 5;
Sammler: G. Meyer, Juni 1933;
Typstandort: Kapprovinz (Little Nama Land, zwischen Steinkopf und Arrabees).

L. – var. alba nom. nud. → *L. marmorata* (N. E. BR.) N. E. .BR. var. *marmorata*

L. – var. albiflora nom. nud. → *L. marmorata* (N. E. BR.) N. E. BR. var. *marmorata*

Bemerkungen zu L. helmutii L. BOL.: Es gibt Pflanzen ohne Inseln. Diese ähneln *L. comptonii* L. BOL. var. *comptonii* oder *L. divergens* L. BOL. var. *divergens* (L. BOL.) FEARN. Beide haben auch gelbe Blüten. Sie ähneln aber auch *L. marmorata* (N. E. BR.) N. E. BR. var. *marmorata,* die jedoch weiße Blüten besitzt. In gewisser Beziehung besteht auch eine Ähnlichkeit mit *L. herrei* L. BOL. var. *herrei* und *L. naureeniae* COLE.
Die Art verlangt tiefe Töpfe, da oft bis zu 10 cm lange Pfahlwurzeln ausgebildet werden.

L. herbertii SCHWANT. nom. nud. → *L. gesinae* DE BOER var. *annae* (DE BOER) COLE

L. herrei L. BOL.
Notes on Mesembr. 1932, 2:346
Lithops translucens L. BOL., L. elavata L. BOL., L. herrei L. BOL. var. plena L. BOL.
Größe: bis zu 30 mm lang und 20 mm breit am Spalt; bildet Klumpen bis zu 15 Körpern;
Farbe: hellgrau, manchmal grünlich, manchmal amethystfarben überhaucht;

Fenster: grüngrau; bei vielen Pflanzen laufen die Inseln zusammen, so daß die Fenster nur noch als Punkte oder kleine Linien vorhanden sind;
Blüten: gelb, 15 mm bis 18 mm Durchmesser, 5zählig, Samengruppe 3;
Sammler: H. Herre, Oktober 1930;
Typstandort: Kapprovinz (Little Nama Land, Swartwater, 20 km südöstlich von Hohenfels).

L. – var. albiflora JACOBS. → *L. marmorata* (N. E. BR.) N. E. BR. var. *marmorata*
Die Varietät ist nicht Kultur. Die einzige Abbildung bei JACOBSEN (1955) kann nicht zur einwandfreien Identifizierung verwendet werden. Abgesehen von der abnormal gestreiften Färbung, hat die Pflanze die typische Form und Zeichnung von *L. marmorata* (N. E. BR.) N. E. BR. var. *marmorata.*

L. – var. **geyeri** (NEL) DE BOER et BOOM
Succulenta 1961, (4): 41 bis 42
Lithops geyeri NEL, L. hillii L. BOL., L. herrei L. BOL. var. hillii (L. BOL.) DE BOER et BOOM
Kapprovinz (Little Nama Land);
Körper kleiner als beim Typ, Endfläche hellgrau bis gelblich; Fenster mit sehr deutlichen Inseln.
L. – var. **herrei**
Lithops herrei L. BOL. var. plena L. BOL., L. translucens L. BOL., L. elavata L. BOL.
Kapprovinz (Little Nama Land, Richtersveld); Namibia (östlich Sendlingsdrift);
Endfläche mehr oder weniger rauh, Fenster graugrün mit undeutlichen Inseln.

L. – var. hillii (L. BOL.) DE BOER → *L. herrei* L. BOL. var. *geyeri* (NEL) DE BOER et BOOM

L. – var. plena L. BOL. → *L. herrei* L. BOL. var. *herrei*

Bemerkungen zu L. herrei L. BOL.: Obwohl DE BOER die Meinung vertrat, daß var. *geyeri* (NEL) DE BOER und var. hillii (L. BOL.) DE BOER Varietäten sind, so schließt sich FEARN (1981) dem nicht an. Er ist vielmehr der Ansicht, daß es sich bei *L. herrei* L. BOL. um eine sehr variable Art handelt und die von DE BOER aufgestellten Varietäten nur geographische Formen sind. Es ist sehr schwierig, DE BOERS Varietäten vom Typ zu unterscheiden. Von den beiden Varietäten ist var. *geyeri* (NEL) DE BOER, bei welcher die Inseln das Fenster niemals vollständig einschließen, noch am besten zu unterscheiden. FEARN (1981) hat die Samenkapseln von *L. herrei* L. BOL. untersucht und gefunden, daß diese eine Ähnlichkeit mit denen von *L. optica* (MARL.) N. E. BR. und *L. marmorata* (N. E. BR.) N. E. BR. haben.

L. hildegardii nom. nud. → *L. bella* N. E. BR. var. *bella*

L. hillii L. BOL. → *L. herrei* L. BOL. var. *geyeri* (NEL) DE BOER et BOOM

L. hirneri TRIEBNER nom. nud. → *L. schwantesii* DINT. var. *urikosensis* (DINT.) DE BOER et BOOM

L. hookeri (BERGER) SCHWANT. → *L. turbiniformis* (HAW.) N. E. BR.

Bemerkungen: L. hookeri (BERGER) SCHWANT. war eine sehr umstrittene Art. N. E. BROWN stellte Mesembrianthemum hookeri BERGER in Gard. Chron. 1922, I., 55 zu Mes. turbiniforme HAW. = *Lithops turbiniformis* (HAW.) N. E. BR. SCHWANTES lehnt dies in Möllers Deutsch. Gärtner-Zeitung 1928, 46 ab. NEL (1946) stellt in seinem Buch »Lithops« L. hookeri (BERGER) SCHWANT. zu L. terricolor N. E. BR., ebenfalls SCHWANTES in Schweiz. Sukkulentenkunde IV, 1951, 73, hebt aber den Namen L. hookeri (BERGER) SCHWANT. als den älteren hervor. Nach durchgeführten Beobachtungen zieht SCHWANTES (1951) seine Bemerkungen zurück und sieht L. hookeri (BERGER) SCHWANT. und L. terricolor N. E. BR. als zwei verschiedene Arten an. Nach Mitteilung von FEARN (1981) stellt JACOBSEN L. hookeri (BERGER) SCHWANT. zu L. localis (N. E. BR.) SCHWANT. var. peersii (L. BOL.) DE BOER et BOOM in dem Glauben, daß die Art in der Nähe des Hex River gesammelt worden ist. Der Fundort ist sehr ungenau angegeben, da es zwei Flüsse mit dem Namen Hex River gibt, einen in der Nähe des Orange River und den anderen in der Karroo. Erschwert wurde die Klärung noch dadurch, daß von südafrikanischen botanischen Gärten Pflanzen unter dem Namen L. hookeri (BERGER) SCHWANT. abgegeben wurden, die im Aussehen zwischen *L. localis* (N. E. BR.) SCHWANT. und *L. salicola* L. BOL. stehen. Die Blüte ist goldgelb, also dunkler als bei *L. localis* (N. E. BR.) SCHWANT., und auch im Durchmesser kleiner. Eine endgültige Klärung dürfte durch COLE (1976) herbeigeführt worden sein. Er weist in einer umfangreichen Arbeit nach, daß L. hookeri (BERGER) SCHWANT. als Synonym bei *L. turbiniformis* (HAW.) N. E. BR. einzuordnen ist.

L. inae NEL → *L. verruculosa* NEL var. *verruculosa*

L. inornata DINT. nom. nud. → *L. schwantesii* DINT. var. *marthae* (LOESCH et TISCH.) COLE

L. insularis L. BOL. → *L. bromfieldii* L. BOL. var. *insularis* (L. BOL.) FEARN

L. jacobseniana SCHWANT. nom. nud. → *L. karasmontana* (DINT. et SCHWANT.) N. E. BR. var. *karasmontana*

L. julii (DINT. et SCHWANT.) N. E. BR.
Gard. Chron. 1926, 79: 102
Mesembrianthemum julii DINT. nom. nud., M. julii DINT. et SCHWANT., Lithops julii (DINT. et SCHWANT.) N. E. BR. var. julii, L. lactea SCHICK et TISCH., L. julii (DINT. et SCHWANT.) N. E. BR. var. lactea SCHICK et TISCH., L. julii (DINT. et SCHWANT.) N. E. BR. var. littlewoodii DE BOER, L. julii (DINT. et SCHWANT.) N. E. BR. var. pallida TISCH. nom. nud., L. julii (DINT. et SCHWANT.) N. E. BR. f. pallida TISCH. nom. nud., L. julii (DINT. et SCHWANT.) N. E. BR. var. reticulata TISCH., L. julii (DINT. et SCHWANT.) N. E. BR. f. reticulata TISCH., L. julii (DINT. et SCHWANT.) N. E. BR. var. typica TISCH., L. julii (DINT. et SCHWANT.) N. E. BR. f. typica TISCH., L. helmae TRIEBNER nom. nud., L. chrysocephala NEL, L. fulleri N. E. BR. var. chrysocephala (NEL) DE BOER
Größe: bis 25 mm lang und 18 mm breit am Spalt;
Farbe: variabel, rötlichgrau bis gelblichgraubraun;
Endfläche: mit einer charakteristischen braunen Linie oder einem Fleck an den Rändern des Spaltes. Bei manchen Pflanzen ist diese Zeichnung sehr deutlich, bei anderen undeutlich. Es gibt Pflanzen mit nur wenigen Punkten an den Spalträndern. Bei manchen Pflanzen ist die Endfläche etwas runzelig;
Fenster: heller als die Inseln;
Blüten: weiß, 20 mm bis 30 mm Durchmesser, 5zählig, Samengruppe 5;
Sammler: Professor Kurt Dinter; benannt nach Dr. Julius Derenberg, Hamburg;
Typstandort: Namibia (zwischen Vahldorn und Warmbad).

L. – ssp. fulleri (N. E. BR.) FEARN → *L. fulleri N. E. BR. var. fulleri*

L. – ssp. – var. brunnea (DE BOER) FEARN → *L. fulleri* N. E. BR. var. *brunnea* DE BOER

L. – ssp. – var. kennedyi (DE BOER) FEARN → *L. villetii* L. BOL. var. *kennedy* (DE BOER) COLE

L. – var. julii → *L. julii* (DINT. et SCHWANT.) N. E. BR.

L. – var. lactea SCHICK et TISCH. → *L. julii* (DINT. et SCHWANT.) N. E. BR.

L. – var. littlewoodii DE BOER → *L. julii* (DINT. et SCHWANT.) N. E. BR.

L. – var. pallida TISCH. → *L. julii* (DINT. et SCHWANT.) N. E. BR.

L. – var. reticulata TISCH. → *L. julii* (DINT. et SCHWANT.) N. E. BR.

L. – var. rouxii DE BOER → *L. fulleri* N. E. BR. var. *rouxii* (DE BOER) COLE.

L. – var. typica TISCH. → *L. julii* (DINT. et SCHWANT.) N. E. BR.

L. – f. pallida TISCH. nom. nud. → *L. julii* (DINT. et SCHWANT.) N. E. BR.

L. – f. reticulata TISCH. → *L. julii* (DINT. et SCHWANT.) N. E. BR.

L. – f. typica TISCH. nom. nud. → *L. julii* (DINT. et SCHWANT.) N. E. BR.

Bemerkungen zu L. julii (DINT. et SCHWANT.) N. E. BR.: Die von TISCHER in JACOBSEN, Handbuch der sukkulenten Pflanzen (1935) aufgestellten var. pallida TISCH. und var. reticulata TISCH. sind Farbvarianten, die in Kolonien zusammen mit dem Typ vorkommen. Sie können deshalb als Varietäten nicht aufrecht erhalten werden. Untersuchungen von COLE (1973) bestätigen, daß diese Varianten und Zwischenformen gemeinsam mit dem Typ an einem Standort vorkommen.

L. jutteri nom. nud. wahrscheinlich eine irrtümliche Bezeichnung für *L. fulleri* N. E. BR.

L. karasmontana (DINT. et SCHWANT.) N. E. BR.
Gard. Chron. 1926, 79 : 102
Mesembrianthemum karasmontanum DINT. et SCHWANT.
Größe: bis 35 mm lang und 20 mm breit am Spalt;
Farbe: außerordentlich veränderlich, perlgrau bis bläulichgelb, Seiten manchmal braun schattiert;
Endfläche: flach oder schwach gewölbt, fast kreisrund, grubig bis runzelig, meist bräunlich ockerfarben;
Spalt: durchgehend, tief;
Zeichnung: sehr veränderlich, mitunter beinahe die gleiche Farbe wie die Endfläche und deshalb schwer sichtbar, oft mit deutlichen kurzen Linien, die sich manchmal sternähnlich vereinigen und eine netzartige Zeichnung bilden, gewöhnlich sind die Zeichnungen hell ockerbraun bis dunkel rotbraun;

Blüten: weiß, 25 mm bis 30 mm Durchmesser, 5zählig, Samengruppe 5;
Sammler: Professor Kurt Dinter;
Typstandort: Namibia (Karasberge).

L. – var. **karasmontana**

Mesembrianthemum karasmontanum DINT. et SCHWANT., Mesembryanthemum damaranum N. E. BR., Lithops damarana (N. E. BR.) N. E. BR., L. commoda DINT. nom. nud., L. grunau nom. nud., L. karasmontana (DINT. et SCHWANT.) N. E. BR. var. opakamisumi nom. nud., L. mickbergensis DINT., L. karasmontana (DINT. et SCHWANT.) N. E. BR. var. mickbergensis DE BOER et BOOM, L. lateritia DINT., L. jacobseniana SCHWANT., L. ursulae nom. nud., L. opalina DINT., L. karasmontana (DINT. et SCHWANT.) N. E. BR. ssp. opalina SCHWANT., L. karasmontana (DINT. et SCHWANT.) N. E. BR. var. opalina (DINT.) DE BOER et BOOM, L. summitatum DINT., L. karasmontana (DINT. et SCHWANT.) N. E. BR. var. summitatum (DINT.) DE BOER et BOOM

Namibia (Great Nama Land, Kl. Karasberge, Quarzhügel bei Kl. Karas, Mickberg in den Gr. Karasbergen, Eisterbank westlich Kl. Karas);

Endfläche hell graugrün bis hell rotbraun, in den Furchen mit dunkleren mehr oder weniger netzartig verbundenen Linien.

L. – var. **lericheana** (DINT. et SCHWANT.) COLE

Excelsa 1973, 3:56

Mesembrianthemum lericheanum DINT. et SCHWANT., Lithops lericheana (DINT. et SCHWANT.) DINT. et SCHWANT., L. lericheana (DINT. et SCHWANT.) N. E. BR. L. bella (DINT. et SCHWANT.) N. E. BR. var. lericheana (DINT. et SCHWANT.) DE BOER et BOOM

Namibia (Garub in den Gr. Karasbergen im Quarzgrus; Farm Stinkdorn bei Warmbad);

bräunlichgelb bis ockerfarben, die Ränder der Fenster dunkler, die Inseln bräunlichgelb, Blüten stark nach Heliotrop duftend.

L. – var. mickbergensis (DINT.) DE BOER et BOOM → *L. karasmontana* (DINT. et SCHWANT.) N. E. BR. var. *karasmontana*

L. – var. opakamisumi nom. nud. → *L. karasmontana* (DINT. et SCHWANT.) N. E. BR. var. *karasmontana*

Der Name wurde scherzhaft für eine *Lithops*-Kolonie verwendet, die 1968 von E. Fritz entdeckt wurde und in der außer dem Typ die Varianten "mickbergensis", "opalina" und "summitatum" vorkamen sowie auch Zwischenformen vorhanden waren.

L. – ssp. opalina SCHWANT. → *L. karasmontana* (DINT. et SCHWANT.) N. E. BR. var. *karasmontana*

L. – var. opalina (DINT.) DE BOER et BOOM → *L. karasmontana* (DINT. et SCHWANT.) N. E. BR. var. *karasmontana*

L. – var. summitatum (DINT.) DE BOER et BOOM → *L. karasmontana* (DINT. et SCHWANT.) N. E. BR. var. *karasmontana*

L. – var. tischeri COLE
Excelsa 1973, 3:66 (Nach COLE (1973) mit L. fossulifera TISCH. nom. nud. identisch.)
Namibia (65 km nordwestlich Karasburg);
Endfläche sehr rauh, durchscheinend, rotbraun mit dunkleren rotbraunen Punkten und Linien in den Furchen.
Da die Bezeichnungen "mickbergensis", "opalina" und "summitatum" noch oft verwendet werden, sollen Hinweise auf die Abweichungen vom Typ gegeben werden:
"mickbergensis" Endfläche gelblichrot mit mehr oder weniger netzartigen Zeichnungen, mit dunkleren, oft sternförmig verzweigten Linien; die rötliche Färbung ist auf den Lateritboden zurückzuführen, auf dem sie wächst.
"opalina" Endfläche opalfarben bis amethystgrau, ohne deutlichere dunkle Zeichnung in den Furchen.
"summitatum" Endfläche rötlichbraun, oft heller umrandet, netzartige Zeichnung weniger eingedrückt, ohne Linien.
Bemerkungen zu L. karasmontana (DINT. et SCHWANT.) N. E. BR.: *L. karasmontana* (DINT. et SCHWANT.) N. E. BR. ist eine sehr veränderliche Art. Es wurde eine Anzahl Varietäten beschrieben. Von COLE (1973) und FEARN (1981) wird NELS Vermutung (1946) bekräftigt, daß die beschriebenen var. mickbergensis (DINT.) DE BOER et BOOM, var. opalina (DINT.) DE BOER et BOOM und var. summitatum (DINT). DE BOER et BOOM nicht geographisch isoliert vorkommen, sondern zusammen mit dem Typ an einem Standort wachsen. COLE (1973) hat verschiedene Kolonien von *L. karasmontana* (DINT. et SCHWANT.) N. E. BR. am Standort studiert und gefunden, daß es immer gemischte Kolonien waren. Reine Kolonien von var. mickbergensis (DINT.) DE BOER et BOOM, var. opalina (DINT.) DE BOER et BOOM oder var. summitatum (DINT.) DE BOER et BOOM sind nicht bekannt geworden. Es ist deshalb nicht möglich, die genannten Varietäten weiter aufrecht zu erhalten. Sie werden deshalb der var. *karasmontana* zugeordnet und können als Varianten "mickbergensis", "opalina" und "summitatum" angesehen werden. Die var. *lericheana* (DINT. et SCHWANT.) COLE wurde bisher als Varietät von *L. bella* (DINT.) N. E. BR. angesehen. Nach Meinung von COLE (1973) sind die verwandtschaftlichen Beziehungen dieser Varietät zu *L. karasmontana* (DINT. et SCHWANT.) N. E. BR. enger als zu *L. bella* (DINT.) N. E. BR. MERXMÜLLER (1970) mißt den von DE BOER et BOOM unterschiedenen Varietäten keinen taxonomischen Wert bei.

Durch Kreuzungsversuche mit *L. bella* (DINT.) N.E.BR. ♀ und *L. karasmontana* (DINT. et SCHWANT.) N.E.BR. "summitatum" ♂ erhielt FEARN (1981) in der F_1-Generation zwei Populationen, von denen eine der var. *lericheana* (DINT. et SCHWANT.) COLE entsprach. Aufspaltungen in der F_2-Generation wurden nicht beobachtet. Es ist deshalb nicht ausgeschlossen, daß es sich um einen Bastard handelt, der im Bereich des Zusammentreffens der beiden Arten entstanden ist. Eine endgültige Klärung dürfte durch die Samenuntersuchungen von JUMP (1981) herbeigeführt worden sein. Die Samen von *L. bella* (DINT.) N.E.BR. sind durchschnittlich 0,67 mm lang und besitzen eine auffallend warzige Oberfläche. Die Samen von *L. karasmontana* (DINT. et SCHWANT.) N.E.BR. var. *karasmontana* und var. *lericheana* (DINT. et SCHWANT.) COLE sind durchschnittlich 0,54 mm lang und nur sehr leicht warzig.

L. koelemanii DE BOER → *L. aucampiae* L. BOL. var. *koelemanii* (DE BOER) COLE

L. kuibisensis DINT. → *L. schwantesii* DINT. var. *schwantesii*

L. kunjasensis DINT. → *L. schwantesii* DINT. var. *kunjasensis* (DINT.) DE BOER et BOOM

L. lactea SCHICK et TISCH. → *L. julii* (DINT. et SCHWANT.) N.E.BR.

L. lateritia DINT. → *L. karasmontana* (DINT. et SCHWANT.) N.E.BR. var. *karasmontana*

L. lericheana DINT. et SCHWANT. ist identisch mit L. lericheana (DINT. et SCHWANT.) DINT. et SCHWANT.

L. lericheana (DINT. et SCHWANT.) DINT. et SCHWANT. → *L. karasmontana* (DINT. et SCHWANT.) N.E.BR. var. *lericheana* (DINT. et SCHWANT.) COLE

L. lericheana (DINT. et SCHWANT.) N.E.BR. → *L. karasmontana* (DINT. et SCHWANT.) N.E.BR. var. *lericheana* (DINT. et SCHWANT.) COLE

L. lesliei (N.E.BR.) N.E.BR.
Gard. Chron. 1922, 71:65
Mesembryanthemum lesliei N.E.BR., M. ferrugineum SCHWANT., Lithops lesliei (N.E.BR.) N.E.BR. var. luteoviridis DE BOER, L. orpenii L. BOL.
Größe: bis 30 mm lang und 18 mm breit am Spalt; gewöhnlich 1- bis 2köpfig,

gelegentlich mit 4 Köpfen;
Fenster: groß, dunkel bräunlichgrün; viele Inseln, hell gelblich oder rötlichbraun; eine große Anzahl durchscheinender Punkte bedecken die Endfläche und sind auch innerhalb der Inseln vorhanden;
Farbe: Seiten grau, grünlich oder bräunlich schattiert;
Blüten: gelb, etwa 30 mm Durchmesser, 5zählig, Samengruppe 1;
Sammler: jüngster Sohn von T. N. Leslie, 9. August 1908;
Typstandort: Dwyka Konglomerat der Sandbänke im Vaal River bei Vereeniging/Transvaal.

L. – var. applanata De Boer nom. nud. → *L. lesliei* (N. E. Br.) N. E. Br. var. *lesliei* f. *lesliei*

L. – var. **hornii** De Boer
Succulenta 1966, 45 (3): 37 bis 38
Kapprovinz (südlich Kimberley);
Endfläche hell ockerfarben, Fenster stark verästelt, graubraun.
L. – var. **lesliei** f. **lesliei**
Mesembryanthemum lesliei N. E. Br., M. ferrugineum Schwant., Lithops orpenii L. Bol., L. lesliei (N. E. Br.) N. E. Br. var. applanata De Boer, L. lesliei (N. E. Br.) N. E. Br. var. luteoviridis De Boer, Mesembryanthemum lesliei minor Schwant.
Kapprovinz (Griqualand West); Transvaal; Orangefreistaat;
meist 1- bis 2köpfig, selten mehrköpfig, Endfläche flach oder schwach gewölbt, kaffeebraun bis rostbraun, auch hellbraun mit grün, grubig, mit netzartiger Zeichnung, dunkelgrünbraune Flecken und Furchen.
L. – var. – f. alba Cole nom. nud. in Jacobsen Sukkulenten Lexikon (1970). Dieser Name wurde nicht gültig publiziert, sondern nur von Cole vorgeschlagen.
L. – var. – f. **albiflora** Cole
Cact. Succ. J. Amer. 1968, 40 (3): 110 bis 112
Kapprovinz (in der Nähe von Kap Warrington);
Blüten weiß.

L. – var. – f. albiflora Fearn → *L. lesliei* (N. E. Br.) N. E. Br. var. *lesliei* f. *albiflora* Cole

L. – var. – f. **albinica** Cole
Cact. Succ. J. Amer. 1968, 40 (3): 110 bis 112
Kapprovinz (in der Nähe von Kap Warrington);
Fenster deutlich durchscheinend, grasgrün mit gelblichem Schein und mit blaßgelbem Filigranmuster; Blüten weiß.

L. – var. – f. **minor** (DE BOER) FEARN
FEARN, B., Lithops 1981, S. 40
Lithops lesliei (N. E. BR.) N. E. BR. var. minor DE BOER
Endfläche 16 mm bis 18 mm lang, 10 mm bis 12 mm breit, kaneelbraun, Fenster grünlich; Blüte gelb; in der Sammlung COLE befindet sich eine Form mit weißen Blüten.

L. – var. luteoviridis DE BOER → *L. lesliei* (N. E. BR.) N. E. BR. var. *lesliei* f. *lesliei*

L. – var. maraisii DE BOER → *L. lesliei* (N. E. BR.) N. E. BR. var. *venteri* (NEL) DE BOER

L. – var. **mariae** COLE
Nat. Cact. J. 1970, 25 (1) : 9
Orangefreistaat (nahe Boshof);
Seiten dunkel- oder hell orangefarbig; Fenster nicht vorhanden, zahlreiche kleine Punkte.

L. – var. minor DE BOER → *L. lesliei* (N. E. BR.) N. E. BR. var. *lesliei* f. *minor* (DE BOER) FEARN

L. – var. **rubrobrunnea** DE BOER
Succulenta 1962 (7) : 86 bis 87
Transvaal;
Seiten und Inselchen rotbraun, kleiner, Fenster groß, grünbraun.
L. – var. **venteri** (NEL) DE BOER et BOOM
Succulenta 1961 (5) : 53
Lithops venteri NEL, L. lesliei (N. E. BR.) N. E. BR. var. maraisii DE BOER
Kapprovinz (Griqualand West, Boetsap);
Endfläche schwach gewölbt, glatt oder wenig rauh, mit großen, durchsichtigen, hellbraunroten Fenstern, in denen kleine Inselchen vorkommen; der äußere Rand und der Spalt mit unregelmäßigen Linien gezeichnet; Ränder graugelb.
Bemerkungen zu L. lesliei (N. E. BR.) N. E. BR.: Burtt Davy erhielt *L. lesliei* (N. E. BR.) N. E. BR. von Leslie. Anläßlich des 4. Treffens der Transvaal Biologischen Gesellschaft in Pretoria wurde sie gezeigt und beschrieben, jedoch ohne Blüte. Diese Beschreibung wurde nicht veröffentlicht. Die gültige Beschreibung erfolgte 1912 durch N. E. BROWN. COLE hat viele neue Fundorte entdeckt und neue Formen gefunden, von denen er meint, daß es Zwischenstufen sind. Entgegen der Meinung von COLE hat DE BOER von diesen Formen eine Anzahl als Varietäten benannt. Diese Varietäten

sollten bis zur Klärung ihres taxonomischen Wertes aufrecht erhalten werden.

L. lineata NEL → *L. ruschiorum* (DINT. et SCHWANT.) N. E. BR. var. *lineata* (NEL) COLE

L. localis (N. E. BR.) SCHWANT.
Fedde, Repert. Spec. Nov. 1938, 43:230
Mesembryanthemum locale N. E. BR., Lithops peersii L. BOL., L. terricolor N. E. BR., L. localis (N. E. BR.) SCHWANT. var. localis, L. localis (N. E. BR.) SCHWANT. var. peersii (L. BOL.) DE BOER et BOOM, L. localis (N. E. BR.) SCHWANT. var. terricolor (N. E. BR.) DE BOER et BOOM
Größe: bis 25 mm lang und 15 mm breit am Spalt;
Farbe: purpurbraun bis hellbraun;
Fenster: meistens nicht vorhanden; Endfläche mit einer Anzahl durchscheinender Punkte;
Blüten: gelb, 25 mm bis 30 mm Durchmesser, 5zählig, Samengruppe 3;
Sammler: M. Burke, wahrscheinlich 1918; wiedergefunden von D. T. Cole, 1960;
Typstandort: Kapprovinz (in der Nähe des Gamka River im Beaufort-West-Distr.).

L. – var. localis → *L. localis* (N. E. BR.) SCHWANT.

L. – var. peersii (L. BOL.) DE BOER et BOOM → *L. localis* (N. E. BR.) SCHWANT.

L. – var. terricolor (N. E. BR.) DE BOER et BOOM → *L. localis* (N. E. BR.) SCHWANT.

Bemerkungen zu L. localis (N. E. BR.) SCHWANT.: NEL (1946) betrachtet L. terricolor N. E. BR. als Typ und stellt *L. localis* (N. E. BR.) SCHWANT. und L. peersii L. BOL. zu diesem. Von DE BOER (1965) werden var. peersii (L. BOL.) DE BOER et BOOM und var. terricolor (N. E. BR.) DE BOER et BOOM aufrecht erhalten. FEARN (1981) ist nach Überprüfung vieler Pflanzen der Meinung, daß der Unterschied nur in der grünen oder purpurnen Farbe der Körper besteht und daß beide Farben in ein und derselben Population zu finden sind. Er verwirft deshalb die von DE BOER aufgestellten beiden Varietäten. Die var. terricolor (N. E. BR.) DE BOER et BOOM ist die am weitesten verbreitete. In dieser Sippe sind neben graugrünen auch purpurfarbene Pflanzen vorhanden, die den Übergang zur var. peersii (L. BOL.) DE BOER et BOOM bilden, so daß beide Varietäten identisch sind.

L. loganae L. BOL. ist eine Variante von *L. aucampiae* L. BOL. var. *aucampiae*, die nicht echt aus Samen fällt.

L. lydiae L. BOL. nom. err. → *L. fulviceps* (N. E. BR.) N. E. BR. var. *fulviceps*

L. lydiae JACOBS. → *L. fulviceps* (N. E. BR.) N. E. BR. var. *fulviceps*

L. marginata NEL → *L. turbiniformis* (HAW.) N. E. BR. var. *marginata* (NEL) COLE

L. marlothii N. E. BR. → *Conophytum pellucidum* (N. E. BR.) SCHWANT.

L. marmorata (N. E. BR.) N. E. BR.
Gard. Chron. 1922, 71:80
Mesembryanthemum marmoratum N. E. BR., Lithops diutina L. BOL., L. framesii L. BOL., L. umdausensis L. BOL., L. helmutii L. BOL. var. alba nom. nud., L. helmutii L. BOL. var. albiflora nom. nud., L. herrei var. albiflora JACOBS.
Größe: bis zu 25 mm lang und 20 mm breit am Spalt;
Spalt: bei erwachsenen Pflanzen tiefer als 10 mm;
Farbe: graugrün, mit hellgrünen verzweigten Linien;
Fenster: groß, mit wenigen grauen Inseln. Es gibt Pflanzen ohne Inseln, aber auch solche mit vielen kleinen Inseln in den Fenstern;
Blüten: weiß, bis 30 mm Durchmesser, leicht duftend, 6zählig, Samengruppe 5;
Sammler: unbekannt;
Typstandort: Kapprovinz (Little Nama Land, in den Bergen nördlich von Port Nolloth).
L. – var. **elisae** (DE BOER) COLE
Excelsa 1973, 3:48
Lithops elisae DE BOER
Kapprovinz (Little Nama Land, zwischen Steinkopf und Vioolsdrift); oft mehrköpfig, Loben voneinander abstehend, gleichlang oder ungleich lang; Spalt bis 20 mm tief; Endfläche blaugelbgrau, oft amethystfarben überhaucht, Seiten weißgrau; Fenster durch unterschiedlich große Inseln eingeschlossen und oft zu schmalen Streifen reduziert.
L. – var. **marmorata**
Lithops diutina L. BOL., L. framesii L. BOL., L. umdausensis L. BOL., L. helmutii L. BOL. var. alba nom. nud., L. helmutii L. BOL. var. albiflora nom. nud., L. herrei L. BOL. var. albiflora JACOBS.

Kapprovinz (Little Nama Land);
Körper einzeln oder zu wenigen in Klumpen, Spalt etwa 10 mm tief; Endfläche leicht gewölbt, graugrün, mit hellgrünen, verzweigten Linien.
Bemerkungen zu L. marmorata (N. E. Br.) N. E. Br.: In der Kultur ist die Art in der Farbe sehr veränderlich; Pflanzen in voller Sonne werden grau oder bräunlich, manchmal amethystfarben überhaucht oder sogar graugelb. Pflanzen mit braunen Fenstern werden als L. framesii L. Bol. beschrieben.
Die Varietät *elisae* (De boer) Cole ist dem Typ sehr ähnlich und unterscheidet sich von diesem nur durch die zu schmalen Streifen reduzierten Fenster. Aufgrund dieser unwesentlichen Abweichung könnte sie als Synonym zu *L. marmorata* (N. E. Br.) N. E. Br. eingeordnet werden. Sie sieht auch *L. herrei* L. Bol. und *L. meyeri* L. Bol. ähnlich, unterscheidet sich jedoch von beiden gelbblühenden Arten durch die großen Inseln und die weiße Blüte.
Fearn (1981) vertritt die Meinung, sie als selbständige Art bestehen zu lassen. Cole (1973) schlägt vor, L. elisae De Boer als Varietät bei *L. marmorata* (N. E. Br.) N. E. Br. einzuordnen. Auch die Samenmerkmale sprechen für sein Vorgehen.

L. marthae Loesch et Tisch. → *L. schwantesii* Dint. var. *marthae* (Loesch et Tisch.) Cole

L. maughanii N. E. Br. → *L. fulleri* N. E. Br.

L. mennellii L. Bol. → *L. bromfieldii* L. Bol. var. *mennellii* (L. Bol.) Fearn

L. meyeri L. Bol.
S. Afr. Gard. 1932, 22:102
Größe: bis zu 35 mm lang und 25 mm breit am Spalt; bildet Klumpen von 10 und mehr Körpern;
Spalt: sehr tief, bis zu 25 mm;
Farbe: bläulichgraugrün, manchmal etwas gelblich;
Fenster: manchmal deutlich, aber meist verdeckt durch undeutliche Inseln. Die Fenster oft zu wenigen Flecken reduziert, etwas bläulicher grün als die Seiten. Mitunter ist eine fahl gelblichbraune Ecke in den Fenstern vorhanden, die einige wenige grünlichblaue Punkte einschließt.
Loben: deutlich unterschiedlich lang, bei alten Pflanzen von sichelförmiger Gestalt, hervorgerufen durch den inneren gebogenen Rand;
Blüten: gelb, 5zählig, Samengruppe 5;

Sammler: Missionar G. Meyer, Oktober 1931; von L. BOLUS nach ihm benannt;
Typstandort: Kapprovinz (Little Nama Land, in der Nähe von Brakfontein im Richtersveld).

L. mickbergensis DINT. → *L. karasmontana* (DINT. et SCHWANT.) N. E. BR. var. *karasmontana*

L. mundtii TISCH. → *L. pseudotruncatella* (BERGER) N. E. BR. var. *pseudotruncatella*

L. namtibense nom. nud. → *L. gesinae* DE BOER var. *gesinae*

L. namtibergensis nom. nud. → *L. gesinae* DE BOER var. *gesinae*

L. namtipbergensis TISCH. nom. nud. → *L. gesinae* DE BOER var. *gesinae*

L. naureeniae COLE
Nat. Cact. and Succ. Journ. 1980, 35:74
Größe: bis zu 35 mm lang und 25 mm breit am Spalt; meist 3- oder 4köpfig, teilweise bis zu 8 Köpfen und mehr;
Spalt: bis zu 15 mm tief, oft ein wenig klaffend;
Farbe: Seiten dunkelgrau, graugrün, gräulichweiß oder gelblichweiß;
Endfläche: gestutzt, flach bis leicht gewölbt, Spitze der Loben breit halbmondförmig;
Fenster: durchscheinend, gräulichgrün, graubraun, gräulichorange, unterschiedlich in der Größe, vollständig offen oder leicht gefleckt bis stark gezeichnet mit deutlich abgegrenzten, aber unregelmäßig geformten Inseln, die Enden der inneren Ränder der Fenster ausgedehnt entlang der Ecken des Spaltes, an den inneren Rändern und teilweise auch an den äußeren ein durchscheinendes, rötliches Band, besonders sichtbar, wenn durch die Pflanze Licht reflektiert wird;
Blüten: glänzend gelb mit weißer Mitte, 5zählig, gelegentlich 6zählig;
Sammler: Peter V. Bruyns, November 1976;
Typstandort: Kapprovinz (60 km südöstlich von Springbok in den Kamiesbergen, in rötlichem Granitgrus).
Bemerkungen zu L. naureeniae COLE: Die Art steht dem *L. comptonii* L. BOL. – *L. helmutii* L. BOL. – *L. otzeniana* NEL – Komplex sehr nahe.

L. nelii SCHWANT. → *L. ruschiorum* (DINT. et SCHWANT.) N. E. BR. var. *ruschiorum*

L. olivacea L. BOL.
Notes on Mesembr. 1929, 2:84
Lithops olivacea L. BOL. var. maculata DE BOER nom. nud.
Größe: bis zu 25 mm lang und 18 mm breit am Spalt; bildet sehr große Klumpen, oft mit 30 und mehr Köpfen;
Farbe: Seiten grau, manchmal grünlichgelb schattiert;
Fenster: olivgrün oder graugrün, deutlich abgegrenzt, matt, gefleckt, nach dem Spalt zu schwarz begrenzt, nach dem Rand zu unregelmäßig ausgezackt. Es gibt Pflanzen mit vielen, aber auch solche ohne Fenster.
Blüten: gelb, bis 30 mm Durchmesser, 5zählig, Samengruppe 5;
Sammler: E. R. Fuller, 1928;
Typstandort: Kapprovinz (Little Nama Land, in der Nähe von Kakamas, Kenhardt – Distr.).

L. – var. maculata DE BOER nom. nud. → *L. olivacea* L. BOL.

Bemerkungen zu L. olivacea L. BOL.: Ein weiterer Standort befindet sich wenige Kilometer südwestlich von Pofadder, wo die Art zusammen mit *L. fulleri* N. E. BR. var. *brunnea* DE BOER und anderen Sukkulenten, z. B. *Dinteranthus vanzijlii* (L. BOL.) SCHWANT. und *Dinteranthus puberulus* N. E. BR., zusammen wächst.

L. opalina DINT. → *L. karasmontana* (DINT. et SCHWANT.) N. E. BR. var. *karasmontana*

L. optica (MARL.) N. E. BR.
Gard. Chron. 1922, 71:80
Mesembryanthemum opticum MARL., M. marginatum MARL., Lithops optica (MARL.) N. E. BR. var. minor JACOBS.
Größe: bis zu 35 mm lang und 10 mm breit am Spalt;
Spalt: oft tiefer als 10 mm;
Farbe: überall graugrün, manchmal etwas rötlich;
Fenster: groß, meist ohne Inseln, nur etwas mehr nach grün tendierend als die Seiten;
Blüten: weiß, 15 mm bis 20 mm Durchmesser, 5zählig, Samengruppe 4;
Sammler: Professor Rudolf Marloth;
Typstandort: Namibia (Küstenwüste zwischen Lüderitz Bay und Buntfeldschuh in der Nähe der Prince of Wales Bay; wächst in sandgefüllten Spalten von Gneisfelsen).

L. – var. minor JACOBS. → *L. optica* (MARL.) N. E. BR. f. *optica*

L. – f. minor JACOBS. → *L. optica* (MARL.) N. E. BR. f. *optica*

L. – var. nova TRIEBNER nom. nud. → *L. optica* (MARL.) N. E. BR. f. *optica*

L. – f. **optica**
Mesembryanthemum opticum MARL., M. marginatum MARL., Lithops optica (MARL.) N. E. BR. var. minor JACOBS., L. optica (MARL.) N. E. BR. f. minor JACOBS., L. optica (MARL.) N. E. BR. var. nova TRIEBNER nom. nud., L. optica (MARL.) var. typica TRIEBNER
Namibia (Great Nama Land, in der Nähe der Prince of Wales Bay, Pomona-Klinghardt-Gebirge);
grau bis lehmfarbig, mit milchglasfarbigem, fast durchscheinendem Fenster, Spalt bis zur Mitte tief eingeschnitten, Lobenenden stark gewölbt.

L. – var. rubra (TISCH.) TISCH. → *L. optica* (MARL.) N. E. BR. f. *rubra* (TISCH.) JACOBS.

L. – f. **rubra** (TISCH.) JACOBS.
JACOBSEN, H., Die Sukkulenten 1933, 148 bis 149, 150
Mesembryanthemum opticum MARL. var. rubrum TISCH., Lithops rubra (TISCH.) N. E. BR., L. optica (MARL.) N. E. BR. var. rubra (TISCH.) TISCH., ROWL.
Namibia (Diamant-Minen-Gebiet);
Körper purpurrot, die Fenster durch die rote Farbe stärker hervortretend.

L. – f. rubra (TISCH.) ROWL. → *L. optica* (MARL.) N. E. BR. f. *rubra* (TISCH.) JACOBS.

L. – var. typica TRIEBNER → *L. optica* (MARL.) N. E. BR. f. *optica*

Bemerkungen zu L. optica (MARL.) N. E. BR.: *L. optica* (MARL.) N. E. BR. wächst in Küstennähe in einer Zone, die fast täglich Nebel oder Nebelregen hat. Sie geht nicht weiter als 3 km bis 4 km ins Landesinnere. *L. optica* (MARL.) N. E. BR. f. *rubra* (TISCH.) JACOBS. ist wahrscheinlich die schönste und am meisten begehrte Lithops. Sie wurde von Triebner und seinem Sohn südlich von Lüderitz im Quarzschotter gefunden. An den Wildstandorten kommt diese Form immer zusammen mit dem Typ vor, meist im Schutze von *Zygophyllum*-Büschen.
1946 erhielt DE BOER von W. TRIEBNER 10 Samen und zog daraus 8 Pflanzen. Durch Bestäubung erhielt er weiteres Saatgut und zog daraus eine große Anzahl Pflanzen. Es ist DE BOERS Verdienst, daß diese seltene Form weitere Verbreitung gefunden hat.

L. optica (MARL.) N. E. BR. ist die Art, die in Europa zuletzt, gewöhnlich im Dezember, blüht.

L. orpenii L. BOL. → *L. lesliei* (N. E. BR.) N. E. BR. var. *lesliei* f. *lesliei*

L. otzeniana NEL
Kakteenk. 1937, (8): 123 bis 127
Größe: bis zu 30 mm lang und 15 mm breit am Spalt; bildet große Klumpen bis zu 15 und mehr Köpfen;
Farbe: Seiten hell graugrün bis grauviolett, Endfläche fast immer dunkelgrün, manchmal etwas gräulich, bräunlich oder rötlich;
Fenster: groß, nur selten mit Inseln, halbdurchscheinend, von einem hellen Saum umgeben;
Blüten: gelb, etwa 20 mm Durchmesser, 5zählig, Samengruppe 3;
Sammler: Professor G. C. Nel, 30. April 1937;
Typstandort: Kapprovinz (Bushmanland, bei Brakfontein, 50 km von Loeriesfontein. Sie wurde in verwittertem Granit unter Büschen und im offenen Gelände zwischen Steinen gefunden).

L. – var. weberi (NEL) FEARN → *L. comptonii* L. BOL. var. *weberi* (NEL) COLE

L. peersii L. BOL. → *L. localis* (N. E. BR.) SCHWANT.

L. pillansii L. BOL. → *L. ruschiorum* (DINT. et SCHWANT.) N. E. BR. var. *ruschiorum*

L. pringlei nom. nud. → *L. dinteri* SCHWANT. var. *multipunctata* DE BOER

L. prisnacea nom. nud.. Der Name stammt aus den Samenlisten von E. Hepworth, England, und H. Winter, Bundesrepublik Deutschland. Es ist nicht feststellbar, um welche Art es sich handelt.

L. pseudotruncatella (BERGER) N. E. BR.
Gard. Chron. 1922,
Mesembrianthemum pseudotruncatellum BERGER, M. truncatellum DINT. non HAW. nec HOOK. fil., Mesembryanthemum pseudotruncatellum auct.
Größe: bis 40 mm lang und 25 mm breit am Spalt; die Größe ist sehr veränderlich;
Farbe: sehr variabel, Endfläche bräunlichgrau, bläulichgraugrün oder hellbraun, manchmal rötlichbraun; Seiten grau, grün oder braun schattiert;

Endfläche: flach oder leicht gewölbt, Zeichnungen sehr unterschiedlich, aber immer mit einigen kurzen braunen Linien, welche oft dendritenähnlich angeordnet sind; die Linien sind gewöhnlich bläulich oder grau, gelegentlich sind sie undeutlich; mitunter sind zahlreiche deutlich sichtbare durchscheinende Punkte vorhanden, manchmal auch undeutlich und öfter zwischen den dendritenartigen Linien;
Blüten: gelb, 30 bis 35 mm Durchmesser, 6- oder 7zählig, Samengruppe 1;
Sammler: Kurt Dinter, 1897;
Typstandort: Namibia (Auasberge bei Windhoek).

L. – var. albiflora JACOBS. → *L. pseudotruncatella* (BERGER) N. E. BR. var. *pseudotruncatella*

L. – f. albiflora JACOBS. → *L. pseudotruncatella* (BERGER) N. E. BR. var. *pseudotruncatella*

L. – var. alpina (DINT.) JACOBS. → *L. pseudotruncatella* (BERGER) N. E. BR. var. *pseudotruncatella*

L. – var. alpina (DINT.) BOOM → *L. pseudotruncatella* (BERGER) N. E. BR. var. *pseudotruncatella*

L. – var. alta TISCH. → *L. pseudotruncatella* (BERGER) N. E. BR. var. *pseudotruncatella*
Bemerkungen: Die Sippe fällt durch ihre Höhe auf. Sie wurde im Verbreitungsgebiet von *L. ruschiorum* (SCHWANT.) N. E. BR. bei Windhoek gefunden und wird deshalb von manchen Autoren auch als Synonym zu dieser Art gestellt.

L. – var. **archerae** (DE BOER) COLE
Excelsa 1973, 3 : 45
Lithops archerae DE BOER
Namibia (Naukloofberge, in der Nähe von Zaris);
Seitenfläche grünlichgrau, gelb getönt; Endfläche 30 mm lang und 22 mm breit am Spalt, flach bis leicht gewölbt, ohne Fenster, mit 4 bis 5 undeutlichen, leicht eingedrückten dendroiden Linien, die nicht vollständig verbunden sind; Spalt 2,5 mm bis 3,5 mm tief; Sämlinge zeigen den typischen, nicht durchgehenden Spalt, erwachsene Pflanzen haben einen etwas klaffenden Spalt; Blüten gelb, Samengruppe 2.
L. – var. **brandbergensis** DE BOER
Succulenta 1963, (4) : 51 bis 54
L. dendritica NEL Population brandbergensis SCHWANT. nom. nud.

Namibia (Brandberg);
Endfläche gleichmäßig gelbbraun, dunkelrotbraune dendroide Linien stark hervortretend, Rand graubläulich mit undeutlichen bläulichen Punkten, einige auch am Spalt. Nach FRIEDRICH in MERXMÜLLER (1970) dürfte diese Varietät mit *L. gracilidelineata* DINT. var. *gracilidelineata* identisch sein, da sie in Färbung und Zeichnung mit dieser fast vollständig übereinstimmt. COLE (1973) ist der Meinung, daß var. *brandbergensis* DE BOER als eine Varietät von *L. gracilidelineata* DINT. und nicht von *L. pseudotruncatella* (BERGER) N. E. BR. angesehen werden kann, schlägt aber vor, diese bis zur endgültigen Klärung bei *L. pseudotruncatella* (BERGER) N. E. BR. zu belassen.
L. – var. **dendritica** (NEL) DE BOER et BOOM
Succulenta 1961, (6): 67 bis 69
Lithops dendritica NEL, L. farinosa DINT. nom. nud., L. pseudotruncatella pulmonuncula DINT., L. pseudotruncatella (BERGER) N. E. BR. ssp. pulmonuncula (DINT. ex JACOBS.) SCHWANT., L. pseudotruncatella (BERGER) N. E. BR. var. pulmonuncula DINT. ex JACOBS. L. pseudotruncatella (BERGER) N. E. BR. f. pulmonuncula DINT. ex JACOBS.
SO-Namibia (in Quarzkiesel-Lehmflächen des Bastardlandes; Farbe je nach der Umgebung fast weiß, rosa oder dunkelrot, Endfläche meist graubraun mit deutlicher dendroider Zeichnung).
L. – var. **edithae** (N. E. BR.) DE BOER et BOOM
Succulenta 1961, (6):66,69
Lithops edithae N. E. BR.
Namibia (Rietfontein, östlich Windhoek);
Körper zu mehreren, bis zu 25 mm lang und 20 mm breit am Spalt; Endfläche fast flach, hell bläulichgrau; Spalt 4 mm bis 5 mm tief, Zeichnung weniger deutlich; durchscheinende Punkte deutlich.
Die wirkliche Zugehörigkeit ist unklar. Es gibt Zweifel über die Gültigkeit der Kombination, die von DE BOER et BOOM aufgestellt wurde. Weitere Untersuchungen bleiben abzuwarten.
L. – var. **elisabethae** (DINT.) DE BOER et BOOM
Succulenta 1961, (6): 66 bis 67, 69
L. elisabethae DINT.
Namibia (Gr. Waterberg, auf einer Gneisbank mit Quarzschotter am südlichen Hang);
bildet Klumpen von 2 bis 12 Körpern; Endfläche graublau, meist kupfrig überhaucht, mit zahlreichen, regellos verstreuten, dunkelgraugrünen Punkten und kurzen, schmalen, gebrochenen Linien, die jeweils 2 bis 10 Punkte verbinden.

L. – var. gracilidelineata (DINT.) FEARN f. gracilidelineata → *L. gracilidelineata* DINT. var. *gracilidelineata*

L. – var. – f. waldronae (DE BOER) FEARN → *L. gracilidelineata* DINT. var. *waldronae* DE BOER

L. – var. groendraaiensis JACOBS. → *L. vallis-mariae* (DINT. et SCHWANT.) N. E. BR. var. *groendraaiensis* (JACOBS.) DE BOER

L. – var. groendrayensis JACOBS. → *L. vallis-mariae* (DINT. et SCHWANT.) N. E. BR. var. *groendraaiensis* (JACOBS.) DE BOER

L. – ssp. mundtii (TISCH.) TISCH. → *L. pseudotruncatella* (BERGER) N. E. BR. var. *pseudotruncatella*

L. – var. mundtii (TISCH.) SCHWANT. → *L. pseudotruncatella* (BERGER) N. E. BR. var. *pseudotruncatella*

L. – f. mundtii (TISCH.) TISCH. → *L. pseudotruncatella* (BERGER) N. E. BR. var. *pseudotruncatella*

L. – pseudotruncatella f. albiflora JACOBS. ex ROWLEY → *L. pseudotruncatella* (BERGER) N. E. BR. var. *pseudotruncatella*
Wahrscheinlich nur eine Gartenmutante mit weißen Blüten. Es treten gelegentlich Formen mit blaßgelben bis weißen Blüten auf.

L. – var. **pseudotruncatella**
Mesembrianthemum pseudotruncatellum BERGER, M. truncatellum DINT. non HAW. nec HOOK. fil., Mesembryanthemum pseudotruncatellum auct., Lithops alpina DINT., L. pseudotruncatella (BERGER) N. E. BR. var. alpina (DINT.) JACOBS., L. pseudotruncatella (BERGER) N. E. BR. var. alpina (DINT.) BOOM, L. mundtii TISCH., L. pseudotruncatella (BERGER) N. E. BR. ssp. mundtii (TISCH.) SCHWANT., L. pseudotruncatella (BERGER) N. E. BR. var. mundtii (TISCH.) TISCH., L. pseudotruncatella (BERGER) N. E. BR. f. mundtii (TISCH.) TISCH., L. pseudotruncatella (BERGER) N. E. BR. var. albiflora JACOBS., L. pseudotruncatella (BERGER) N. E. BR. f. albiflora JACOBS., L. pseudotruncatella (BERGER) N. E. BR. var. pseudotruncatella f. albiflora JACOBS. ex ROWLEY
Namibia (Great Nama Land, Ruschberg in den Auasbergen, Westabhänge des Khomashochlandes, bei Lichtenstein, östlich Windhoek am Fuße des Waterberges);
Endfläche bräunlichgrau, Zeichnung deutlich, verästelt, braun, mit bläulicher Umgebung.

L. – ssp. pulmonuncula (DINT. ex JACOBS.) SCHWANT. → *L. pseudotruncatella* (BERGER) N. E. BR. var. *dendritica* (NEL) DE BOER et BOOM

L. – var. pulmonuncula DINT. ex JACOBS. → *L. pseudotruncatella* (BERGER) N. E. BR. var. *dendritica* (NEL) DE BOER et BOOM

L. – f. pulmonuncula DINT. ex JACOBS. → *L. pseudotruncatella* (BERGER) N. E. BR. var. *dendritica* (NEL) DE BOER et BOOM

L. – pulmonuncula DINT. → *L. pseudotruncatella* (BERGER) N. E. BR. var. *dendritica* (NEL) DE BOER et BOOM

L. – var. **volkii** (SCHWANT.) DE BOER et BOOM
Succulenta 1961, (6): 68 bis 69
Lithops volkii SCHWANT.
Namibia (Rietfontein, östlich Windhoek, Nabitzaus);
Endfläche perlgrau, mit nur sehr schwacher oder fast fehlender dendritenartiger Zeichnung, deutlich durchscheinende Punkte).

Bemerkungen zu L. pseudotruncatella (BERGER) N. E. BR.: *L. pseudotruncatella* (BERGER) N. E. BR. ist eine extrem variable, weitverbreitete Art mit einer großen Anzahl geographischer Formen und kommt in ihrer Heimat in schwerem Lehm mit Quarzschotter, in reinem Quarzgestein oder auch in kalkhaltigem Boden vor. Je nach Bodenbeschaffenheit variiert die Färbung der Pflanzen von braun über gelblich bis kalkigweißgrau. Aufgrund der unterschiedlichen Farbe des Körpers und der Ausprägung der dendroiden Zeichnung sowie glatter oder rauher Endfläche haben verschiedene Autoren eine unterschiedliche Anzahl von Varietäten aufgestellt. So geben DE BOER et BOOM (1961) 8 Varietäten (var. *brandbergensis* DE BOER, var. *dendritica* (NEL) DE BOER et BOOM, var. *edithae* (N. E. BR.) DE BOER et BOOM, var. *elisabethae* (DINT.) DE BOER et BOOM, var. mundtii (TISCH.) TISCH., var. pulmonuncula DINT. ex JACOBS., var. *pseudotruncatella*, var. *volkii* (SCHWANT.) DE BOER et BOOM an, während FRIEDRICH in MERXMÜLLER (1970) der Meinung ist, daß nur 2 Varietäten (var. *pseudotruncatella* und var. *edithae* (N. E. BR.) DE BOER et BOOM) taxonomischen Wert haben. FEARN (1981) nennt 5 Varietäten und 1 Form (var. *brandbergensis* DE BOER, var. *dendritica* (NEL) DE BOER et BOOM, var. gracilidelineata (DINT.) FEARN, var. gracilidelineata (DINT.) FEARN f. waldronae (DE BOER) FEARN, var. *volkii* (SCHWANT.) DE BOER et BOOM). Zum Beispiel haben DE BOER et BOOM (1965) die Kombinationen var. *edithae* (N. E. BR.) DE BOER et BOOM, var. *elisabethae* (DINT.) DE BOER et BOOM, var. pulmonuncula DINT. ex JACOBS. und var. mundtii (TISCH.) TISCH. aufrechterhalten. FEARN (1981) sagt dazu, daß es ihm nicht möglich ist, die drei ersten Varietäten festzustellen. Die var. mundtii (TISCH.) TISCH. bezeichnet er als braune Form, die er innerhalb der Typvarietät finden konnte.

Untersuchungen und Aussaaten haben ergeben, daß sich aufgrund der abweichenden Körperfarbe und der unterschiedlichen Zeichnungen folgende Varietäten unterscheiden lassen:
L. alpina DINT. ist eine bräunlichgraue Form mit ausgeprägter Zeichnung. Sie ist etwas kleiner als die var. *pseudotruncatella* und wurde auf dem Gipfel des Ruschberges in 2400 m Höhe von E. und O. Rusch 1925 gefunden. Unter Berücksichtigung der Ausführungen von COLE (1973) wird sie nicht als Varietät anerkannt, sondern als Synonym zur Typvarietät gestellt. Die var. *brandbergensis* DE BOER konnte nicht überprüft werden, da weder Samen noch Pflanzen beschafft werden konnten.
L. pseudotruncatella (BERGER) N. E. BR. var. *archerae* (DE BOER) COLE ist eine interessante Varietät, die intermediär zwischen den Komplexarten *L. schwantesii* DINT. und *L. pseudotruncatella* (BERGER) N. E. BR. sowie *L. vallis-mariae* (DINT. et SCHWANT.) N. E. BR. steht. FRIEDRICH in MERXMÜLLER (1970) stellt L. archerae DE BOER als Synonym zu *L. schwantesii* DINT., da er sie in die Variationsbreite dieser sehr variablen Art einordnet. Dies dürfte jedoch nicht gerechtfertigt sein, denn die Zeichnung auf der Lobenendfläche, die Struktur der Blüte und der Fruchtkapsel sowie der nicht durchgehende Spalt bei jungen Pflanzen weisen eindeutig auf die Zugehörigkeit zur *L. pseudotruncatella*-Gruppe hin. Außerdem bestehen Unterschiede in der Beschaffenheit der Samenschale. Bei *L. schwantesii* DINT. ist sie glatt und hellbraun, bei L. archerae DE BOER dagegen ist sie warzig und dunkelbraun. FRIEDRICH ist weiter der Meinung, daß die aus dem Norden des Verbreitungsgebietes stammenden Formen durch ihre stärker ausgeprägte, fast dendritenartige Zeichnung bereits als Übergangsformen zu *L. pseudotruncatella* (BERGER) N. E. BR. betrachtet werden können. In Anbetracht der unsicheren Stellung von L. archerae DE BOER schlägt COLE (1973) die Kombination *L. pseudotruncatella* (BERGER) N. E. BR. var. *archerae* (DE BOER) COLE vor. Dies wird auch durch die Untersuchungen an Samen von JUMP (1981) bestätigt. FEARN (1981) zieht es jedoch vor, L. archerae DE BOER als selbständige Art bestehen zu lassen.
Bei der Anzucht aus Samen ist zu beachten, daß die Sämlinge in den ersten ein bis zwei Jahren eine mehr oder weniger deutliche dendroide Zeichnung aufweisen, die sich in späteren Stadien entweder weiter ausprägt oder auch mehr oder weniger verschwindet bzw. kaum erkennbar wird.

L. pulmoniuscula DINT. → *L. schwantesii* DINT. var. *schwantesii*

L. rooi nom. nud. in der Samenliste von Haage jr., Erfurt, 1936 angegeben; wahrscheinlich ein Schreibfehler von L. rouxii nom. nud.

L. rouxii nom. nud. wahrscheinlich identisch mit *L. bromfieldii* L. BOL.

L. rubra (TISCH.) N. E. BR. → *L. optica* (MARL.) N. E. BR. f. *rubra* (TISCH.) JACOBS.

L. rugosa DINT. → *L. schwantesii* DINT. var. *rugosa* (DINT.) DE BOER et BOOM

L. ruschiana (DINT.) N. E. BR.→ *L. ruschiorum* (DINT. et SCHWANT.) N. E. BR. var. *ruschiorum*

L. ruschiorum (DINT. et SCHWANT.) N. E. BR.
Gard. Chron. 1926, 79:194
Mesembrianthemum ruschiorum DINT. et SCHWANT., M. ruschii DINT. et SCHWANT., Lithops ruschiana (DINT.) N. E. BR., L. ruschiorum (DINT. et SCHWANT.) N. E. BR. ssp. ruschiorum, L. pillansii L. BOL., L. nelii SCHWANT., L. ruschiorum (DINT. et SCHWANT.) ssp. nelii (SCHWANT.) SCHWANT., L. ruschiorum (DINT. et SCHWANT.) N. E. BR. var. nelii (SCHWANT.) DE BOER et BOOM
Größe: bis zu 40 mm lang und 20 mm breit am Spalt; bildet Klumpen, nach Angaben von W. Triebner (in FEARN, 1981) bis zu 60 Köpfen;
Farbe: von milchig perlgrau bis gelb oder rötlichbraun;
Endfläche: gewölbt, die Loben sind teilweise unterschiedlich groß; einige rote Linien und Punkte sind meist vorhanden, manchmal nur schwach, mitunter fehlen sie;
Blüten: gelb, 20 mm bis 25 mm Durchmesser, 5- oder 6zählig, Samengruppe 5;
Sammler: Ernst Rusch, 1923;
Typstandort: in der Nähe der Khan Cooper Mine, 10 km westlich von Rossing.
L. – var. **lineata** (NEL) COLE
Excelsa 1973, 3:57
Lithops lineata NEL, L. ruschiorum (DINT. et SCHWANT.) N. E. BR. var. lineata (NEL) DE BOER et BOOM
Namibia (nördlich Walvisbaai);
Körper gelblichgrau bis orangegelb; Endfläche mit einigen deutlichen, leicht eingedrückten Linien.

L. – var. lineata (NEL) DE BOER et BOOM → *L. ruschiorum* (DINT. et SCHWANT.) N. E. BR. var. *lineata* (NEL) COLE

L. – ssp. nelii (SCHWANT.) SCHWANT. → *L. ruschiorum* (DINT. et SCHWANT.) N. E. BR. var. *ruschiorum*

L. – var. nelii (SCHWANT.) DE BOER et BOOM → *L. ruschiorum* (DINT. et SCHWANT.) N. E. BR. var. *ruschiorum*

L. – ssp. ruschiorum → *L. ruschiorum* (DINT. et SCHWANT.) N. E. BR. var. *ruschiorum*

L. – var. **ruschiorum**
Mesembrianthemum ruschiorum DINT. et SCHWANT., M. ruschii DINT. et SCHWANT., Lithops ruschiana (DINT.) N. E. BR., L. ruschiorum (DINT. et SCHWANT.) N. E. BR. ssp. ruschiorum, L. pillansii L. BOL., L. nelii (SCHWANT.), L. ruschiorum (DINT. et SCHWANT.) N. E. BR. ssp. nelii (SCHWANT.) SCHWANT., L. ruschiorum (DINT. et SCHWANT.) N. E. BR. var. nelii (SCHWANT.) DE BOER et BOOM, L. ruschiorum (DINT. et SCHWANT.) N. E. BR. ssp. stiepelmannii SCHWANT.
Namibia (längs der Küste);
Endfläche graugelb mit einigen roten, etwas eingedrückten Linien und Flecken; Spalt bis 20 mm tief.

L. – ssp. stiepelmannii SCHWANT. → *L. ruschiorum* (DINT. et SCHWANT.) N. E. BR. var. *ruschiorum*

Bemerkungen zu L. ruschiorum (DINT. et SCHWANT.) N. E. BR.: L. lineata NEL weist eine deutliche Zeichnung auf. Die etwas kleinere L. nelii SCHWANT. ist ungezeichnet. Der Unterschied von L. nelii SCHWANT. zu *L. ruschiorum* (DINT. et SCHWANT.) N. E. BR. ist so unbedeutend, daß er für die Aufstellung einer eigenen Art bzw. einer Varietät nicht ausreicht. *L. ruschiorum* (DINT. et SCHWANT.) N. E. BR. ist sehr variabel. Im Quarzgrus wachsende Pflanzen sind meist mit einer schwach angedeuteten Zeichnung versehen, im Rosenquarz wachsende sind rosaweiß mit orangegelben Linien und im Wüstenkalk wachsende einfarbig dunkelgrau.

L. salicola L. BOL.
Notes on Mesembr. 1936, 3:33
Größe: bis zu 30 mm lang und 15 mm breit am Spalt; bildet Klumpen bis zu 20 und mehr Köpfen;
Farbe: Seiten grau;
Fenster: groß, durchscheinend, dunkelolivgrün bis rötlich, oft mit einem deutlichen rosa Rand um das Fenster, oft mit dunkelgrünen Flecken in den Fenstern;
Blüten: weiß, ca. 25 mm Durchmesser, 5- oder 6zählig, Samengruppe 3;
Sammler: M. I. C. Verdoorn, Oktober 1935;

Typstandort: Orangefreistaat (in der Nähe von Fauresmith, Farm Rose Marie; wächst in Salzpfannen).

L. – var. reticulata DE BOER → *L. hallii* DE BOER var. *hallii*

Bemerkungen zu L. salicola L. BOL.: *L. salicola* L. BOL. gehört zu den häufiger in den Sammlungen anzutreffenden Arten. Sie nimmt eine Sonderstellung ein, da sie in der Kultur gegen größere Wassergaben nicht so empfindlich ist wie die meisten anderen Arten. *L. salicola* L. BOL. wächst in ihrer Heimat in Salzpfannen. Darauf deutet auch der Artname salicola (= salzbewohnend) hin. Während der Regenzeit sind diese Salzpfannen oft vom Wasser überströmt, so daß es vorkommt, daß die Pflanzen eine Zeit unter Wasser stehen. Sie überstehen dies und wachsen nach dem Austrocknen der Pfannen in dem sehr trocken werdenden Kalksteinschotter gut weiter.

L. schickiana nom. nud. Angabe von DINTER in S. W. Afr. Lithopsarten 1928, 2:13. Die Zugehörigkeit ist unklar.

L. schwantesii DINT.
S. W. Afr. Lithopsarten 1928, 2:14
Lithops kuibisensis DINT., L. triebneri L. BOL., L. gulielmi L. BOL.
Größe: bis 40 mm lang und 25 mm breit am Spalt; bildet große Klumpen;
Farbe: sehr variabel, gewöhnlich rötlichbraun, Seiten amethystfarben oder grünlichgrau;
Endfläche: fast flach bis etwas gewölbt, rötlich, bräunlich, graugrün, dunkelorange, ockerfarben bis amethystfarben oder auch hellgrau, mit mehr oder weniger deutlicher Zeichnung aus blutroten Punkten oder bläulichen Flecken und kurzen Linien, oft ist ein 2 mm bis 2,5 mm breites hellrostgelbes oder rosafarbenes Band vorhanden;
Blüten: gelb, ca. 25 mm Durchmesser, 5zählig, Samengruppe 2;
Sammler: Ernst Rusch, August 1926;
Typstandort: Namibia (Barby und Krügers Püts).
L. – var. **christinae** (DE BOER) FEARN
Cact. Succ. J. Amer. 1970, 42 (2):92
Lithops christinae DE BOER, L. schwantesii DINT. var. nutupsdriftensis DE BOER
Namibia (westlich Maltahöhe);
Seiten hellgrau bis grauviolett; Endfläche leicht gewölbt, hellgraugelb mit einem Netzwerk von roten Linien.
L. – var. **gebseri** DE BOER
Succulenta 1964, 43 (8):109 bis 110

Namibia (Great Nama Land, Estdorfdank, 90 km südöstlich von Maltahöhe);
Endfläche braunrot bis dunkelbraunrot mit etwas Blau gemischt, grubig, mit feinmaschigem Netzwerk, mit langen roten Linien und roten Punkten und tiefliegenden blauen bis blaugrünen Punkten.

L. – var. **kunjasensis** (DINT.) DE BOER et BOOM
Succulenta 1961, (7): 75 bis 76
Lithops kunjasensis DINT.
Namibia (bei Kunjas, westlich Bethanien);
Endfläche flach oder wenig gewölbt, graurötlichgelb, von vielen Furchen durchzogen, mit zahlreichen dunklen Punkten und Strichen in den Furchen.

L. – var. **marthae** (LOESCH et TISCH.) COLE
Madoqua 1973, Ser. I (7): 34 bis 35
Lithops marthae LOESCH et TISCH., L. inornata DINT., L. dinteri SCHWANT. var. marthae (LOESCH et TISCH.) FEARN
Namibia (Great Nama Land, in Quarzbändern in den Granitbergen südlich Pockenbank, ca. 75 km südlich Aus);
Endfläche leicht gewölbt, mausgrau bis violettgrün, etwas ockerfarben; mit mattem Fenster, in diesem, vom Spalt ausgehend, einige mehr oder weniger zerstreute blutrote Linien, dazwischen rote runde Flecken.

L. – var. nutupsdriftensis DE BOER → *L. schwantesii* DINT. var. *christinae* (DE BOER) FEARN

L. – var. **rugosa** (DINT.) DE BOER et BOOM
Succulenta 1961, (7): 75 bis 76
Lithops rugosa DINT.
Namibia (westlich Helmeringhausen);
Endfläche gewölbt, breit oval, meist höckerig, amethystfarben, Furchen ziemlich tief, zahlreiche blaßgrüne Flecken.

L. – var. **schwantesii**
Lithops kuibisensis DINT., L. triebneri L. BOL., L. gulielmi L. BOL., L. pulmoniuscula DINT. nom. nud., L. schwantesii DINT. var. triebneri (L. BOL.) DE BOER et BOOM
Namibia (bei Kuibis);
Endfläche fast flach oder leicht gewölbt, dunkelgrauorangefarben, mit deutlicher blauer Mitte und rosa Rand, im blauen Teil einige bis viele bläuliche Flecke.

L. – var. triebneri (L. BOL.) DE BOER et BOOM → *L. schwantesii* DINT. var. *schwantesii*

L. – var. **urikosensis** (DINT.) DE BOER et BOOM
Succulenta, 1961 (7):76
Lithops urikosensis DINT., L. hirneri TRIEBNER nom. nud., L. schwantesii DINT. var. urikosensis (DINT.) DE BOER et BOOM f. coerulea DE BOER nom. nud.
Namibia (Urikos, Kl. Karasberge);
Endfläche hellgrau, mit blaßbraunen Punkten und Linien.

L. – var. urikosensis (DINT.) DE BOER et BOOM f. coerulea DE BOER nom. nud. → *L. schwantesii* DINT. var. *urikosensis* (DINT.) DE BOER et BOOM

Bemerkungen zu L. schwantesii DINT.: Diese weit verbreitete Sippe zeichnet sich durch sehr große Variabilität in der Färbung und Zeichnung aus. Zwischen allen aufgestellten Varietäten gibt es zahlreiche Übergänge, die jedoch nach Meinung von FRIEDRICH in MERXMÜLLER (1970) keinen taxonomischen Wert besitzen.
COLE (1973) berichtet, daß mit var. triebneri (L. BOL.) DE BOER et BOOM bezeichnete Pflanzen auch in Populationen der var. *schwantesii* vorkommen. Die var. triebneri (L. BOL.) DE BOER et BOOM wurde deshalb als Synonym zur var. *schwantesii* gestellt. COLE (1973) ist weiter der Ansicht, daß var. nutupsdriftensis DE BOER mit var. *christinae* (DE BOER) FEARN identisch ist. Beziehungen von var. *christinae* (DE BOER) FEARN bestehen auch zur var. *urikosensis* (DINT.) DE BOER et BOOM. Von COLE (1973) wurde eine neue Kombination *L. schwantesii* DINT. var. *marthae* (LOESCH et TISCH.) COLE aufgestellt. Sie kann als ein Bindeglied zwischen dem *L. dinteri-* und dem *L. schwantesii*-Komplex betrachtet werden. Von FEARN (1981) wurde eine große Anzahl Pflanzen untersucht. Er ist der Ansicht, daß eine Zuordnung von L. marthae LOESCH et TISCH. als Varietät zu *L. dinteri* SCHWANT. besser ist als zu *L. schwantesii* DINT.. Er schlägt weiter vor, in Zukunft beide Arten zu vereinigen. Die endgültige Klärung dürfte durch die Samenuntersuchungen von JUMP (1981) erfolgt sein. Die Samen von *L. dinteri* SCHWANT. sind kleiner (0,53 mm) und deutlich warzig, während die Samen von *L. schwantesii* DINT. var. *schwantesii* und var. *marthae* (LOESCH et TISCH.) COLE größer (0,78 mm) sind und eine glatte Samenschale besitzen.
Die aus dem nördlichen Teil des Verbreitungsgebietes stammenden var. *christinae* (DE BOER) FEARN und var. *gebseri* DE BOER können wegen ihrer stärker ausgebildeten Zeichnung bereits als Übergangsformen zu *L. pseudotruncatella* (BERGER) N. E. BR. betrachtet werden.

L. spec. Kovisberge nom. nud. → *L. bella* (DINT.) N. E. BR. var. *eberlanzii* (DINT. et SCHWANT.) DE BOER et BOOM

L. steineckeana TISCH.
Succulenta 1951 (3): 37 bis 38
Größe: 20 mm lang und 15 mm breit am Spalt; 2- bis 3köpfig;
Farbe: bräunlichgelb, amethystfarben überhaucht;
Endfläche: stark gewölbt, undeutliche bräunliche Linien und bläulichgrüne Punkte, mitunter ohne Zeichnung;
Blüten: gelborange, 6- oder 7zählig, Samengruppe unbekannt;
Typstandort: unbekannt.
Bemerkungen zu L. steineckeana TISCH.: M. STILLWELL vertritt in Cact. and Succ. Journ. Gr. Br 1966, 28: 28 die Auffassung, daß es sich um eine Hybride *L. ruschiorum* (DINT. et SCHWANT.) N.E. BR. × *L. pseudotruncatella* (BERGER) N.E. BR. handelt. Diese Art wurde in der Gärtnerei Steinecke, Ludwigsburg bei Stuttgart, aus Samen, den Steinecke aus Südafrika erhielt, gezogen und von TRIEBNER nach ihm benannt. *L. steineckeana* TISCH. soll innerhalb des Verbreitungsgebietes von *L. ruschiorum* (DINT. et SCHWANT.) N.E. BR. rund um Walvisbaai vorkommen. Auch FEARN (1966) ist der Ansicht, daß es sich um eine Hybride handelt.
Bei Aussaatversuchen keimten die Samen zufriedenstellend, aber beinahe alle Sämlinge starben nach zwei bis drei Monaten. Die Art ist deshalb sehr selten in den Sammlungen anzutreffen. DE BOER und auch FEARN versuchten, durch Kreuzungen von *L. ruschiorum* (DINT. et SCHWANT.) N.E. BR. × *L. pseudotruncatella* (BERGER) N.E. BR. *L. steineckeana* TISCH. herzustellen. Sie erhielten interessante Hybriden, aber niemals solche, die *L. steineckeana* TISCH. ähnelten.

L. steineckii nom. nud. Eine Angabe in der Samenliste von G. Leiner, Stuttgart, 1961

L. streyi SCHWANT. → *L. gracilidelineata* DINT. var. *gracilidelineata*

L. summitatum DINT. → *L. karasmontana* (DINT. et SCHWANT.) N.E. BR. var. *karasmontana*

L. terricolor N.E. BR. → *L. localis* (N.E. BR.) SCHWANT.

L. translucens L. BOL. → *L. herrei* L. BOL. var. *herrei*

L. triebneri L. BOL. → *L. schwantesii* DINT. var. *schwantesii*

L. turbiniformis (HAW.) N.E. BR.
Gard. Chron. 1922, 71: 75

Mesembryanthemum turbiniforme HAW., M. truncatellum HOOK. fil. non HAW., Mesembrianthemum hookeri BERGER, L. aurantiacum L. BOL., L. hookeri (BERGER) SCHWANT.
Größe: bis zu 35 mm lang und 25 mm breit am Spalt; meist 2köpfig, seltener mit 4 Köpfen;
Farbe: Seiten meist grau bis gelbbraun, Endfläche graubraun, rotbraun bis dunkelbraunviolett;
Endfläche: flach, warzenartig uneben, mit deutlichem Netzwerk; die netzartige Zeichnung ist dunkelbraun, in der Regel ohne Fenster, nur eine Abart gefenstert;
Spalt: sehr schmal;
Blüten: gelb, 35 mm bis 40 mm Durchmesser, 6zählig, Samengruppe 2;
Sammler: William John Burchell, 14. Septembert 1811;
Typstandort: Kapprovinz (Zand Vlei, in der Nähe von Soutput, 21 km südöstlich Prieska).

L. – var. brunneo-violacea DE BOER → *L. turbiniformis* (HAW.) N. E. BR. var. *subfenestrata* DE BOER

L. – var. dabneri (L. BOL.) COLE → *L. turbiniformis* (HAW.) N. E. BR. var. *marginata* (NEL) COLE

L. – var. **elephina** COLE
Nat. Cact. Succ. J. 1970, 25 (1): 9 bis 10
Kapprovinz (nordöstlich Britstown);
vorwiegend elefantengraubraun gefärbt, Furchen flach
L. – var. **lutea** DE BOER
Succulenta 1964, 43 (4): 51 bis 52
Kapprovinz (bei Groblershoop);
Seiten hell braungelb bis hell gelbbraun, verästelte Furchen braunrot.
L. – var. **marginata** (NEL) COLE
Excelsa 1973, 3: 59
Lithops marginata NEL, L. dabneri L. BOL., L. turbiniformis (HAW.) N. E. BR. var. dabneri (L. BOL.) COLE
Kapprovinz (Griqualand West);
Endfläche leicht gewölbt, Seiten violett, Fenster groß, durchscheinend, sehr dunkel olivgrün, in den Fenstern zahlreiche blutrote Linien und Flekken.
L. – var. **subfenestrata** DE BOER
Succulenta 1964, 43 (4): 53
Lithops turbiniformis (HAW.) N. E. BR. var. brunneo-violacea DE BOER
Kapprovinz (Prieska – Distr.);

Endfläche dunkelgraugrün, die Furchen weitmaschig, flach und breit, mit halbdurchschimmmernden Fenstern.
L. – var. **susannae** COLE
Nat. Cact. Succ. J. 1970, 25 (1):9 bis 10
Kapprovinz (in der Nähe von Salt Lake);
Endfläche etwas rauh, stumpf, graugrün oder orange, mit sehr schmalen, grünen bis grauorangefarbenen, unregelmäßig verästelten und dopppelt gegabelten Furchen, mit erkennbaren roten Punkten und kurzen Linien.
L. – var. **turbiniformis**
(Mesembryanthemum turbiniforme HAW., Lithops aurantiaca L. BOL., L. hookeri (BERGER) SCHWANT.)
Kapprovinz (Prieska – Distr.);
Endfläche graubraun, rostbraun bis rotbraun, mit ziemlich feinmaschigen, netzförmig angeordneten tiefen Furchen.
Bemerkungen zu L. turbiniformis (HAW.) N. E. BR.: *L. turbiniformis* (HAW.) N. E. BR. ist eine sehr variable Art. COLE (1970) hat sie an 30 verschiedenen Standorten gesammelt. Die var. brunneo-violacea DE BOER kann nicht exakt von der var. *subfenestrata* DE BOER unterschieden werden. Nach COLE (1973) schwankt var. brunneo-violacea DE BOER in der Größe. In der Farbe tendiert sie mehr nach purpurbraun, während var. *subfenestrata* DE BOER mehr goldbraun gefärbt ist. Der einzige Unterschied zwischen *L. turbiniformis* (HAW.) N. E. BR. und L. marginata NEL besteht im Vorhandensein oder im Fehlen der durchscheinenden Punkte. Sie fehlen meist bei *L. turbiniformis* (HAW.) N. E. BR. und ihren Varietäten. Bei L. marginata NEL sind sie nur undeutlich zu sehen. Aufgrund der geringen Abweichung stellte COLE (1973) L. marginata NEL als Varietät zu *L. turbiniformis* (HAW.) N. E. BR. COLE (1973) teilt mit, daß var. dabneri (L. BOL.) COLE deutlich von var. *marginata* (NEL) COLE unterschieden ist, während FEARN (1981) die Meinung vertritt, daß es sich nur um eine deutlicher gezeichnete Variante von var. *marginata* (NEL) COLE handelt. Ein Unterschied an den Samen konnte von JUMP (1981) nicht festgestellt werden. Es wird deshalb vorgeschlagen, var. dabneri (L. BOL.) COLE als Synonym von var. *marginata* (NEL) COLE zu betrachten.

L. umdausensis L. BOL. → *L. marmorata* (N. E. BR.) N. E. BR. var. *marmorata*

L. urikosensis DINT. → *L. schwantesii* DINT. var. *urikosensis* (DINT.) DE BOER et BOOM

L. ursulae nom. nud. → *L. karasmontana* (DINT. et SCHWANT.) N. E. BR. var. *karasmontana*

L. vallis-mariae (DINT. et SCHWANT.) N. E. BR.
Gard. Chron. 1926, 79: 117
Mesembrianthemum vallis-mariae DINT. et SCHWANT.
Größe: bis zu 28 mm lang und 18 mm breit am Spalt;
Farbe: veränderlich, gewöhnlich weißlich, gräulich oder rötlich, manchmal gelblich oder bräunlich;
Endfläche: Zeichnung gewöhnlich undeutlich, rötlich oder tief amethystfarben, manchmal hell rötlichbraun, die Zeichnung besteht aus kurzen Linien oder Punkten, welche mitunter ein Netzwerk bilden; die Art ist durch die sehr feinen wurmförmigen Runzeln auf der Endfläche charakterisiert;
Blüten: gelb, 25 mm bis 35 mm Durchmesser, 6zählig, Samengruppe 2;
Sammler: Dr. Beetz, Juli 1923;
Typstandort: Namibia (Great Nama Land in der Nähe von Marienthal).
L. – var. **groendraaiensis** (JACOBS.) DE BOER
Succulenta 1967, 46 (12): 179 bis 181
Lithops pseudotruncatella (BERGER) N. E. BR. var. groendraaiensis JACOBS., L. pseudotruncatella (BERGER) N. E. BR. var. groendrayensis JACOBS.
Namibia (Farm Groendraai);
bläulichweiß, Endfläche meist flach, wurmförmige Runzeln undeutlich, papillös rauh, Zeichnung nicht vorhanden oder nur aus schmalen, unterbrochenen Linien bestehend.

L. – var. margarethae DE BOER → *L. vallis-mariae* (DINT. et SCHWANT.) N. E. BR. var. *vallis-mariae*

L. – var. **vallis-mariae**
Mesembrianthemum vallis-mariae DINT. et SCHWANT., Lithops vallis-mariae (DINT. et SCHWANT.) N. E. BR. var. margarethae DE BOER
Namibia (Great Nama Land, in der Nähe von Marienthal, in Kalk- und Kalkspat-Schotterflächen und -hügeln);
Endfläche leicht gewölbt oder flach, runzelig oder rauh durch sehr feine wurmförmige Runzeln oder Papillen, gelblich bis bläulichweiß, Zeichnung nicht vorhanden oder nur aus undeutlichen, verschwommenen, etwas dunkleren, schmalen, unterbrochenen Linien bestehend, Spalt tief.

L. vanzijlii L. BOL. → *Dinteranthus vanzijlii* (L. BOL.) SCHWANT.

L. venteri NEL → *L. lesliei* (N. E. BR.) N. E. BR. var. *venteri* (NEL) DE BOER

L. verruculosa NEL
Ann. Univ. Stellenb. 1943, 21A (1): 9 bis 11

Größe: bis zu 28 mm lang und 20 mm breit am Spalt; die Loben sind oft ungleich groß;
Spalt: oft an den Seiten unterschiedlich breit, z. B. 3 mm und 8 mm;
Farbe: sehr variabel, Seiten bläulichgrau, rötlichgrau oder bräunlich;
Endfläche: oft deutlich gefurcht, rötlichbraun, grünlich oder grünlichbraun, manche Pflanzen haben einen deutlichen blaugrauen Rand um das Fenster; die Art ist durch die großen, erhabenen, dunkelroten Punkte auf der Endfläche charakterisiert, die sonst bei keiner anderen *Lithops*-Art vorkommen;
Fenster: manchmal zu Furchen zwischen den zahlreichen Inseln reduziert; es gibt Pflanzen mit weniger Inseln, die Fenster sind dann größer;
Blüten: gelb bis bräunlich orange, etwa 20 mm Durchmesser, 5zählig, Samengruppe 5;
Sammler: Dr. van der Westhuizen, September 1939;
Typstandort: Kapprovinz (in der Nähe von Kenhardt im Bushmanland).

L. – var. **glabra** De Boer
Succulenta 1966, 45 (7) : 107 bis 108
(Lithops geoffreyi nom. nud.)
Kapprovinz (im Süden von Kenhardt);
Farbe hell blaugrau, auf der Endfläche mit einem großen marmorierten Fenster, ohne blutrote Punkte.

L. – var. inae (Nel) De Boer et Boom → *L. verruculosa* Nel var. *verruculosa*

L. – var. **verruculosa**
Lithops inae Nel, L. verruculosa Nel var. inae (Nel) De Boer et Boom
Kapprovinz (nordwestliche Kapprovinz);
auf der Endfläche die Inseln meist dicht zusammengedrängt, Fenster zu Furchen reduziert, mit zahlreichen mehr oder weniger erhabenen roten oder grauen Flecken.
Bemerkungen zu L. verruculosa Nel: Gemäß Mitteilung von Harry Hall kommt die Art am Typstandort, einer Farm in der Nähe von Kenhardt, sehr selten vor.

L. villetii L. Bol.
Notes on Mesembr. 1950, 3 : 234
Größe: bis 30 mm lang und 18 mm breit am Spalt;
Farbe: Seiten gräulichgelb;
Endfläche: deutlich dunkelgraugrün bis bräunlich;
Fenster: groß, gewölbt, klar, mit einem oder zwei Flecken;

Blüten: weiß, etwa 30 mm Durchmesser, 6zählig, Samengruppe 3;
Sammler: C.T. Villet, 1939;
Typstandort: Kapprovinz (Calvinia-Distrikt, in der Nähe von Loeriesfontein).

L. – var. deboeri (SCHWANT.) COLE → *L. deboeri* SCHWANT.

L. – var. **kennedyi** (DE BOER) COLE
Excelsa 1973, 3:55
Lithops fulleri N.E.BR. var. kennedyi DE BOER, L. julii (DINT. et SCHWANT.) N.E.BR. ssp. julii var. kennedyi (DE BOER) FEARN
Kapprovinz (Bushmanland);
graubraun, bei jungen Pflanzen Fenster und Inseln deutlich, später undeutlich.

L. viridis H. LUCKH.
J. S.Afr. Bot. 1958, 24 (4):159 bis 161
Lithops comptonii L. BOL. var. viridis (H. LUCKH.) FEARN
Größe: etwa 20 mm lang und etwa 16 mm breit am Spalt;
Farbe: Seiten graugrün bis olivgrün, im oberen Teil rosa getönt, oft purpurn überhaucht (besonders bei Sämlingen);
Endfläche: oft netzartig gezeichnet oder marmoriert, mit einigen zerstreuten purpurnen Punkten;
Fenster: groß, hellgrün bis olivgrün, durchscheinend, oft mit milchigen Inseln, Fensterränder rosa getönt;
Spalt: leicht geöffnet;
Blüten: goldgelb, am Grunde weiß, bis 30 mm Durchmesser, 5zählig, Samengruppe 2;
Sammler: wahrscheinlich H. Lückhoff;
Typstandort: Kapprovinz (Calvinia-Distrikt).
Bemerkungen zu L. viridis H. LUCKH.: FEARN (1970) stellte *L. viridis* H. LUCKH. als Varietät zu *L. comptonii* L. BOL.. Nach den Samenuntersuchungen von JUMP (1981) kann dieser Schlußfolgerung nicht zugestimmt werden. Die Samen von *L. viridis* H. LUCKH. sind länger (durchschnittlich 0,79 mm) als die von *L. comptonii* L. BOL. (durchschnittlich 0,59 mm). Das Rostrum von *L. comptonii* L. BOL. ist verhältnismäßig lang, während das von *L. viridis* H. LUCKH. ganz kurz ist. Es wird deshalb vorgeschlagen, *L. viridis* H. LUCKH. als eigene Art bestehen zu lassen.

L. volkii SCHWANT. → *L. pseudotruncatella* (BERGER) N.E.BR. var. *volkii* (SCHWANT.) DE BOER et BOOM

L. weberi NEL → *L. comptonii* L. BOL. var. *weberi* (NEL) COLE

L. werneri SCHWANT. ex JACOBS.
Cact. and Succ. Journ. Gr. Br. 1951, 13 (13): 69
Größe: bis zu 20 mm lang und 15 mm breit am Spalt; die meisten Pflanzen sind kleiner; wildgewachsene Pflanzen sind gewöhnlich nur 10 mm im Durchmesser und 1-, seltener 2köpfig; in Kultur werden die Pflanzen größer und bilden mehrköpfige Klumpen;
Farbe: bläulichgrau, oft gelb schattiert, braun oder rot;
Endfläche: meist genau so gefärbt wie die Seiten, ohne Fenster, mit sehr feinen Furchen, Zeichnung netzförmig, rot bis gelblichbraun, kleine, durchscheinende blaue Punkte sind immer vorhanden;
Blüten: gelb, etwa 15 mm Durchmesser, 6zählig, Samengruppe 2;
Sammler: Werner Triebner und nach ihm benannt;
Typstandort: Namibia (40 km südöstlich von Usakos, zwischen Granitfelsen am Fuße des Erongo-Gebirges).
Bemerkungen zu L. werneri SCHWANT. ex JACOBS.: FEARN (1981) teilt mit, daß er durch Kreuzung von *L. pseudotruncatella* (BERGER) N. E. BR. var. *dendritica* (NEL) DE BOER et BOOM mit *L. ruschiorum* (DINT. et SCHWANT.) N. E. BR. unter anderen auch Hybriden erhielt, die *L. werneri* SCHWANT. ex JACOBS. sehr ähnlich sehen.

Zusammenstellung der wichtigsten Sukkulentenzeitschriften

Bundesrepublik Deutschland: Kakteen und andere Sukkulenten, Berlin, seit 1950;
ČSSR: Kaktusy, Liberec, seit 1965;
Deutsche Demokratische Republik: Kakteen/Sukkulenten, Dresden, seit 1966;
Frankreich: Cactus, Revue periodique de l'association Française des amateurs de Cactees et plantes grasses, Paris, ab 1946;
Großbritannien: The Cactus and Succulent Journal of Great Britain, Richmond, seit 1939;
The National Cactus and Succulent Journal, Adel, Leeds, seit 1946;
I.O.S.: International Organization for Succulent Plant Study, British Section: Repertorium plantarum succulentarum, Adel, Leeds, ab 1950;
Japan: Journal of the Cactus and Succulent Society of Japan, Tokyo;
Mexiko: Journal Cactaceas y Succulentas Mexicanas, Guernavaca;
Namibia: Madoqua, Journal of Nature Conservation Research, Windhoek;
Niederlande: Cactussen en Vetplanten, Maanblad van de Nederlandsche Vereeniging Liefhebbers van Cactussen en Vetplanten, Amsterdam, ab 1935;
Succulenta, Organ van de Neederlandsche Vereeniging van Vetplantenverzamelaars, Dordrecht, ab 1921;
Republik Südafrika: Journal of South African Botany, Cape Town;
Simbabwe: Excelsa, Journal of the Aloe, Cactus and Succulent Society of Rhodesia, Harare
USA: Journal of the Cactus and Succulent Society, Los Angeles, California, seit 1929.

Autoren von Sukkulentenliteratur

BERGER Alwin Berger, 1871 bis 1931, deutscher Gärtner, Botaniker und Sukkulentenforscher; 1897 bis 1914 Leiter des Hanbury-Gartens, La Mortola; 1915 bis 1926 Leiter der Staatl. Gärten Württembergs; Schriften: »Hortus Mortolensis«, 1912; »A Systematic Revision of the Genus Cereus«, 1905; »Die Agaven«, 1914; »Mesembrianthemen und Portulaceen«, 1908; »Stapelien und Kleinien«, 1910; »Sukkulente Euphorbien«, 1907; »Kakteen«, 1929; »Die Entwicklungslinien der Kakteen«, 1926; und andere. Nach ihm benannt die Gattungen Bergeranthus SCHWANT. und Bergerocactus BRITT. et ROSE

L. BOL. Harriet Margaret Louisia Bolus, 1877 bis 1970, Südafrika; 1911 bis 1955 Leiterin des Bolus-Herbariums in Kapstadt; Hauptwerke: »A first Book of South African Flowers«; »A second Book of South African Flowers«; »Notes on Mesembryanthemum and allied Genera« (Band I – 1927, Band II – 1928 bis 1935, Band III – 1936 bis 1958)

BOOM Boudewijn Karel Boom, 1903 bis 1980, holländischer Botaniker; Autor von »Een nieuwe Tabel voor het geslacht Lithops«, 1971; zusammen mit DE BOER »An analytical key for the genus Lithops«, 1965

N. E. BR. Nicolas Edward Brown, 1849 bis 1934, englischer Botaniker in Kew, Sukkulentenforscher; Verfasser vieler systematischer Schriften, u. a. »Mesembryanthema« (mit A. TISCHER und M. C. KARSTEN); nach ihm benannt die Gattung Brownanthus SCHWANT.

BURCH. William John Burchell, 1781 bis 1863; englischer Botaniker; sammelte Pflanzen in St. Helena, Südafrika und Brasilien; Schrift: »Travels in the interior of Southern Africa« (1822 bis 1824); nach ihm benannt die Gattung Burchellia R. BR.

COLE Desmond Thorne Cole, geb. 1922, Südafrika, Professor für afrikanische Sprachen an der Witwatersrand-Universität in Johannesburg; Sukkulentenforscher und ausgezeichneter Lithops-Kenner; viele Veröffentlichungen über Lithops

DE BOER Henrik Wybrand de Boer; 1885 bis 1970; holländischer Sukkulentenforscher; beschrieb eine große Anzahl Arten und Varietäten der Gattung Lithops, hauptsächlich in der Zeitschrift »Succulenta«

DINT. Moritz Kurt Dinter, 1868 bis 1945; deutscher Botaniker, Sukkulentenforscher; Kustos des Hanbury-Gartens in La Mortola; von 1897 bis 1914 Regierungsbotaniker in Okahandja im ehemaligen Deutsch-Südwestafrika; schrieb u. a. »Neue und wenig bekannte Pflanzen in SW-Afrika«, 1914; »Botanische Reisen in SW-Afrika«, 1918; nach ihm benannt die Gattungen Dintera STAPF, Dinteracanthus C.B. CLARKE ex SCHINZ, Dinteranthus SCHWANT.

FEARN Brian Fearn, geb. 1937; englischer Botaniker und Sukkulentenforscher; ausgezeichneter Kenner der Gattung Lithops; eine große Anzahl von Veröffentlichungen über Lithops, u. a. »Lithops – Handbook«, 1981

HAW. Adrian Hardy Haworth, 1768 bis 1833; englischer Gärtner und Botaniker; veröffentlichte u. a. »Synopsis plantarum succulentarum ...«, 1812; »Supplementum plantarum succulentarum ...«, 1819; seine gesammelten Schriften erschienen 1965 in einer Faksimile-Ausgabe »Complete work on succulent plants«, 1794 bis 1831; nach ihm benannt die Gattung Haworthia DUVAL

JACOBS. Hermann Johannes Heinrich Jacobsen, 1898 bis 1978; deutscher Gärtner und Sukkulentenforscher, ehem. Leiter des Botanischen Gartens in Kiel; Hauptwerke: »Handbuch der sukkulenten Pflanzen«. 3 Bände, 1954 bis 1955; in erweiterter Fassung »A Handbook of succulent Plants«, 3 Bände, 1960; »Das Sukkulentenlexikon«, 1. Aufl. 1970, 2. Aufl. 1981, 3. Aufl. 1983; »Lexicon of Succulent Plants«, 1974; nach ihm benannt Jacobsenia L. BOL. et SCHWANT.

LOESCH Alfred Loesch, 1865 bis 1946; Kirchzarten

MARL. Hermann Wilhelm Rudolf Marloth; 1855 bis 1931; deutsch-südafrikanischer Pharmazeut und Botaniker; zunächst in Berlin, von 1883 bis zum Tode in Südafrika; Hauptwerk: »The flora of South Africa«, 1913 bis 1932; nach ihm benannt die Gattungen Marlothia ENGL., Marlothiella H. WOLFF, Marlothistella SCHWANT.

NEL Gert Cornelius Nel, 1885 bis 1960; südafrikanischer Botaniker; veröffentlichte u. a. »Lithops« (eine Monographie der Gattung), 1946; »The Gibbaeum Handbook«, 1953; nach ihm benannt die Gattung Nelia SCHWANT.

ROWLEY Gordon Douglas Rowley, geb. 1921; englischer Botaniker an der Universität in Reading; Spezialgebiete: Cactaceae und andere Sukkulenten, Rosa

SCHICK Carl Schick, 1881 bis 1953; Studienrat in Stuttgart-Feuerbach; publizierte zwischen 1927 und 1931 mit Arthur TISCHER über Sukkulenten, insbesondere über Lithops und Conophytum

SCHWANT. Martin Heinrich Gustav Schwantes, 1881 bis 1960; deutscher Archäologe und Botaniker; veröffentlichte an botanischen Schriften u. a. die Bearbeitung der Aizoaceae in »Pareys Blumengärtnerei«, 1958; »The

Cultivation of the Mesembryanthemaceae«, 1953; »Flowering Stones and Mid-Day Flowers«, 1957; nach ihm benannt die Gattung Schwantesia DINT.

TISCH. Arthur Tischer, geb. 1895; deutscher Botaniker, Pflanzensystematiker in Heidelberg; Spezialgebiete: Lithops, Conophytum; Mitautor von »Mesembryanthema«, 1931 (mit N. E. BROWN und M. C. KARSTEN)

TRIEBNER Wilhelm Triebner, 1883 bis 1957; Gärtner in Windhoek; ausgezeichneter Kenner der Flora von Südwestafrika, besonders der Mesembryanthemaceae; viele Pflanzen wurden ihm zu Ehren benannt, z. B. Lithops triebneri L. BOL., Ophthalmophyllum triebneri SCHWANT., Schwantesia triebneri L. BOL. und andere

Literaturverzeichnis

BERGER, A., Mesembrianthemen und Portulacaceen, Stuttgart 1908

BOLUS, H. M. L., Notes on Mesembryanthemum and allied genera, Journal of South African Botany, Volume 33 (1967), 305 bis 309

BOOM, B. K., Een nieuwe tabel vor het geslacht Lithops, Succulenta 7 (1971), 122 bis 125; 8 (1971), 142 bis 145; 9 (1971), 162 bis 165; 10 (1971), 182 bis 187; 11 (1971), 202 bis 205; 12 (1971), 222 bis 228

BROWN, N. E., A. TISCHER, M. C. KARSTEN, Mesembryanthema, Ashford 1931

COLE, D. T., Growing the Lithops from seed, Excelsa, 1 (1971), 51 bis 54

Lost and found – Lithops deboeri SCHWANT., Excelsa, 2 (1972), 23 bis 29

Lithops: A checklist and index, Excelsa, 3 (1973), 37 bis 71

Lithops dinteri SCHWANTES: A review, and a new variety, Madoqua, Ser. I, 7 (1973), 33 bis 38

The curious case of Lithops chrysocephala NEL, Excelsa, 4 (1974), 74 bis 78

Variation in Lithops, Excelsa, 5 (1975), 22 bis 33

Lithops hookeri (BERG.) SCHWANT., Excelsa, 6 (1976), 55 bis 61

Lithops turbiniformis (HAW.) N. E. BR. – A review, Excelsa, 7 (1977), 21 bis 27

Colour aberrations in Lithops, Excelsa, 9 (1979), 3 bis 9

A new species of Lithops N. E. BR., Nat. Cact. and Succ. Journ. Gr. Br., 3 (1980), 74 bis 75

DE BOER, H. W., Lithops julii, Succulenta (1952), 5 bis 7

Lithops gesinae DE BOER sp. n., Succulenta (1955), 2 bis 3

Lithops annae DE BOER sp. n., Succulenta (1956), 90 bis 92

Lithops christinae DE BOER sp. n., Succulenta (1958), 2 bis 3

Lithops gracilidelineata DINT. (Lithops streyi SCHWANT.), Succulenta (1963), 19 bis 21

Lithops julii var. littlewoodii var. nov. DE BOER, Succulenta (1963), 35 bis 37

Lithops pseudotruncatella var. brandbergensis DE BOER var. nov., Succulenta (1963), 51 bis 54

Enige nieuwe varieteiten van Lithops erniana LOESCH et TISCHER, Succulenta (1964), 4 bis 7
Lithops turbiniformis (HAW.) N. E. BR. en enige nieuwe varieteiten, Succulenta (1964), 50 bis 53
Veranderingen in het uiterlijk voorkomen bij het geslacht Lithops, Succulenta (1964), 94 bis 95
Twee nieuwe varieteiten van Lithops schwantesii DTR. – Lithops schwantesii var. gebseri DE BOER var. nov. – Lithops schwantesii var. nutupsdriftensis DE BOER var. nov., Succulenta (1964), 107 bis 110
Lithops julii var. rouxii DE BOER var. nov., Succulenta (1964), 139 bis 140
Lithops dinteri var. multipunctata DE BOER var. nov., Succulenta (1966), 21 bis 22
Lithops verruculosa var. glabra DE BOER var. nov., Succulenta (1966), 107 bis 108
Lithops fulleri N. E. BR. var. kennedyi DE BOER var. nov., Succulenta (1967), 108 bis 109
Lithops archerae DE BOER spec. nov., Succulenta (1967), 113, 122 bis 123
Lithops vallis-mariae var. groendraaiensis (JACOBSEN) DE BOER comb. nov., Succulenta (1967), 179 bis 181
Lithops vallis-mariae var. margarethae DE BOER var. nov., Succulenta (1969), 9 bis 10
DE BOER, H. W. et B. K. BOOM, Noties over Lithops, Succulenta (1961), 37 bis 44, 52 bis 55, 65 bis 69, 73 bis 77
An analytical key for the genus Lithops, Wageningen 1965
DINTER, K.,Sukkulentenforschung in Südwestafrika I in FEDDES Repertorium specierum novarum regni vegetabilis, Band XXIII, Berlin-Dahlem 1923
Beiträge zur Flora von Südwestafrika I, Sonderdruck aus FEDDES Repertorium specierum novarum regni vegetabilis, XIX (1923), 122 bis 160
Beiträge zur Flora von Südwestafrika II, Sonderdruck aus FEDDES Repertorium specierum novarum regni vegetabilis, XIX (1923), 177 bis 186
Index der aus Deutsch-Südwestafrika bis zum Jahre 1917 bekannt gewordenen Pflanzenarten in FEDDES Repertorium specierum novarum regni vegetabilis, XIX (1923), 186 bis 192
Neue Sukkulenten-Arten meiner Südwest-Afrika-Reise, I. Lithops summitatum DTR. sp. n., Möllers Deutsche Gärtner Zeitung 42 (1927), 101 bis 102
Lithops alpina DTR. sp. n., Möllers Deutsche Gärtner Zeitung 42 (1927), 123
Neue Sukkulenten-Arten meiner Südwest-Afrika-Reise, III. Lithops opalina DTR., sp. n., Möllers Deutsche Gärtner Zeitung 42 (1927), 139 bis 140

Sukkulentenforschung in Südwestafrika, II. Teil, Herrnhut 1928
DUGDALE, C. B., Some notes on the internal anatomy of Lithops: II, Journ. of South African Botany, Volume 34 (1968), 143 bis 151
FEARN, B., Growing Lithops from seed, Nat. Cact. and Succ. Journ., Volume 21 (1966), 74
The Lithops julii – L. fulleri – L. salicola complex, Nat. Cact. and Succ. Journ., Volume 31 (1976), 58 bis 61
Epidermal structur, stomatal distribution and water-loss in Lithops marmorata, Cact. and Succ. Journ. Gr. Br., Vol. 39 (1977), 68 bis 70
Lithops, Brackley 1981
FUJIWARA, C., Sleeping-period for Lithops, Succulentarum Japonia, Vol. 1 (1958), 156
GRUNERT, C., G. VIEDT, H.-G. KAUFMANN, Kakteen und andere schöne Sukkulenten, Berlin 1977
HAAGE, W., Das praktische Kakteenbuch in Farben, Radebeul 1961
Das praktische Kakteenbuch in Farben, 12. Auflage, Leipzig · Radebeul, 1980
Freude mit Kakteen, Radebeul und Berlin 1954
HATTORI, T., On seedling of Lithops, Succulentarum Japonia, Vol. 1 (1958), 153
HERRE, H., Ergebnisse meiner vier Sammelreisen nach Namaqualand, Sukkulentenkunde III (1949), 74 bis 80
Dans le Richtersveld à la Recherche des Plantes Succulentes, Cactus 39 (1954), 9 bis 12; 43 (1955), 163 bis 166; 44 (1955), 195 bis 198; 46/47 (1955), 237 bis 242; 50 (1956), 69 bis 72
Ungewöhnliche Fundorte einiger Mittagsblumen, Kakteen und andere Sukkulenten 7 (1958), 110 bis 111
The Genera of the Mesembryanthemaceae, Cape Town 1971
JACOBSEN, H., Die Sukkulenten, Berlin 1933
Unstimmigkeiten in der Bezeichnung der Mesembryanthema in FEDDES Repertorium specierum novarum regni vegetabilis 43 (1938), 222 bis 230
Verzeichnis der Arten der Gattung Mesembryanthemum L. nebst deren abgetrennten Gattungen in FEDDES Repertorium specierum novarum regni vegetabilis, Beiheft, Band CVI (1938), Seite 104 bis 109 und Nachtrag 1 (1939), Seite 3
Handbuch der sukkulenten Pflanzen, Band III, Jena 1955
Sämlingsanzucht im Winter, Kakteen und andere Sukkulenten 3 (1961), 38 bis 40
Betrachtungen über Lithops, Kakteen und andere Sukkulenten 11 (1961), 165 bis 170; 12 (1961), 187 bis 189; 1 (1962), 8 bis 10; 3 (1962), 40 bis 44

Lithops – »Blühende Steine«, Kakteen und andere Sukkulenten 5 (1963), 90 bis 91

Das Sukkulentenlexikon, 1. Auflage, Jena 1970, 2. Auflage, Jena 1981; 3. Auflage, Jena 1983

JACOBSEN, H., O. H. VOLK, H. HERRE, Mesembryanthemaceae (Mittagsblumengewächse), Stuttgart 1950

JUMP, J. A.,The seeds as a criterion in Lithops-classification, Cact. and Succ. Journ. (U.S.), Vol. 53 (1981), 197 bis 200

KAISER, G.,Meine Erfahrungen bei Mesembryanthemaceen-Aussaaten, Kakteen und andere Sukkulenten 8 (1958), 130

Kalte Aussaat von Mesembryanthemen, Kakteen und andere Sukkulenten 8 (1959), 120 bis 122

KÖHLER, U.,Beobachtungen des Liebhabers: Lithopsvermehrung durch Sprossung, Kakteen und andere Sukkulenten 9 (1967), 174 bis 175

KOTSUTA, A.,Japanese common name of Lithops, Succulentarum Japonia, Vol. 1, 5 (1958), 158

LAMB, E. u. B.,Kakteen und andere Sukkulenten in Heim und Wildnis, Melsungen 1977

MERXMÜLLER, H.,Prodromus einer Flora von Südwestafrika, Lehre 1970

MIHOYA, N.,Attractiveness of Globular Mesembrianthemum, Succulentarum Japonia, Vol. 1, 5 (1958), 145

NAGAI, K.,Cultivation of Lithops, Succulentarum Japonia, Vol. 1, 5 (1958), 150

NEL, G. C.,Lithops, Stellenbosch 1946

OESTERREICH, G.,Die Lithopsarten und deren Fundorte, Kakteen und andere Sukkulenten 5 (1937), 66 bis 68; 6 (1937), 81 bis 82; 7 (1937), 97 bis 98

OKAMOTO, H.,Geographical Background of Globular Mesembrianthemum, Succulentarum Japonia, Vol. 1, 5 (1958), 147

RANGE, P.,Die Flora des Namalandes in FEDDES Repertorium specierum novarum regni vegetabilis, Band XLII (1938), 251 bis 256

Zur Flora Südwest-Afrikas (Conspectus florae namaensis), Sitzungsberichte d. Gesellsch. Naturforsch. Freunde zu Berlin 8 bis 10 (1939), 255 bis 303

RAUH, W.,Die großartige Welt der Sukkulenten, Hamburg und Berlin 1967

SCHMIED, R.,Lithops salicola BOLUS, Kakteen und andere Sukkulenten 6 (1979), 154

SCHUCHARDT, W.,Lithops otzeniana NEL, Kakteen – Sukkulenten 4 (1980), 92 bis 93

SCHUTZBACH, W.,Wie entstanden die Lithops-Arten?, Kakteen und andere Sukkulenten 6 (1958), 86 bis 87

Wie soll man »lebende Steine« pflegen?, Kakteen und andere Sukkulenten 12 (1959), 186

SCHWANTES, G.,Lithops hookeri (BGR.) SCHWANT., Möllers Deutsche Gärtner Zeitung (1928), 46

The Lithopinae, Nat. Cact. and Succ. Journ. (1950), 58 bis 60; (1951), 1 bis 3; (1951), 23 bis 24

Bemerkungen zu einigen Mesembryanthemaceen

– Was ist Lithops hookeri (BERG.) SCHWANT.?

– Lithops streyi SCHWANT. spec. nov., Sukkulentenkunde IV (1951), 73 bis 75

Zur Winterbehandlung von Lithops, Kakteen und andere Sukkulenten 12 (1959), 187 bis 189

Flowering stones and mid-day flowers, London 1957

STILLWELL, M.,Cultivation Notes – Other Succulents, Cact. and Succ. Journ. Gr. Br. (1966), 27 bis 28

STOPP, K.,Über das Lebensalter einiger Mesembryanthemaceen, Sukkulentenkunde V (1954), 46 bis 50

SWÜSTE, F.,Lithops ursulae, Succulenta (1936), 25

Lithops jacobseniana SCHWANT., Succulenta (1936), 104

Lithops urikosensis DTR., Lithops herrei L. BOL. en Lithops elisabethae DTR., Succulenta (1938), 2 bis 5

Lithops olivacea L. BOL., Succulenta (1938), 33 bis 35

Lithops vanzylii L. BOL., Succulenta (1938), 71 bis 94

TISCHER, A.,Interessante Mesembrianthemen: Lithops karasmontana N. E. BR., Möllers Deutsche Gärtner Zeitung 41 (1926), 257

Interessante Mesembrianthemen: Lithops fulviceps N. E. BR., Möllers Deutsche Gärtner Zeitung 41 (1926), 308

Interessante Mesembrianthemen: Lithops optica N. E. BR., Lithops mundtii TISCH., Lithops pseudotruncatella var. alta TISCH., Möllers Deutsche Gärtner Zeitung 41 (1926), 330 bis 331

Interessante Mesembrianthemen: Lithops eberlanzii N. E. BR., Möllers Deutsche Gärtner Zeitung 41 (1927), 343

Interessante Mesembrianthemen: Lithops lesliei N. E. BR., Möllers Deutsche Gärtner Zeitung, 42 (1927), 38

Lithops N. E. BR.: – Lithops marthae LOESCH et TISCH., Lithops erniana LOESCH et TISCH., Lithops ruschiorum DTR. et SCHWANT., Lithops gracilidelineata DTR., Lithops schwantesii DTR ., Succulenta (1951), 37 bis 38

Lithops steineckeana TISCH., Succulenta (1951), 37 bis 38

WAKELIN-KING, G., »Lithops« – The people and the plants, Cact. and Succ., Journ. (U.S.) Vol. 53 (1981), 193 bis 196

Register